PUHUA BOOKS

我们一起解决问题

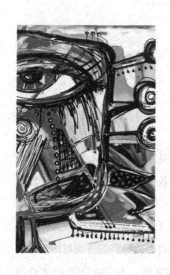

认知行为疗法
咨询方案
10大心理障碍

郭召良◎著

人民邮电出版社
北　京

图书在版编目（CIP）数据

认知行为疗法咨询方案：10大心理障碍 / 郭召良著
. -- 北京 ：人民邮电出版社，2021.1
ISBN 978-7-115-55193-1

Ⅰ．①认… Ⅱ．①郭… Ⅲ．①精神障碍－认知－行为
疗法 Ⅳ．①R749.055

中国版本图书馆CIP数据核字(2020)第209801号

内 容 提 要

虽然学习了认知行为疗法的理论知识与实操技术，但是遇到具体的心理障碍时，许多心理咨询师还是不知道怎么做。针对这个问题，本书为各种心理问题的咨询治疗设计了可操作的咨询方案。

每套咨询方案都包括心理障碍的临床表现和评估诊断方法，如何从认知行为疗法的角度介绍心理障碍的成因和心理咨询干预的原理，如何明确心理障碍的咨询目标和咨询计划，以及每种心理障碍会用到的特殊技术等方面的具体实践。本书涉及的10大心理障碍包含抑郁障碍、广泛性焦虑障碍、惊恐障碍、场所恐惧症、特定恐惧症、社交焦虑障碍、强迫症、人格障碍、精神分裂症和双相障碍。

希望本书能够帮助各位心理咨询师、认知行为疗法的学习者和爱好者以及有心理自助需求的朋友针对具体的心理问题设计出科学的治疗方案，有效解决具体的心理问题。

◆ 著　　　郭召良
责任编辑　姜　珊
责任印制　彭志环

◆ 人民邮电出版社出版发行　　北京市丰台区成寿寺路11号
邮编　100164　电子邮件　315@ptpress.com.cn
网址　https://www.ptpress.com.cn
固安县铭成印刷有限公司印刷

◆ 开本：700×1000　1/16
印张：20　　　　　　　　　　　　2021年1月第1版
字数：300千字　　　　　　　　　2025年2月河北第24次印刷

定　价：89.00元

读者服务热线：（010）81055656　印装质量热线：（010）81055316
反盗版热线：（010）81055315

自 20 世纪 20 年代起，在欧美国家的临床心理学领域，先后出现了精分、行为、人本、认知等心理治疗理论和方法。

20 世纪 70 年代后，将认知疗法与行为疗法有机整合在一起的认知行为疗法，因其科学实证、短程高效和结构清晰而广被认可，逐渐成为心理咨询与治疗的主流方法。

近三十年来，已有学者将认知行为疗法引进中国，但大多是译作和简单应用，很少有人做系统而全面的研究。

我的学生郭召良博士，对认知行为疗法情有独钟。他经过多年潜心研究和临床应用，收获颇丰。特别是在认知行为疗法的推广与普及方面，他也做出了令人瞩目的成绩。

这套"认知行为疗法心理咨询师实践必读丛书"，就是召良多年心血的结晶。

该系列丛书系统全面地介绍了认知行为疗法的基本理论、技术方法、心理问题解决方案以及咨询技能培训可能遇到的各种问题。

熔理论与实践于一炉，铸科学性与实用性为一体，具有很强的可操作性，是该系列的重要特色。

作为召良读博士时的导师，我愿负责任地将这套书推荐给广大心理咨询师和心理咨询爱好者。

长江后浪推前浪，一代更比一代强！

我为弟子骄傲，我为召良点赞！

郑日昌

中国心理卫生协会常务理事

北京高校心理咨询研究会理事长

认知行为疗法作为在国内比较普及的心理治疗方法，其实用性已在多年的推广中被证实。郭召良老师一直是前线推广中的一员，今年他将自己对认知行为疗法的理论认识与多年的实践结合，完成了这套"认知行为疗法心理咨询师实践必读丛书"。这套书最大的特点就是手把手，细致拆分每个知识点，并配上个案实践过程，这种讲解方法对认知行为疗法的学习者很有益处。

许燕

中国社会心理学会前任会长

北师大心理学部博士生导师

我们已经迈入 21 世纪 20 年代，随着我国经济的不断发展，人们的财富逐步增加，大家对心理咨询和心理健康的兴趣越来越大。许多人都希望通过学习心理学知识，帮助自己提升生活品质，帮助家人获得幸福，助力社会更加和谐。

心理咨询流派和疗法众多，令人眼花缭乱，对于初学者而言，往往不知从何着手。许多心理咨询疗法在国内都有介绍，不仅有图书出版物，也有培训课程。在阅读图书和参加培训课程的人中，不仅有专业的咨询师，也有心理学爱好者，更有存在心理困惑、希望从中得到解决方法的自助者。

在众多心理咨询疗法中，认知行为疗法（Cognitive Behavior Therapy，CBT）是目前国际心理学界主流的心理咨询疗法，是众多心理问题和心理疾病的首选治疗方法，在欧美等国家被广泛推广与应用。

认知行为疗法主要因其科学实证、短程高效和结构化而被认可和接受。和其他一些心理疗法相比，认知行为疗法能够治愈绝大多数心理疾病，并已经得到科学验证，尤其是研究发现，认知行为疗法在治疗抑郁障碍和焦虑障碍等方面有着很高的治愈率，在预防复发方面也有其优势。而其他一些心理疗法往往只能报告成功个案，缺少大量研究报告支持其疗法的有效性。

认知行为疗法的科学实证还表现在它的理论观点和技术方法是以心理学知识为基础发展起来的。相比而言，有些心理咨询疗法缺少心理学理论和技术的支撑。从这个角度讲，认知行为疗法是一种科学的心理咨询疗法。

相当多的心理咨询疗法，是创始人根据自己多年的实践经验总结出来的，与心理学知识之间并没有直接联系。这些研究者提出一些怪怪的名词术语，姑且不论这些疗法是否有效、有用，仅这些名词术语就已经增加了学习者和患者理解的难度和障碍。相比而言，认知行为疗法的理论观点和技术方法便于在生活中实践，概念术语也容易理解，因此容易被大家所接受。

短程高效是认知行为疗法的重要优势之一。认知行为疗法强调对症治疗，会针对患者存在的症状去规划治疗方案，安排咨询会谈。这样的会谈就非常有效率，普通的抑郁症、焦虑症、强迫症、恐惧症等心理问题经过十几次会谈一般就能得到解决。

相比其他一些疗法过多强调陪伴，而对心理咨询过程缺少规划，**认知行为疗法是非常结构化的**，它更关注明确的咨询问题和具体的咨询目标，有清晰的咨询计划。认知行为疗法从诊断患者问题开始，然后确定咨询目标，制订咨询计划，规划整个咨询进程。

结构化也就意味着标准化，它规范了心理咨询的各个阶段和环节。心理咨询机构可以制定各环节的规范和质量标准，对心理咨询进行质量管理，让心理咨询变得更加标准化。如果没有结构化优势，要把心理咨询过程规范化和标准化是不可想象的。

无论你是心理咨询师，还是心理学爱好者，如果你只想学习一种疗法，或者先学习某种疗法再学习其他疗法，我的建议就是先学习认知行为疗法。我从本科到博士都是主攻心理学专业的，博士阶段的研究方向就是心理咨询和心理测评，学习期间对心理咨询的各个流派积累了一定的了解，比较各种疗法后我开始对这种短程高效的心理疗法感兴趣。我发现欧美等国家的主流心理咨询疗法就是认知行为疗法，又鉴于国内比较多的心理咨询培训是精神分析方向的，对认知行为疗法的推广甚少，因此我选择了认知行为疗法作为研究、培训和实务的主要方向。

有些人学习某个疗法后会发现自己不能完全解决患者的问题，便去学习其他疗法，希望通过学习更多的疗法来武装自己。其结果就是，习得的心理咨询流派技术往往是零散的、不成系统的，这个学派了解一些，那个流派学习一些。这些人所学的理论和技术往往是杂糅的，应用时没有规划，咨询质量得不到保障，还美其名曰"折中"或"整合"。其实就像一堆砖头，没有系统、没有结构，就不能盖成一栋房子。这类咨询师遇到具体咨询个案的时候，想用什么就用什么，并且在多数时候回避自己解决不了的问题。

实际上，这不是因为他们学习的疗法不够多，而是这些疗法不够系统，以及其所受的训练不完整。造成这种局面的原因是很多心理咨询培训不够系统全面，心理咨询类图书也不够系统全面，学习者自然难以提升自己的实战能力。

要解决这个问题，**我们需要系统的出版物和系统的培训课程。**

目前，国内也陆续出版了一些认知行为疗法的相关图书，但主要是国外的译作。对于已经出版的图书而言（包括其他疗法的图书），它们的主要问题是，不同认知行为疗法专家的观点不同，所使用的概念术语差异很大。相同的内容，不同的研究者使用到的词汇或概念不同，这就给读者带来了理解上的困难，妨碍了其进一步应用。此外，想加深学习的读者也难以只关注一位研究者，因为很多研究者往往针对认知行为疗法只出版一本专著，如果读者想进一步学习其理论与观点，也没有更多的书可读。

为了解决心理咨询师系统培训的问题，出版一本书是不够的，需要出版一套书，这样才可以解决心理疗法培训系统性问题和图书之间概念术语差异的问题。基于这样的思考，我撰写了这套"认知行为疗法心理咨询师实践必读丛书"，全面系统地介绍了认知行为疗法的基本理论、技术方法、心理问题解决方案、咨询技能培训的方方面面。心理咨询师可以系统学习认知行为疗法的理论知识和实务技能，心理咨询爱好者也可以选择自己感兴趣的内容阅读，满足对心理咨询的好奇心并解决自己的困扰。

心理咨询行业流行"江湖派"和"学院派"的划分，这样的称呼不过是为了肯定自己和否定对手的标签战术。当我们说对方是"学院派"，给对方贴上"学院派"的标签，表面上我们的意思是指对方空有理论缺乏实践，但我们实际上是想肯定自己具有丰富的实战经验；当我们说对方是"江湖派"，给对方贴上"江湖派"标签的时候，表面上我们的意思是对方缺乏理论修养，实际上我们是想肯定自己的理论素养。你可以发现，当我们贬低别人的时候，我们其实对别人没有什么兴趣，只是想通过贬低别人来肯定自己。

如果从正面来解读"学院派"和"江湖派"，他们各有优势，"学院派"具有理论素养优势，"江湖派"具有实践经验的优势。作为一位合格的心理咨询师，既要有实践经验也要有理论素养，二者都不可偏废。咨询师要在累积丰富实践经验的同时，也要加强理论学习。行走江湖的人也要能登大雅之堂，而从事理论研究的人，也要通过积累实践经验来滋养理论研究，否则难有突破。

那我是什么派呢？我把自己定位在"学者行走江湖派"。

学者必须要有研究，我在这套书中给大家介绍了自己多年来在认知行为疗法领域的研究心得。在一些人眼中，认知行为疗法是"治标不治本"的，其实认知行为疗法是"治标又治本"的。在这套书中，我从认知行为疗法的角度分析了心理问题的成因，这个成因既有当下的直接原因，也有源于童年的深层原因。认知行为疗法不仅仅关注当下的具体问题，它还可以深入，回到个人成长的过去，探究现在与过去之间的联结。

"行走江湖"必须要有实践，接待来访者只是心理咨询实践的一小部分。作为咨询师，我们能接待的人数是有限的，因我们的咨询而受益的人数也是有限的。我们不仅要自己能做咨询，还要让更多的心理咨询师能做咨询，让更多人去帮助更多人。

为了实现这样的目标，我自2015年起在全国20多个城市巡回开展认知行为疗法的培训工作，经过这几年的努力，认知行为疗法已被更多人了解、喜欢和使用。我还将把培训进行下去。

"认知行为疗法心理咨询师实践必读丛书"的出版是昭良心理整个努力工作成果的一部分。

为了培养更多认知行为疗法取向的心理咨询师，我将在本丛书出版的基础上开设有关认知行为疗法的网络学习课程，并逐步提供更多见习、实习和进修提升的机会。我们还将推出认知行为咨询师的注册和认知行为咨询师评级项目，建设认知行为咨询师的培养、评定和认证体系。你可以关注微信公众号CBTmaster，获取最新信息，了解相关进展。

在此基础上，我们将在全国建立以认知行为疗法为技术核心、以昭良心理为品牌的心理咨询连锁机构。在这里，我们欢迎经过认知行为咨询师系统培训的心理咨询师加入我们，成为认知行为疗法大家庭中的一员，共同推动心理咨询在我国的普及和提升。在这里，我们也欢迎有着心理困扰并希望生活更加幸福快乐的朋友，我们将以正规的、可信赖的理念为你提供高质量的心理健康服务。

让我们共同努力创造健康人生。

郭召良

2020 年 2 月于北京

| 目录 /

导读 ·· 001

第 1 章　抑郁障碍 ·· 003

1.1　抑郁障碍的表现与诊断 ··· 003

　　1.1.1　抑郁情绪和结构 ·· 003

　　1.1.2　抑郁症的诊断 ·· 005

1.2　抑郁障碍的 CBT 解释 ··· 012

　　1.2.1　生活事件 / 人际环境：抑郁障碍的诱发因素 ··············· 012

　　1.2.2　认知原因：抑郁障碍的中介因素 ·························· 013

　　1.2.3　行为及其后果 ·· 016

1.3　抑郁障碍的治疗原理 ·· 017

　　1.3.1　行为激活 ··· 017

　　1.3.2　认知矫正 ··· 019

1.4　抑郁障碍的咨询方案 ·· 022

　　1.4.1　抑郁障碍的咨询目标 ·· 022

　　1.4.2　抑郁障碍的咨询计划 ·· 024

　　1.4.3　抑郁患者的选择：生物学治疗还是心理治疗 ············· 025

1.5　抑郁障碍的咨询技术 ·· 027

　　1.5.1　行为激活技术 ·· 027

　　1.5.2　活动图表 ··· 036

　　1.5.3　自我表扬清单 ·· 041

　　1.5.4　认知矫正技术 ·· 046

第 2 章　广泛性焦虑障碍 ··· **049**

2.1　焦虑情绪与广泛性焦虑障碍的表现与诊断 ··············· 049

2.1.1　焦虑情绪 ··· 049

2.1.2　焦虑的两种类型 ··· 051

2.1.3　广泛性焦虑障碍 ··· 053

2.2　广泛性焦虑障碍的 CBT 解释 ······························· 056

2.2.1　焦虑情绪与行为模式的习得 ···························· 056

2.2.2　焦虑情绪与行为的中介因素 ···························· 057

2.3　广泛性焦虑障碍的治疗原理 ································· 059

2.4　广泛性焦虑障碍的咨询方案 ································· 061

2.4.1　广泛性焦虑障碍的咨询目标 ···························· 061

2.4.2　广泛性焦虑障碍的咨询计划 ···························· 062

2.5　广泛性焦虑障碍的咨询技术 ································· 065

2.5.1　担忧预测与检验技术 ····································· 065

2.5.2　担忧认知证伪技术法 ····································· 067

2.5.3　从过去经验中学习技术 ·································· 069

2.5.4　区分有用和无用焦虑的技术 ···························· 072

2.5.5　安排焦虑时间技术 ······································· 075

第 3 章　惊恐障碍与场所恐惧症 ······························· **079**

3.1　恐惧情绪与恐惧症 ·· 079

3.1.1　恐惧情绪 ··· 079

3.1.2　你的恐惧情绪正常吗 ····································· 080

3.1.3　恐惧症分类 ··· 081

3.1.4　惊恐障碍和场所恐惧症的表现和诊断 ················· 083

3.2　惊恐障碍和场所恐惧症的 CBT 解释 ···················· 089

3.2.1　惊恐障碍的 CBT 解释 ···································· 089

3.2.2　场所恐惧症的 CBT 解释 ·································· 091

3.3　惊恐障碍和场所恐惧症的治疗原理 ····················· 094

3.3.1　认知行为疗法环路模型 ·································· 094

3.3.2　惊恐障碍的治疗原理 ····································· 094

3.3.3 场所恐惧症的治疗原理 …………………………………… 097

3.4 惊恐障碍和场所恐惧症的咨询方案 …………………………… 098

3.4.1 惊恐障碍的咨询方案 ……………………………………… 098

3.4.2 场所恐惧症的咨询方案 …………………………………… 102

3.5 惊恐障碍和场所恐惧症的咨询技术 …………………………… 104

3.5.1 惊恐发作记录表 …………………………………………… 104

3.5.2 关于惊恐症状的心理教育 ………………………………… 107

3.5.3 接纳你的惊恐症状 ………………………………………… 110

3.5.4 惊恐诱发技术 ……………………………………………… 111

3.5.5 惊恐症状暴露技术 ………………………………………… 114

3.5.6 场所恐惧暴露技术 ………………………………………… 118

第 4 章 特定恐惧症 …………………………………………… **123**

4.1 特定恐惧症的表现与诊断 ……………………………………… 123

4.2 特定恐惧症的 CBT 解释 ……………………………………… 128

4.2.1 特定恐惧症的习得 ………………………………………… 128

4.2.2 特定恐惧症的认知中介因素 ……………………………… 130

4.2.3 特定恐惧症维持中的强化 ………………………………… 131

4.3 特定恐惧症的治疗原理 ………………………………………… 133

4.4 特定恐惧症的咨询方案 ………………………………………… 135

4.4.1 特定恐惧症的咨询目标 …………………………………… 135

4.4.2 特定恐惧症的咨询计划 …………………………………… 136

4.5 特定恐惧症的咨询技术 ………………………………………… 137

4.5.1 恐怖情境评定技术 ………………………………………… 138

4.5.2 特定恐惧症暴露技术 ……………………………………… 140

第 5 章 社交焦虑障碍 ………………………………………… **149**

5.1 社交焦虑障碍的表现与诊断 …………………………………… 149

5.1.1 社交焦虑障碍表现与诊断 ………………………………… 149

5.1.2 回避型人格障碍 …………………………………………… 153

5.1.3 社交焦虑障碍与回避型人格障碍 ………………………… 157

　　　　5.1.4　害羞与内向 ·· 158

　5.2　社交焦虑障碍的 CBT 解释 ·································· 159

　　　　5.2.1　社交焦虑障碍的习得 ·································· 159

　　　　5.2.2　社交焦虑障碍的认知中介因素 ···················· 160

　　　　5.2.3　社交焦虑障碍的维持因素 ·························· 162

　5.3　社交焦虑障碍的治疗原理 ·································· 164

　　　　5.3.1　暴露与安全行为阻止 ································ 165

　　　　5.3.2　社交技能训练 ·· 167

　5.4　社交焦虑障碍的咨询方案 ·································· 167

　　　　5.4.1　社交焦虑障碍的咨询目标 ·························· 167

　　　　5.4.2　社交焦虑障碍的咨询计划 ·························· 169

　5.5　社交焦虑障碍的咨询技术 ·································· 171

　　　　5.5.1　社交焦虑认知修正技术 ···························· 172

　　　　5.5.2　社交焦虑的角色扮演技术 ·························· 178

　　　　5.5.3　社交技能训练 ·· 182

第 6 章　强迫症 ·· 185

　6.1　强迫症的表现与诊断 ·· 185

　　　　6.1.1　强迫症 ··· 185

　　　　6.1.2　与强迫症相关的障碍 ································ 190

　　　　6.1.3　强迫型人格障碍 ····································· 191

　6.2　强迫症的 CBT 解释 ·· 193

　　　　6.2.1　强迫症的焦虑习得 ··································· 193

　　　　6.2.2　强迫症的行为维持 ··································· 194

　　　　6.2.3　强迫症的认知中介因素 ···························· 196

　6.3　强迫症的治疗原理 ·· 199

　　　　6.3.1　暴露与反应阻止 ····································· 199

　　　　6.3.2　正常化与接纳 ·· 201

　　　　6.3.3　深层信念改变 ·· 202

　6.4　强迫症的咨询方案 ·· 202

　　　　6.4.1　强迫症的咨询目标 ··································· 202

      6.4.2　强迫症的咨询计划 ················· 203

  6.5　强迫症的咨询技术 ······················· 206

      6.5.1　治疗强迫症的正念方法 ··············· 206

      6.5.2　治疗强迫症的 ERP 技术 ·············· 208

      6.5.3　治疗强迫症的认知行为技术 ············ 225

第 7 章　人格障碍　　231

  7.1　人格障碍的表现与诊断 ··················· 231

      7.1.1　CBT 定义中的人格 ·················· 231

      7.1.2　什么是人格障碍 ···················· 232

      7.1.3　人格与人格障碍类型 ················· 234

      7.1.4　人格障碍诊断 ····················· 237

  7.2　人格障碍的 CBT 解释 ···················· 242

      7.2.1　生物学基础 ······················· 243

      7.2.2　重要他人与创伤事件 ················· 244

      7.2.3　内部心理过程 ····················· 247

  7.3　人格障碍的治疗原理 ····················· 250

      7.3.1　咨询关系是人格改变的基础 ············ 250

      7.3.2　认知改变和行为改变是人格改变 ········· 252

  7.4　人格障碍的咨询方案 ····················· 253

      7.4.1　人格障碍的咨询目标 ················· 253

      7.4.2　人格障碍的咨询计划 ················· 254

  7.5　人格障碍的咨询技术 ····················· 259

      7.5.1　共情式面质 ······················· 259

      7.5.2　有限再抚育 ······················· 261

第 8 章　精神分裂症与双相障碍　　265

  8.1　精神分裂症与双相障碍的表现与诊断 ········· 265

      8.1.1　精神分裂症的表现 ·················· 265

      8.1.2　双相障碍的表现 ···················· 270

  8.2　精神分裂症与双相障碍的 CBT 解释 ·········· 272

8.3　精神分裂症与双相障碍的治疗原理 ……………………… 274

8.4　精神分裂症与双相障碍的咨询方案 ……………………… 279

　　8.4.1　精神分裂症的咨询方案 ……………………… 279

　　8.4.2　双相障碍的咨询方案 ………………………… 283

8.5　精神分裂症与双相障碍的咨询技术 ……………………… 287

　　8.5.1　妄想症状的咨询技术 ………………………… 287

　　8.5.2　幻觉症状的咨询技术 ………………………… 291

　　8.5.3　应对躁狂发作的咨询技术 …………………… 296

参考文献 ………………………………………………… 303

虽然学习了认知行为疗法的理论知识与实操技术，遇到具体的心理问题或心理障碍时，许多心理咨询师和精神科医生还是不知道该怎样去解决，便请教督导老师自己需要用什么技术。其实认知行为疗法有个严格的评估和咨询规范：在对患者心理障碍评估的基础上，制订心理咨询计划，然后按照计划开展心理咨询。任何一个心理问题都不是简简单单应用几个技术就能解决的，解决患者的心理问题需要一套方案。

这套方案包括**心理障碍的临床表现和评估诊断方法**，需要从认知行为疗法的角度介绍心理障碍的成因和心理咨询干预的原理，明确心理障碍的咨询目标和咨询计划，有时候还需要用到一些特殊的技术。

许多有着心理障碍的求助者，都希望找到某种心理咨询方法帮助自己，希望知道认知行为疗法能怎样帮助自己解决问题，他们也需要这样的一套包含心理诊断、心理成因、咨询原理、咨询目标和计划在内的方案。

本书就是为了满足心理咨询师和有着心理困惑的求助者的需求而撰写的。

针对每个心理障碍问题，本书都从咨询实务的角度介绍了大家关心的五个方面内容。

1. 表现与诊断：介绍心理问题的具体表现和 DSM-5 诊断标准，结合诊断标准对临床个案进行分析，帮助读者学习对心理问题进行评估。

2. CBT 解释：患者希望了解自己为什么会有这样的心理问题，这里给出了认知行为疗法对心理障碍成因的解释，方便咨询师对患者说明其心理问题的原因。

3. 治疗原理：说明咨询师为什么要制订这样的咨询计划和咨询方案的原因，说明认知行为疗法的治疗原理。在咨询实务工作中，心理咨询师需要给患者解释干预原理，这部分内容值得参考借鉴。

4. 咨询方案：在认知行为疗法中，一旦明确患者存在的问题，咨询师也就清楚了咨询目标，并根据咨询目标，按照循序渐进的原则制订咨询计划。咨询师经常碰到一些个案咨询不下去或者不知道该怎么办的情况，最常见的原因是不知道咨询目标是什么，不明白怎么制订咨询计划，本部分就回答了这个问题。

5. 咨询技术：心理咨询技术多数是通用的，这些技术在《认知行为疗法入门》和《认知行为疗法进阶》中有介绍。对于一些特定的心理问题，有时会用到一些特殊的技术，我们在各心理障碍的章节下介绍了这些特殊的技术。尽管这些技术被安排在某个心理障碍下讲解，但其实在其他心理问题的咨询中也是可以应用的。

认知行为疗法是应用最为广泛的心理治疗方法，绝大多数心理问题和精神障碍都可以应用认知行为疗法去解决。由于篇幅和时间方面的考虑，在这里只介绍心理咨询师在实践工作中常见的心理障碍，书中没有涉及的心理问题并不意味着不能应用认知行为疗法。

本书给大家介绍了抑郁障碍、广泛性焦虑障碍、惊恐障碍与场所恐惧症、特定恐惧症、社交焦虑障碍、强迫症、人格障碍、精神分裂症与双相障碍等十种常见的心理障碍的咨询实践，如果你对成瘾行为、失眠障碍、拖延症、考试焦虑、拒绝上学、夫妻关系问题、亲子教育问题等心理咨询问题感兴趣，可以阅读本丛书的《认知行为疗法咨询方案：7 大心理问题》一书。

第 **1** 章
抑郁障碍

1.1 抑郁障碍的表现与诊断

1.1.1 抑郁情绪和结构

抑郁情绪

抑郁情绪的本质是什么呢？抑郁就是个人（如愿望、能力等）被否定或者预期被否定之后的情绪体验。例如，当你考试得了一个糟糕的分数，或恋人抛弃你，或伴侣离你而去投入别人的怀抱，或你的医生告诉你罹患不治之症时，你通常会体验到抑郁情绪。

抑郁是一个正式用语，在生活中许多词都可用来表达抑郁的意思，如郁闷、忧郁、郁郁寡欢、沮丧、哀伤、伤心、难过等。

抑郁情绪是一种很正常的情绪状态。人遇到好事就开心，遇到坏事就不开心。生活中的喜怒哀乐、爱恨情仇，这些都是正常人能体验到的情绪。对正常人而言，出现抑郁情绪也是最自然不过的事。

和正常人碰到同样事件而出现抑郁情绪相比，如果一个人的抑郁情绪持续的时间更长、情绪强度更大，这个时候我们就要考虑抑郁情绪是否不正常了。

从抑郁情绪向抑郁症状的发展，其间最重要的改变也是抑郁症状最核心的部分，就是心境抑郁或丧失兴趣或愉悦感。患者对几乎所有的事情都不感兴趣，或者整天都郁郁寡欢，没有什么东西能够让自己高兴起来。

除了心境抑郁或丧失兴趣及愉悦感之外，一个人向抑郁症状发展还表现在以下三个方面：（1）生理状态改变，如出现失眠或睡眠过多、食欲减退或增加，以及精神运动性改变（激越①或迟滞②）；（2）体能和能力下降，疲劳或精力不济，思维能力减退，注意力不集中，记忆力减退等；（3）认知改变，如出现自杀或想死的念头，感到自己毫无价值，感到不合常理的内疚等。

抑郁情绪的结构

各种心理学理论尽管对情绪有多种多样的定义，但基本都认为情绪包括三个组成部分：其一，情绪体验，如喜、怒、哀、乐；其二，认知，如愿望是否满足，事情是否是自己所期待的认识；其三，相应的生理变化，主要是自主神经系统所控制的心血管系统、呼吸系统的改变，以及神经系统的改变等。

就抑郁来说，人在认知方面会感到自己的愿望或能力等被否定的认知，在情绪方面会体验到沮丧、伤心、忧郁等情绪，在生理反应方面包括消化减慢、精力减退等生理机制的改变。

一旦抑郁情绪持续的时间长和反应的强度大，人的内心深处就会产生"无能"或"不可爱"的负性核心信念，对自己、未来和世界产生系统性的负性认知；导致消极的生理生化持续并恶化，出现睡眠、食欲及性欲减退，工作和生活能力下降，注意力不集中等生理症状；产生愉悦感缺乏或兴趣感丧失的情绪体验等。

情绪三因素模型（见图1-1）指任何一种情绪都包含认知、行为和生理三个要素，这三个要素中任何一个要素的改变，都会引起其他两个要素的改变，进而改变整个情绪体验。

---

① 精神运动性激越指病人不断地活动，不知道休息，不停书写，走来走去，不断呻吟等。

② 精神运动性迟滞指病人看起来非常疲乏，姿势常常是停滞的，运动缓慢而审慎，说话声音低沉，犹豫不决，回答问题需要长时间的停顿。

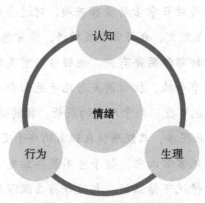

图 1-1　情绪三因素模型

　　情绪三因素模型暗含了改变抑郁情绪的三种干预途径：第一种途径是用药物干预抑郁情绪的生理反应；第二种途径是以行为激活来改变抑郁的行为模式；第三种途径是以认知疗法来改变患者的负性认知模式。由于情绪三个因素相互影响，一个因素的改变必然带动其他两个因素的改变，因此，任何一种干预都有助于改善患者的抑郁状态。

　　通过情绪三因素模型，我们可以发现存在两种治疗取向：一种是药物治疗取向，另一种是认知行为疗法取向。这两种取向都对抑郁治疗具有相当的效果，而且已有研究表明，认知行为疗法取得了和药物治疗相当的治疗效果的临床证据。

1.1.2　抑郁症的诊断

抑郁障碍临床表现

　　抑郁障碍或抑郁症在精神医学中通常指重度抑郁发作，它是一种相对严重的抑郁状态。为了帮助读者了解抑郁障碍的临床表现，我们先给大家呈现几个抑郁障碍的个案，然后介绍抑郁障碍的临床表现。

个案 1：丽芳

　　丽芳，女，44 岁，离异，在一家高新技术公司从事行政管理工作。她的抑郁症状主要表现为对日常活动没有兴趣，对过去感到后悔，丧失面对未来的勇气，容易生气发火，也经常自我批评，常常想一些不开心的事。

丽芳觉得自己的抑郁和离异有关。她经常与前夫就 8 岁儿子的监护权和支付儿子抚养费的事争执，担心前夫与儿子见面会对儿子的成长产生不良影响，但没有父亲也可能不利于儿子的成长。目前她的收入也非常有限，也不能挣到足够的钱来买房，只能居住在租来的房子里。

因为工作性质，她常常加班，孩子也不能得到充足的照顾和教育。她当初是在父母反对的情况下结婚的，与父母存在深深的矛盾，离婚后也没有得到父母方面的支持和帮助。

目前，丽芳每天都是拖着疲惫的身心上班，工作中精力不济，效率下降，常犯一些低级的错误。下班回家后也不能好好做饭和做家务，孩子对此也非常有意见。对于孩子，她感到内疚，觉得自己不能给孩子带来良好的环境和教育。她有时候会想一死了之，但又会想自己死了孩子不知道该怎么办？她甚至想过和孩子一起死，但看着孩子和其他小朋友玩得开心的样子，她也不忍心。故此，想死的想法也就是想想而已，没有计划或付诸实施。

丽芳的贝克抑郁问卷测验（BDI-2）得分是 38 分，属于严重抑郁。

个案 2：晓兰

晓兰，女，18 岁，某市重点中学高二理科重点班学生。近两个月来难以集中注意力学习，对老师讲课的内容难以坚持听下去，也无法完成课后作业，即使同学愿意让她抄作业，她也不想去完成。但她会完成英语作业，这是因为，如果完不成的话，英语老师会让自己给出解释，而自己并没有力气给老师解释。对一周五天的课程，她往往都无法坚持下去，经常会请假在家休息 2 天左右。曾经感兴趣的事情也难以引起自己的兴趣，如玩手机和看电影。睡眠减少，她没有多少睡觉的意愿，即使躺在床上头脑也是清醒的，食欲也不高，美味摆在面前，也吃不了几口。

晓兰考试成绩越来越差，觉得自己对不起父母的期望，很没用。她以前考试成绩不理想时会感到不服气，希望通过自己的努力把年级排名升上去，再现初中时期的辉煌，但经过3个学期的努力，自己的成绩不仅没有提高，反而越来越糟糕了。

对于自己目前不想吃饭、不想睡觉、上课也不能集中精力听课、作业也没法完成的情况，晓兰觉得自己的学习成绩没法好起来了，甚至她都不想上学了，她只是怕父母担心和反对才断断续续地上学。

个案3：建华

建华，男，36岁，银行职员。他有聪明的女儿、贤惠的妻子和慈爱的父母。一周前，他下班后爬上单位所在的办公楼顶，试图跳楼自杀，被大楼保安发现，保安报警并劝慰建华。警察到来后采取措施，成功阻止其自杀，后通知家属接回。

经过询问，建华对咨询师说，最近几个月单位要进行改革，不仅一些部门要合并，还要裁员。自己感到压力非常大，担心自己工作做不好，部门合并的话自己的职位不保，自己甚至有可能被裁员。家里的一些事情也让他非常烦心，逐渐出现夜不能寐、食欲大增、体重快速增加的情况。情绪特别低落，做事情没有兴趣，每天早上起来特别难受，觉得活着特别痛苦，所以想一死了之。

建华在家里曾经服用安眠药自杀过一次，被家人及时发现后，通过抢救挽回了生命。据建华回忆，自己曾经在读中学时就有过类似症状，主要表现是长时间失眠，情绪低落，不愿意和人交往，对很多事都丧失了兴趣，并因此休学过一年，后来经过治疗逐步恢复。

按照美国的《精神障碍诊断与统计手册》(*The Diagnostic and Statistical Manual of Mental Disorders*，简称为DSM，第五版修订版简称DSM-5)的标准[①]，抑郁症有九项症状，其中第一项与第二项为核心症状。

---

① 美国精神病学会.精神障碍诊断与统计手册[M].张道龙,等,译.北京：北京大学出版社,2014:80-81.

（1）几乎在每天大部分的时间里都心境抑郁，主观体验为悲伤或空虚，经常被他人观察到流泪等抑郁表现。晓兰和建华都表现为心境抑郁，心情低落，没有什么事情能够让他们感到开心和快乐。

（2）几乎在每天大部分时间里对所有活动的兴趣或者愉悦感都显著降低（主观体验或他人观察到）。丽芳和晓兰有明显的兴趣缺乏，比较典型的表现就是她们对自己曾经感兴趣的物品或活动，不再感到有兴趣了。

（3）没有节食时体重明显下降，或体重明显增加（例如，一个月内体重变化超过 5%），或几乎每天都有食欲减退／增加的现象。丽芳和晓兰没有报告体重变化，而建华的体重表现为明显增加，也有一些个案表现为体重明显减轻。

（4）几乎每天都有失眠或者睡眠过多的情况。睡眠问题是抑郁个案的常见表现，晓兰和建华就存在明显的失眠症状，主要报告为睡眠减少，睡眠时间明显低于平常水平。

（5）几乎每天都有精神运动性激越或迟滞（不仅主观感到坐立不安或迟滞，而且别人也能观察到）。

（6）几乎每天都感到疲倦或缺乏精力。除了情绪低落或兴趣减退以外，缺乏精力或疲乏也是抑郁障碍典型的症状，抑郁个案常常感到精力不济、体能下降。丽芳拖着疲惫的身心上班与做家务，晓兰则是精力不济难以坚持听课与做作业。

（7）几乎每天都感到自己无用，或者有不恰当的、过分的内疚（可以达到罪恶妄想的程度：不仅是为患病而自责或内疚）。如果咨询师询问抑郁患者，可以发现他们对自己的评价低，往往觉得自己无用，进而产生内疚感等认知。丽芳就认为自己不能给孩子带来良好的教育与成长环境并为此感到内疚，晓兰也存在因为成绩不理想，觉得自己对不起父母，很没用的想法。

（8）几乎每天都有思维能力或注意力集中能力减退，或者犹豫不决（主观体验或他人观察到）的情况。精力下降的具体表现是注意力不集中和思维能力下降，也就是在思考问题和做事情的过程中反应慢，常常走神，工作或学习跟不上节奏，效率下降或出差错。

（9）反复出现死的想法（不只是怕死），反复出现自杀的意念但无特定的计划，或曾自杀未遂，或有特定的自杀计划。由于抑郁体验让患者感到非常痛苦和绝望，相当一部分患者会产生自杀的想法，甚至付诸实施。在上面的个案中，丽芳就出现过自杀的想法，但没有付诸实施，而建华不仅有自杀的想法，也有过两次实施行动。

从认知行为疗法的角度，我们可以把症状归纳为下面五个方面，从情绪体验、行为表现、认知观念、体能与能力和生理状态来判断抑郁的程度和症状范围。

- **情绪体验**：心境抑郁，缺乏愉悦感。
- **行为表现**：激越或迟滞。
- **认知观念**：无价值感，缺乏自信心和自尊，不适当的内疚，存有自杀或想死的念头。
- **体能与能力**：疲劳或精力不济，思维能力减退，注意力不集中，记忆力减退。
- **生理状态**：失眠或睡眠过多，食欲减退或增加，性欲减退等。

上述抑郁症状的表现，主要是根据成年患者做出的，其他年龄阶段患者的抑郁表现，会有所不同，大家需要注意这一点。

幼儿的抑郁症状常常表现为不吃东西；稍大一些的儿童则表现为冷漠和不活跃，或者表现为更为严重的分离性焦虑——孩子严重地依赖父母，拒绝长时间离开父母以至于不能上学，受死亡或对父母死亡的恐惧的困扰。

青少年的抑郁症状最常见的就是恼怒、违拗，停止抱怨那些自己被忽视和不被理解或不被欣赏的人和事，也可能出现反社会和药物滥用的行为。

老年人的抑郁症状则主要表现为缺少愉悦感和动机，表达出无望感，以及精神运动性迟滞或激越，也可能伴有幻觉和妄想。

抑郁障碍诊断与鉴别

在 DSM-5 的有关抑郁症的诊断中，有重性抑郁障碍、持续性抑郁障碍（心境恶劣）、反复发作的短期抑郁、短暂性抑郁发作，以及双相障碍的重性抑郁发作等。这些抑郁障碍的诊断都是基于抑郁的九项症状来判断的。

重性抑郁障碍诊断标准

（1）临床症状：具备上述五项以上症状，且至少有心境抑郁与丧失兴趣或愉悦感两项之中的一项；

（2）病程：持续时间2周以上；

（3）严重程度：引起临床意义上的痛苦，或导致社交、职业及其他重要功能损害；

（4）鉴别诊断：排除躯体疾病所致、某种物质生理效应、其他精神病性障碍所致，并且从无躁狂发作。

持续性抑郁障碍（恶劣心境障碍）

（1）临床症状：存在抑郁心境，并在第3、第4、第6、第7、第8项症状中存在2项或更多；

（2）病程：至少持续两年时间，在期间的多数日子里体验到抑郁心境，且间隔期不超过两个月；

（3）严重程度：与重性抑郁障碍相同；

（4）鉴别诊断：与重性抑郁障碍相同。

反复发作的短期抑郁

（1）临床症状：存在抑郁心境和其他4项症状；

（2）病程：连续12月内，至少每个月都持续2~13天（与月经周期无关）；

（3）严重程度：与重性抑郁障碍相同；

（4）鉴别诊断：不符合任何其他抑郁障碍或双相障碍的诊断标准，且不符合任何精神病性障碍诊断标准。

短暂性抑郁发作

（1）临床症状：存在抑郁情绪和其他至少4项症状；

（2）病程：持续4天以上，但少于14天；

（3）严重程度：伴有明显的临床痛苦或损害；

> （4）鉴别诊断：与反复发作的短期抑郁相同，且排除反复发作的短期抑郁。

抑郁症诊断需要从临床症状、病程、严重程度和鉴别诊断四个方面去考虑。首先是症状数，重性抑郁发作（抑郁症）的临床症状丰富，在九项症状中要求具备五项症状，而持续性抑郁障碍要求的症状数可以更少一些；其次是病程，持续性抑郁障碍的病程比较长，至少两年，反复发作的短期抑郁一段为 12 个月，而短暂性抑郁发作则在两周以内，重性抑郁发作一般持续两周以上的时间；最后是严重程度，短暂性抑郁发作的严重程度要低一些，一般具有明显的临床痛苦或损害，而其他三种抑郁障碍则更为严重，表现为痛苦，以及社交、职业或其他重要功能损害。

另外，虽然持续性抑郁障碍（恶劣心境障碍）诊断时排除了重性抑郁发作，实际上它们可以同时发生。如果同时发生，往往被称为双重抑郁。和单一抑郁障碍相比，双重抑郁通常会有更差的长期后果和更高的复发率。

有时身体疾病也可导致抑郁症状，如库欣式综合征（皮质醇增多症，或过多的皮质醇激素），以及甲减（缺乏足够的甲状腺激素），这种情况下的抑郁症状是由一般医学状况造成的，我们不能将其诊断为抑郁障碍。此外，如果抑郁是由于重要生活事件所致，如爱人去世也不能将其诊断为抑郁。抑郁还会发生在无关悲伤的事件之后，如在生完小孩之后。

就抑郁障碍来讲，和药物治疗相比，CBT 的优势与不足

抑郁症的复发是一个令人头痛的问题，有研究者认为，80% 的患者会再次发作。在预防复发方面，CBT 相对于药物治疗的好处是较少病人复发。基于 1~2 年的随访，CBT 治疗后的平均复发风险为 25%，而药物治疗的复发风险为 60%。其他研究表明大多数患者能够把认知行为疗法的疗效保持到 12 个月之后。

CBT 与药物治疗相比，最大的优势在于预防复发。由于 CBT 会教授患者一些认知技能和行为方法应对抑郁发作，患者也会通过这些认知技能和行为方法从抑郁症中走出来。因此，当患者觉察到自己有抑郁发作迹象的

时候，就可以启动这些认知技能和行为方法，患者就可以维持健康状态或者应对复发。在处理预防复发这个问题上，CBT还安排了巩固性会谈，协助来访者应对复发的问题。

CBT和药物治疗相比，最大的劣势在于疗程较长，需要3~4个月的时间。如果患者急于从抑郁状态中走出来的话，CBT就有些缓不济急了。

1.2　抑郁障碍的 CBT 解释

认知行为疗法主要从生活事件、认知、行为（及其后果）三个方面来解释抑郁障碍的原因。在认知行为疗法看来，生活事件是抑郁发作的外部诱因，它诱发了患者人格中深层的负性认知信念，在外部事件和深层负性认知信念的共同作用下，产生了消极的、负性的认知观念；这些负性认知观念导致抑郁情绪产生，并引起相应的生理反应；在抑郁情绪的作用下，个体也就失去了积极行为的动力，行为变得消极，而消极的行为得不到正面的结果（积极的情绪体验或肯定表扬）；负面结果又回过头来强化了抑郁情绪的体验，就形成了抑郁的恶性循环。

1.2.1　生活事件 / 人际环境：抑郁障碍的诱发因素

从生物学的观点来看，抑郁症的发作与神经生物学因素相关，但这是否意味着，它和社会及心理学的因素没有关系呢？事实并非如此，神经生物学因素可能是一个素质性因素，在有触发事件和应激源的情况下，引发抑郁障碍的风险增加。

压力 / 生活事件在触发抑郁症中的作用已经十分明确。一系列研究发现，抑郁障碍发作往往源于一些明显的生活事件。重度的抑郁障碍有42%~67%的人报告，他们在抑郁发作前一年经历了非常严重的生活事件，这些事件通常包括失去工作、挚友、爱人。在这些生活事件中，人际关系问题是引发抑郁症的首要原因。相关研究者认为，适应性不良的人际行为是抑郁症发病的原因之一。有研究分析说明抑郁症是人际关系功能失调的结果，例如，人际冲突，有价值的人际关系的结束等。童年期间存在人际关系问题（丧失父母、缺乏教育，沟通模式受到破坏）和当前的人际关系存在困难（婚姻冲突、婚姻关系中止、缺乏社会支持、缺乏亲密关系）都可能激发或加重抑郁。

简单来说，这些研究都表明，人际关系问题与抑郁症发作有密切的关系，相当多的抑郁患者都曾经历或者正在经历人际关系方面的问题。在我们前面提到的抑郁个案中，丽芳的抑郁就和离婚有关，而晓兰的抑郁则是与学习成绩不理想，进而觉得对不起父母有关。她们的抑郁都与人际关系相关。

从另一个角度来说，人际关系问题可以引发抑郁，抑郁障碍也会恶化人际关系或人际交往问题，有抑郁症状的患者往往会恶化自己与他人的人际关系，引发他人的消极情绪反应，他们也可能会从人际互动中抽离出来，减少与他人的互动，这样的做法实际上会使抑郁症状恶化。

不仅当前的人际关系问题容易引发抑郁，那些曾经有过人际关系困境的个体也比正常人更容易患上抑郁症。研究表明，有父母离异、分居或童年期父母去世既往史的个体更容易罹患抑郁症，性虐待或任何形式的虐待经历都会增加个体罹患抑郁症的风险。

除了人际关系事件以外，躯体疾病（特别是老年人的躯体疾病）、个体财务状况恶化（如失业、经济来源困难），以及其他的因素（如迁居）也都可能引发抑郁。我们在前面提到的抑郁个案建华，其抑郁的主要原因就是机构合并和裁员，既有人际关系方面的因素，也有财务方面的因素。

总体来说，认知行为疗法认为，生活事件（尤其是人际关系方面的事件）是抑郁的外部诱发因素。如果没有这些外部诱发事件，即使个体存在抑郁障碍的生理的、素质性基础（如遗传基础），抑郁也不会发作。

1.2.2　认知原因：抑郁障碍的中介因素

从常识的角度，我们都知道仅凭这些生活事件因素是不足以引发抑郁的，抑郁发作有其内因，这个内因就是患者的认知信念（或观念、想法）和认知方式。

亚伦·贝克（Aron Beck）的认知行为疗法是从抑郁症的治疗中总结与提炼出来的。他发现抑郁患者的认知表现在对自我、世界和未来的负性信念上，具体来说，抑郁患者往往认为自我是无能的、没有价值的、不被喜欢的，认为自己的未来是悲观的、不会好起来的，认为这个世界即周围的人对自己是冷漠的、充满敌意的，是不会帮助自己的。贝克还发现，一旦患者的这些想法发生改变，变得更为积极或中性一些，患者的抑郁症状就会得到缓解。

有研究者提出了"绝望感模型"，也说明人对未来的负性认知与抑郁症状相关。该理论认为，抑郁最重要的诱发因素就是绝望，绝望的意思就是认为"好的结果不会发生"，认为个体做什么也改变不了这种状况。这个观点与贝克认知行为疗法中患者对未来负性认知的观点一致。

绝望理论模型认为绝望造成了一种抑郁——绝望性抑郁。这种抑郁的症状主要表现为，缺乏动力、悲伤、尝试自杀，缺乏体能或精力，经常呆坐，不想动，存在睡眠障碍，难以集中注意力，认知非常消极。贝克还曾经开发过绝望量表来测量绝望分数与抑郁和自杀的关系。

当抑郁患者对未来悲观，觉得自己无法控制或预测行为的结果时，那些以前具有奖励性质（如快乐，自我满足）的行为不再具有奖励性，自己无法做出那些有价值的行为（如成为一个好妈妈/好爸爸），不再做过去那些自己感兴趣的事情，并从正常的学习、工作和人际交往中退出。

患者对于自我、世界和未来的这些负性的想法，实际上是由更深层次的认知观念决定的，换言之，一个患者是否表现出抑郁症状在于其更深层次的认知观念。具有这些负性的更深层次的认知观念，遇到具体生活事件的时候，就更容易出现抑郁发作；如果没有这些消极的认知观念，就不太可能患上抑郁症。

这个深层次的信念就是核心信念。个体在其成长过程中，与重要他人（包括父母）的互动过程中，以及在与周围他人（同胞、同学等）的社会比较中，形成了关于自我、他人和世界的概括性、一般性的认识，这个认识在其成长过程中不断被强化和巩固，成为统领个体有关自我、他人、世界的看法的核心，这样的认识观念被称为**核心信念**。

个体关于自我的核心信念包括三个方面，其一是关于能力的信念，其二是关于与他人关系的信念，其三是关于个人价值或意义的信念。如果个体形成了对自己的负性核心信念，他就可能具有"我是无能的""我是不可爱的""我是没有价值的"这三种信念中的一种或多种。

一旦个体形成负性核心信念，这就埋下了心理问题的种子，外部时机合适时心理问题也就会显现出来了。就像我们前面给大家介绍的个案丽芳，离婚引发了她的抑郁症。这是因为，离婚这件事被她理解为自己被丈夫抛弃，这件事说明"自己是不可爱的"，另外，母亲独自抚养孩子的种种艰辛和不易很容易让她产生"自己是无能的"想法。

当然，并不是所有的离婚事件都会引发当事人觉得"自己是无能的/不可爱的"想法，也不会让所有当事人都得抑郁症。离婚这样的生活事件之所以能够让一些个体产生抑郁症，是因为他们心中埋藏着这样的种子，这类种子就是童年时期形成的负性核心信念——"我是无能的、不可爱的或无价值的"。

当个体具有负性核心信念时，他往往会采取某些措施来包装自己，让自己看起来是有能力的、可爱的和有价值的，这些措施被称为**补偿策略**，诸如努力、回避、顺从、警惕等方法就被用来让自己看起来是正面的和积极的。个体通过这些策略，能够顺利应对生活中的种种挑战，个体也就能维持心理正常水平。丽芳的无能或不可爱的核心信念在童年时期形成和巩固后，她就通过努力或者回避的方式应对生活中的一切，例如，她努力学习提高成绩，也回避学习中的困难，让自己的学习成绩维持在班级的中上水平，工作以后又通过这样的方式来应对职场挑战，甚至以此来应对亲密关系。这些做法在之前都能被顺利应用，她就和我们普通人一样保持心理正常。但她的这些补偿策略在婚后处理夫妻关系（关于家务、金钱支配、性关系、抚养孩子等）方面造成了激烈冲突，这些策略不再起作用，最终的结果就是离婚，成为单亲母亲，独自抚养孩子。补偿策略的失效导致了她的抑郁发作。

上面我们讨论了抑郁患者的认知观念，抑郁患者的表层认知观念就是对自我、未来和世界的负面认知，这些表层观念的背后则是负性的核心信念——"我是无能的、不可爱的或者无价值的"。也有认知行为疗法专家从认知方式的角度来探讨抑郁障碍产生的认知原因。

所谓认知方式，就是看问题的角度或处理信息的方法。认知行为疗法常常把那些歪曲的处理信息的方式或看待问题的视角称为"认知歪曲"。患者的因情境而产生的想法（称为自动思维）是负性或消极的，受到偏差的、扭曲的认知歪曲的支持。抑郁患者否定自己、对未来悲观、对周围世界失望的认知观念，是通过他们的认知歪曲来获得支持的。

抑郁患者的认知歪曲方式有消极预测未来（认为未来是糟糕的，没有考虑到好转的可能）、内归因（认为糟糕的局面是自己造成的，没有考虑到外因存在）、读心术（主观猜测他人对自己是不友好的）、算命术（主观认定自己拥有悲惨的命运或结局）等。

积极心理学的创始人之一马丁·塞利格曼（Martin Seligman）从习得性无助的研究中提出，抑郁症患者的自我批评和绝望感是认知解释风格的结果。塞利格曼提到的解释风格实际上就是认知方式，那种偏差的解释风格就是我们讨论的认知歪曲。他发现，抑郁患者往往会把失败归因于自己，做出内归因而非外归因，还常常把失败进行稳定归因（如能力）而非暂时归因，这样一来，现在是糟糕的，未来也就是糟糕的了。

总之，认知想法或信念是抑郁障碍发作的内部因素，是一个中介变量。抑郁患者的歪曲的认知观念和认知方式相互作用，共同导致抑郁障碍的产生。从这里我们也可以知道，治疗抑郁障碍，我们不仅要修正患者的认知观念，还要修正其歪曲的认知方式。

1.2.3　行为及其后果

如果从认知行为疗法的行为角度来看，补偿策略失效实际上就是个体应对生活事件的行为或行为方式不当。如果个体具备应对生活事件所需要的技能，能够有效地应对生活中的问题，就不会出现心理问题了。

有研究者发现，抑郁症来自问题解决技能及其行为缺乏，这些缺乏导致日常生活存在问题，进而使人产生无助感。

除了一般性的问题解决技能以外，缺乏人际关系和沟通技能也是重要原因。我们在前面已经讨论过许多抑郁障碍都是由人际关系问题所导致的。患者因为缺乏相应的人际关系技能，使得自己无法有效解决人际关系问题。

例如，我们在前面提到的抑郁个案建华，他之所以自杀，主要原因是他担心自己会被裁员。如果他能够有较好的人际关系处理能力，很大程度上就不会因部门人员变动而影响自己的工作效率。即使自己真面临裁员的结果，如果他能与家人良好沟通，得到家人的理解和支持，他也能顺利度过失业期，重新找到工作。

也有研究发现，抑郁患者还存在自我管理技能方面的不足，例如，不能自我控制，不能自我激励，喜欢抱怨，经常进行思维反刍①，常常做一些自我惩罚或惩罚他人的负性行为。这些消极的行为都是抑郁症产生和持续的重要原因。

总体来说，抑郁障碍患者存在行为或行为技能方面的不足，这样的不足导致了消极后果（如自我批评、他人的否定、消极的情绪和生理反应等），这些负性行为后果的存在，容易让患者感到抑郁和缺乏行为动力。抑郁障碍的相关研究也发现，抑郁症患者往往存在奖励及愉快经验不足、自我奖励不足、来自他人的奖励不足、自我批评、自我惩罚、来自他人的惩罚等情况。

既然抑郁患者存在行为技能的不足，在心理咨询过程中咨询师给予患者一些行为技能方面的指导和训练就是非常必要和有帮助的。

1.3 抑郁障碍的治疗原理

1.3.1 行为激活

在通常情况下，当我们有了内心强烈的愿望或行为的意向，我们才会去做一些事情，这样的行为动机是由内心发出的。生活中也存在这样的情况，我们有许多无法选择但又必须得做的事情，一旦我们做到了，个人的

---

① 反刍指牛会把胃里的草料重新吐到嘴里咀嚼吞吃，能更好地消化。思维反刍指某个人过分沉溺于消极的思想，这样反过来又会强化自己的负面情绪。反刍理论认为，患者这种喜欢反刍的独特思维方式提高了抑郁的风险，反刍让患者沉浸于消极体验和想法中的景象，或者反复咀嚼与体味那些让人伤心的东西，或者追悔某次症状发作。

兴趣和成就感就会随之而来，这样的行为动机是从外部发出的。

在抑郁障碍中，患者体验到抑郁情绪的时候，就感觉自己缺乏精力或动力，不想做什么事情，也就没有什么积极的行为，经常做一些消极的行为，消极行为又会带来抑郁情绪，从而形成恶性循环。行为激活理论认为，我们可以做出积极行为，积极行为会带来积极的结果，例如，感觉更好些，看到自己的进步，得到肯定或赞扬等。这些积极的后果会让患者产生积极的情绪体验，积极情绪体验就为后续的积极行为注入动力，使得患者更愿意采取积极的行动，进入良性循环（见图1-2）。

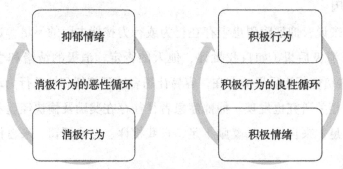

图1-2　情绪与行为相互增强循环图

克里斯托弗·马特尔（Christopher Martell）[①]等人将行为激活归纳为十大原则：① 生活改变导致抑郁，患者的抑郁应对策略让抑郁长期持续；② 改变情绪体验的最好方式是改变行为；③ 按照计划而非情绪来安排活动；④ 从小处着手，改变就更容易；⑤ 抗抑郁的线索，就隐藏在行为的前后；⑥ 强调行为的自然强化；⑦ 强调解决问题的态度，任何结果都是有用的；⑧ 不要光说不做；⑨ 扫除行为激活的可能的和实际的障碍；⑩ 做个教练。

行为激活理论认为，生活改变导致抑郁，患者的抑郁应对策略让抑郁长期持续。生活中遭遇挫折和问题的时候，患者躲起来了，回避了，他们从学习、工作、社交等任务情境中退出来。虽然这避免了尴尬的处境和羞愧的情绪，但这样的回避策略却让自己无法走出困境。他们待在退缩的情

---

① 马特尔. 抑郁症的行为激活疗法：临床医生手册 [M]. 王晓霞，冯正直，译. 重庆：西南师范大学出版社，2017：23-32.

境中，抑郁也就持续下去了。简而言之，错误的行为方式让患者暂时回避问题，但问题依然在那里，患者也一直处于抑郁中。由此可见，回避并不是一个恰当的应对方式。

行为激活理论认为，要改变我们的抑郁，需要通过采取积极行为来转变情绪体验，需要按照计划而非情绪来安排活动。这是因为，抑郁时我们唯一想做的事情就是什么也不做。如果抑郁患者减少活动，那么他想做的事情必定会更少，进而形成恶性循环，不仅动机和能量会很低，而且会面临更多的生活压力。行为激活技术要求人们尝试着根据目标决定行动，而不是任由心情来做决定。去参加那些以前觉得快乐或富有成就感的活动，去解决一些问题。这样随着时间的推移，情绪就能逐步得到改善，生活压力就会减少。行为激活的核心就是开始行动，即便心情和动机缺乏也要去做，不要等到心情好了才去做这件事情。

来访者和咨询师对治疗效果都抱有很高的期待，希望尽快有所改变。即使一个人心情和生活都是很好的时候，改变都很难，更别说一个人抑郁时，特别是伴随着无望感时，改变就成了巨大的挑战。行为激活理论认为，激活的最佳路线是帮助来访者采取渐进式行动来获得改变，成功的激活将行为分为细小的元素或行为成分。逐步累积小改变，就可以促成大改变。

1.3.2　认知矫正

前面在"抑郁障碍的 CBT 解释"一节中，我们已经分析说明，认知行为疗法认为认知原因是抑郁障碍的中介因素和内部原因。因此，从认知行为疗法的观点来看，抑郁障碍的干预需要处理患者的歪曲的认知内容（观念、想法或信念）和认知方式。

抑郁患者关于自我、未来和世界的负性认知，是在经历挫折后被激活核心信念而产生的，它与现实生活和自我的实际并不相符。咨询师需要通过相应的认知技术（例如，控辩方技术、可能区域技术等）和行为技术（例如，行为实验、行为激活等）来证明患者的认知既不符合实际，也对自己走出抑郁障碍没有帮助，引导患者提出替代原来负性想法的新认知（即替代思维）。

当患者能够从新认知（替代思维）来看待自己、未来和世界时，他们的情绪体验就会发生积极的改变，也更愿意采取积极的行为，积极的行为又会巩固新的认知。经过新认知与积极行为的相互促进，患者的认知改变了，行为也改变了，抑郁障碍也会随之治愈。

在患者认知改变的过程中，心理咨询师和患者通过应用认知技术和行为技术来处理自动思维，经常应用这些技术来处理认知，患者自己的认知方式也得到修正。例如，患者对未来消极预期的认知就可以通过一次次应用可能区域技术来修正，患者对于自我否定的认知就可以通过多次应用控辩方技术来修正。

下面我们用一段对话来说明，咨询师如何应用认知技术来修正来访者的自动思维。

咨询师：你觉得在接下来的一周可以做些什么呢？

来访者：我想可以安排一些时间和朋友在一起，可是我没有精力。

咨询师：这样的话，你最终还是会待在家里。

来访者：是的。

咨询师：你刚才想到自己可以和朋友在一起，同时又产生了一个想法"我没有精力"。我们先把这个想法写下来，现在我们要怎样来检验这个想法是否符合实际呢？

来访者：我可以试一试约朋友，然后看看自己最终能否赴约。

咨询师：如果你能做到的话，有什么好处呢？

来访者：我想我会感到心情愉快。

咨询师：（推测来访者可能不太愿意进行这个试验）你现在想什么呢？

来访者：我不知道。

咨询师：你在想朋友非常乐意和你见面吗？

来访者：不，我担心朋友不想跟我一起玩。

咨询师：有这样的想法，就会影响你与朋友的约会吧。

来访者：是的。

咨询师：我们来讨论一下这个想法，看它在多大程度上是真的。有什么证据可以证明他们不想同你见面呢？

来访者：事实上没有，除非他们很忙。

咨询师：有什么证据说明相反的情况，他们愿意和你见面呢？

来访者：刘星今天叫我和他一起去看电影，但我没有去。

咨询师：听起来，你担心"朋友不想跟我一起玩"的想法并没有得到实际证据的支持。你发现有朋友愿意和你一起玩，是吗？

来访者：是的。

咨询师：让我们回到刚才的那个话题，试试约朋友见面，并且看自己最终能否做到？

来访者：好的。

咨询师：如果你要约朋友，你会约谁，你们一起干什么呢？

来访者：我可以约刘星，我上次没有答应他，这次我可以主动邀请他。我们可以一起吃饭，或看电影，具体活动可以和他一起商量。

咨询师：这个主意不错。通过这次活动，我们可以检验你的两个想法，第一个是"朋友不想跟我一起玩"，第二个是和朋友一起玩但自己"没有精力"。好吗？

来访者：好的。

咨询师：你先做做看，然后根据约会的结果来检验这两个想法是否有效和有用。

来访者：好的。

在这段对话中，我们可以发现，认知行为疗法是通过证据来证明或者否定患者的认知内容，这些证据有可能来自过去的经验，也可以来自于接下来的行为实践（行为实验、行为激活）。认知行为疗法就是这样通过证据来修正患者歪曲的认知内容，通过认知技术来修正患者歪曲的认知方式，通过认知改变来达成情绪改变和行为改变的结果，并最终治愈抑郁障碍的。

1.4 抑郁障碍的咨询方案

1.4.1 抑郁障碍的咨询目标

从心理治疗的角度看，抑郁症的治疗不仅要消除抑郁症状，还要考虑处理导致抑郁复发的更为深层次的心理机制的原因。心理咨询师相信，一旦导致抑郁的深层次原因得到恰当处理，就能在更大程度上预防抑郁症的复发。

抑郁障碍的咨询目标，首先，要减轻或者去除抑郁症状本身，让患者不再抑郁，恢复以前的社会生活和功能；其次，要处理带来抑郁的生活事件，培养或者提升患者解决问题的技能，以及隐藏在负面生活事件背后的功能失调性假设；最后，如果有可能或者患者愿意，还应当去修正导致抑郁症状的核心原因——负性核心信念，塑造健康人格的基石。

关于抑郁障碍的咨询目标，下面以三个阶段的形式来加以描述，实际的咨询过程当中应当先以第一个阶段和第二个阶段的咨询目标为主要任务。当第一个阶段的目标完成的时候，患者的抑郁症状其实已经有绝大部分被消除了。进行到第二个阶段时，引发患者抑郁的生活事件得到解决，患者将学会解决生活事件所需要的技能，隐藏受挫事件的功能失调性假设（即中间信念）将得以修正。一般而言，经过这两个阶段的咨询，整个心理咨询就可以考虑结束了。

如果患者有抑郁反复发作的历史，比较合理的做法是应当进行第三个阶段的咨询。让患者给自己更多的时间，从根本上消除抑郁发作的病因——负性核心信念。

第一阶段（自动思维阶段）咨询目标

总体目标：减轻和最终去除抑郁障碍的症状和体征。

具体目标：

（1）改善饮食、睡眠，恢复正常的饮食与睡眠规律；

（2）提升精力和体能，增强活力水平；

（3）消除自杀意念，确保安全；

（4）缓解抑郁心境并恢复至病前的功能水平；

（5）识别、接受并应对抑郁情绪；

（6）保持现实取向，修正与抑郁相关的认知歪曲；

（7）进行奖励性活动（生理活动、娱乐活动、人际交往等）；

（8）对积极行为进行自我奖励。

第二阶段（中间信念阶段）咨询目标

总体目标：能够应对生活事件的挑战，提升解决问题的技能，修正功能失调性假设。

具体目标：

（9）恢复角色（学习／工作／人际关系）功能；

（10）学习并掌握应对生活事件的技能（问题解决技能、决策技巧、沟通技能、社交技能、自信表达技能）；

（11）以安全的宣泄方式表达情感，自信地表达需要、欲望和期望，用冲突解决技巧来处理人际矛盾；

（12）修正适应不良假设，学会面对和解决的应对策略。

第三阶段（核心信念阶段）咨询目标

总体目标：修正无能／不可爱／无价值感的负性核心信念，树立面对生活的积极态度和行为倾向。

具体目标：

（13）对丧失（人或物）表现出适度的悲哀，表达与丧失相关的情感；

（14）接受损失，并在个人力量的基础上培养与建立积极的自尊；

（15）形成有关自我和世界的健康认知模式和信念。

结束咨询：

总体目标：减少复发／再发的风险，学习预防复发的技能。

上面所列这些目标为一般性的说明，咨询师在制定咨询目标时，需要根据患者的症状，选取上述目标中的某些条目作为目标。这些条目只是一般性、方向性的表述，没有具体的数量上的表达。如果有可能，咨询师可以在这些条目的基础上增加一些量化表述，让它变得更加具体、可量化，这也便于我们评价咨询目标是否实现。

需要特别指出的是，制定咨询目标的时候，一般情况下应当先把第一和第二阶段的目标告知来访者；两个阶段目标完成后，如果有必要，再来讨论第三个阶段的咨询目标。如果来访者不希望继续，就可以在两个阶段完成后结束咨询。不论何时结束咨询，我们都应当有一个最终目标，就是预防复发。

1.4.2 抑郁障碍的咨询计划

抑郁障碍的咨询计划以 2~4 次会谈为 1 个小节，咨询以小节为单元进行规划。一般的抑郁障碍咨询计划包括第 1 小节至第 4 小节和结束环节，共 5 个小节，大致需要 16 次左右的会谈，持续 3~4 个月的时间。如果咨询还需要进行到核心信念阶段，就需要开展第 5 与第 6 小节的会谈，一共需要进行 7 个小节的会谈，大致有 24 次左右，持续 6~8 个月的时间（见表 1-1 ）。

表 1-1　抑郁障碍咨询计划表

咨询进程	主题	主要任务
第 1 小节 （2~3 次）	评估诊断 心理教育	症状评估，功能损害评估，自杀风险评估；制定咨询目标，解释治疗原理，抑郁症的 CBT 教育；识别消极行为和积极行为，日常活动监控
第 2 小节 （3~4 次）	行为激活 自动思维	活动安排（个人卫生、着装打扮、饮食、睡眠、运动、娱乐、社会交往）、分级任务，奖励计划，自我 / 他人奖励；应对抑郁情绪 / 思维反刍；监控自动思维与情绪，识别认知歪曲类型，挑战自动思维，评价自动思维（思维记录表）
第 3 小节 （2~3 次）	生活技能 中间信念	活动安排、分级任务、奖励计划；问题解决技能、沟通技能、社交技能、自信技能、自我奖励技能等；识别与评价自动思维，识别与挑战中间信念，中间信念心理教育，中间信念行为实验

咨询进程	主题	主要任务
第4小节 （3~4次）	生活技能 中间信念	问题解决技能、沟通技能、社交技能、自信技能、情绪表达技能、自我奖励技能等；学习面对问题和解决问题，修正补偿策略，形成新信念和行为方式
第5小节 （2~3次）	生活技能 核心信念	问题解决技能、沟通技能、社交技能、自信技能、情绪表达技能、自我奖励技能等；回顾童年经历，探究父母对童年自我的影响，个人成长经历与情感表达；识别并提出核心信念和补偿策略；核心信念的心理教育
第6小节 （3~4次）	核心信念 人格重塑	接纳并认可不完美的童年、父母和现在的自己；提出并巩固新的正性核心信念，并在更多的生活领域实践，发展出积极的认知态度和行为倾向；处理负性的童年经历，与童年的父母和解，并改善与当下父母的关系
第7小节 （2次）	结束咨询 预防复发	回顾咨询历程，回顾以往的自动思维，评估有效干预技术；检查既往抑郁发作情境，有效应对发作方法；学习自己布置行为激活作业，自己设定讨论议程

需要说明的是，上述咨询计划会谈次数并不是一个确定的数，它会受到来访者抑郁障碍的严重程度、求助动机、接受程度和改变程度等因素的影响，咨询次数会有所不同。这个计划主要说明了抑郁障碍的咨询进程。

1.4.3　抑郁患者的选择：生物学治疗还是心理治疗

没有一种方法能100%治愈抑郁障碍，认知行为疗法和生物学治疗一样，都无法治愈所有抑郁障碍。经过研究发现，若患者存在如下情况，选择生物学治疗（药物或电休克治疗）是明智的。

（1）如果某类药物对患者家庭中的某个有血缘关系的人有效，患者本人使用该药物而产生效果的可能性也就比较大。

（2）药物治疗可以增强治疗动机，提升精力、食欲、注意力，特别是针对那些严重的抑郁症患者，药物治疗是更合理的选择，特别是在疾病的发作期更是如此。

（3）药物治疗和心理治疗的效果都不明显的患者，或者严重的抑郁症患者，可以考虑电休克治疗，这种疗法快速起效。尽管接受电休克治疗的患者有报告自己会出现令人困扰的记忆损害，但是随着时间推移，这种记忆损害会逐渐减轻或消失。在抗抑郁药物维持治疗无效的情况下，维持性的或间歇性的电休克治疗有助于保持治疗效果。有证据表明电休克治疗对顽固性抑郁症有效果，该手段在严重的、威胁生命的、顽固性抑郁症的治疗中可以作为一种选择措施。

（4）对于慢性抑郁症患者，有证据显示药物治疗和认知行为疗法结合应用可以提高痊愈率。

对于现有的药物治疗和电休克治疗，心理治疗特别是认知行为疗法在治疗抑郁障碍方面存在独特优势，如果有如下情形，选择心理治疗特别是认知行为疗法是合理的。

★ **抑郁发作存在明显的生活事件诱因。**许多患者的抑郁发作是由于生活事件引发的，例如，恋爱失败、离婚、丧偶、失业、考试失败、罹患疾病等。这些事件诱发个体的负面认知信念，使其产生抑郁情绪体验和行为。这种存在生活事件诱因的抑郁障碍，应用认知行为疗法就比较合适。这是因为，心理治疗（包括认知行为疗法）主要干预的是患者对于所遭遇事件的认知和行为，进而影响情绪和相应的生理反应，达到治愈抑郁障碍的目的。如果患者的抑郁发作并没有明显的生活事件方面的诱因，应用心理治疗的效果可能就会差一些，选择药物治疗就更合适一些。也存在一种可能，即患者的抑郁发作是由一连串的微小的负性生活事件所致，如果是这样，也可以选择认知行为疗法。

★ **预防抑郁障碍的复发。**心理治疗和药物治疗相比，一个突出的优势就是在预防复发方面，药物治疗的患者复发率较高，而心理治疗的患者复发率较低，究其原因是，药物治疗主要干预的是抑郁情绪的生理基础，并没有处理引发抑郁的生活事件来源，即使通过药物治疗而痊愈，但未来日子里如果再次遭遇负性的生活事件，患者的抑郁障碍还可能复发。此外，药物治疗预防复发的手段主要是继续通过用药来实现，由于抗抑郁药物所带来的副作用往往使得患者不愿意坚持用药，停药也给抑郁复发带来了风险。

相比起来，认知行为疗法主要是通过修正患者的认知信念及改变行为方式来治愈抑郁障碍的。未来日子如果患者再次遭遇负性的生活事件，他就可以应用学到的认知方式和行为方式来有效应对，就可以避免抑郁的再次发作，即使抑郁发作，患者也可以应用这些技能或方法去应对自己的抑郁障碍。简单来说，认知行为疗法给患者一种应对抑郁障碍的技能和方法，既可以避免抑郁复发，也可以在抑郁复发后进行有效应对。对于抑郁患者而言，即使选择药物治疗，也可以在康复期选择认知行为疗法，用来应对抑郁障碍的复发或者减少抑郁复发的可能性。

★ **联合治疗**。对于一些慢性的或顽固性的抑郁障碍。也就是说，对于那些通过长期药物治疗，症状只能有些好转或者改善的患者来说，在药物治疗的基础上配合心理治疗就是一个合理的选择。同时应用两种方式干预抑郁，能够增强抑郁治疗的效果。药物治疗和心理治疗起着相互促进的作用。这中间的机制或原理可以在情绪三因素模型（见图 1-1）中找到答案。

1.5　抑郁障碍的咨询技术

从上面的咨询计划表格中，你可以看到抑郁障碍咨询需要用到许多咨询技术，表 1-1 中的许多技术都是各种病症通用的。这里仅介绍抑郁障碍咨询中的几个主要技术，它们是认知行为疗法处理抑郁障碍的重要技术方法。

1.5.1　行为激活技术

行为激活是亚伦·贝克提出的认知行为疗法的一部分，行为激活原本是作为一种独立的疗法提出来的。这种疗法的基本思想是大部分抑郁发作诱因都可以归为正强化的不足，当抑郁发作时，患者活力下降，回避、迟钝等常见症状随之出现，这会使正强化水平降低，所以行为激活的目标在于提高患者对正强化活动的参与，打断抑郁症状造成的恶性循环。有研究显示，行为激活在抑郁治疗中效果非常好，在减轻重度抑郁症状和预防两年内复发方面，发挥着非常重要的核心作用。

识别消极行为与积极行为

行为激活就是用积极行为来替代消极行为。因此，行为激活的前提就是要发现患者目前所使用的消极行为，然后寻找积极行为来替代。

（1）识别消极行为

我们可以使用活动图表（见表1-2）来监控患者最近一周的具体活动，并邀请患者评估每个时段活动的愉悦感和掌控感。消极行为指那些愉悦感分值或者掌控感分值低的行为或活动。通过各项活动的愉悦感和掌控感的分值，我们就可以了解到，患者目前主要的消极行为有哪些，各种消极行为的数量和持续时间是多少等信息。

（2）识别积极行为

同样，我们也可以通过活动图表来了解患者的积极行为。积极行为指那些在活动图表中愉悦感分值或掌控感分值较高的那些活动或行为。尽管患者的抑郁导致患者普遍存在的是消极行为（愉悦感分值低的行为），但也不乏积极行为（愉悦感分值较高的行为）。

除此之外，咨询师也可以邀请患者从事那些过去给自己带来更多愉悦感和掌控感的一些行为，尽管它并不在目前的活动图表中，有些过去想过却未曾尝试的行为都可以试着去做，看看这些行为能否为自己带来快乐和良好的体验。

行为激活的几条原则

在讨论行为激活的时候，大家在实战中要遵循几个原则。

★ **行为激活的起步需要从小的改变开始，积累众多的小改变会形成一个巨大的改变。**由于抑郁心境会使患者对巨大的改变感到无能为力，也不容易从中体会到成功，也就无法带来愉悦感和掌控感。为了让患者体验到成功，让患者做出小的改变就显得非常重要。因为小的改变可以让患者取得成功，同时使其迈出改变的步伐，俗话说万事开头难，只要我们能够成功迈出第一步，后续的改变就容易发生。

★ **即使是小改变，患者也需要付出努力。**对我们正常人来讲，小改变是轻而易举的事情，但对于抑郁症患者，小改变并非一件容易的事情。咨询师对此要有充分的预估，我们需要理解患者做出小改变过程中的努力，同时也要督促患者通过意志努力来做出这样的改变。一旦患者能够从小改变中体会到成功的感觉，那么整个行为激活就被顺利启动。

★ **改变不是一夜之间的事情，行为激活需要一段时间。**患者（以及缺乏经验的咨询师）往往有一种急切的心情，想迅速达成目标——行为激活和抑郁症状的好转实际上是一个需要时间的过程。心理咨询治疗抑郁是以月为单位计算的。实战过程中，咨询师与患者对改变的过程要有耐心，不然欲速则不达，反而会妨碍行为激活的成功。

★ **社会支持很重要。**在患者康复的过程中，来自家人、朋友的社会支持起着很重要的促进作用。家人朋友的社会支持，主要体现在以下几个方面。

- 理解患者，而不是抱怨和指责患者。患者很多的行为、心理方面的表现，并不是其所愿，而是由疾病造成的，家人和朋友对此需要报以更多的理解和宽容。
- 陪伴患者。由于抑郁患者往往会出现社交退缩行动，不愿与人打交道和互动，因此来自家人和朋友的陪伴就非常必要。家人朋友可与患者一起娱乐、运动、聊天等。
- 鼓励患者。让患者按照活动图表实施行为激活任务。制定一个活动图表是容易的，但要迈出这一步有些难。除了患者需要自身意志努力以外，来自周围人的鼓励和督促也是必要的。家人和朋友如果能够提醒患者，鼓励他，或者说相信他能做到，这些都可以激发患者去完成活动图表中的行为激活任务。
- 表扬患者。一旦患者完成行为激活的任务，来自家人和朋友的表扬就非常必要了。这可以增强患者的愉悦感和掌控感，激发他对行为激活的信心和兴趣。家人和朋友要做到这一点，就需要学习看到患者的进步，而不是差距！当我们把患者目前的表现与他最糟糕的状况相比的时候，我们就能看到进步；如果把他目前的表现和期望的水平相比，我们看到的其实就是差距。作为家人和朋友，应当学习看到他的进步，把你看到的进步反馈给他，肯定他，这就能增强患者的信心和愉悦感。

行为激活的安排

上面我们谈了如何识别消极行为和积极行为，并且讨论了行为激活的基本原则，我们再介绍一下安排行为激活过程中需要注意的具体事项。

（1）将更多积极行为安排到活动图表中

前面我们已经提到了行为激活的基本思路，就是用积极行为来替代消极行为，并把积极行为安排在活动图表中。在这个过程中，咨询师需要与患者讨论把哪些积极行为安排在活动图表中，将这些活动安排到哪个特定时段去完成，同时需要说明活动的数量化指标，依据数量化指标患者就能知道自己是否完成任务。一旦患者实施活动图表上的任务，他还应当对完成任务的愉悦感和掌控感进行评定。

- 积极行为的选择。一方面，咨询师可以帮助患者选择上周活动图表包含的那些愉悦感分值和掌控感分值较高的项目，并且将其列入本周的活动图表；另一方面，咨询师也可以从快乐事件清单中选取一些患者愿意去尝试的项目。

  在这个活动选择方面，有两点需要注意：其一，患者的意愿，如果患者不愿意去从事某项活动，咨询师就不应当勉强，患者要去完成某项活动至少要有 50% 以上的意愿；其二，行为激活的顺序，行为激活一般遵循从个人的生理生活，到娱乐运动，再到社交，最后到学习／工作方面的顺序进行，我们应当先安排生理生活、娱乐活动方面的行为激活。

- 确定时间段。由于患者行为动力比较弱，如果只规定行为激活项目而没有安排特定时段，患者往往无法完成行为激活任务。在讨论行为激活任务的同时，应当把相应的任务安排到具体时间段中。咨询师可以根据患者往日的生活作息习惯，把积极的行为激活任务安排到特定的时间段中。在这个过程中，咨询师与患者进行讨论协商，考虑行为激活任务完成的可行性。

确定时间段安排的时候有三点要注意：其一，只讨论一天的安排，后面天数的活动安排由患者依据前一天活动的执行情况自行安排。由于生活中存在一些偶然变化性的因素，如果咨询师一次安排一周的计划，就会出现计划不可执行的情况。其二，活动图表一般以 1 小时为单位。只需要列出这 1 小时里需要完成的事情，不用精确到分钟。其三，如果患者抑郁情况比较严重，应该安排较少的行为激活任务和更多的休闲时间，避免任务过量造成挫折感而影响下一步的激活计划。

- 激活任务的数量指标。对于行为激活的任务，如果有可能，对行为任务尽量有数量上的表述。这些数量描述从两个层面来说明：其一，具体行为的发生次数，每周（或每天）做几次；其二，每次任务的持续时间 / 活动强度等。例如，对于散步任务，我们需要规定总次数，每周 8 次或每天 2 次；还需要规定每次的活动量，每次 30 分钟，或散步 2 公里等具体指标。
- 评定愉悦感和掌控感。和过去完成活动图表一样，在实施行为激活的过程中，患者依然要对各时段的愉悦感和掌控感进行评定。这些评定的结果可以作为重要的信息来源和行为激活效果的反馈指标。

下面我们用一段咨询对话来说明行为激活的具体做法。

患者：我发现自己看电视的时间太长了，每天都超过 6 小时。

咨询师：你能想到有什么样的活动可以替代看电视的时间吗？

患者：我想不到有什么替代活动。

咨询师：你想过做一些户外活动吗？

患者：什么样的户外活动？

咨询师：比如，去户外散步、跑步、与他人一起打球或去公园与人聊天等。

患者：也许可以下楼散步，或者去公园走走。

咨询师：你愿意下周试着去做做吗？

患者：我试试看吧。

咨询师：我们可以把原来看电视的一部分时间用来安排户外活动。你看，将户外散步安排在什么时间合适呢？

患者：下午5点以后吧。

咨询师：我们安排到下午5点至6点这个时段，如何？

患者：好的。

咨询师：你觉得还能安排一项去公园与人聊天的活动吗？

患者：可以安排。

咨询师：安排在什么时间段合适呢？

患者：上午11点吧。

咨询师：我们安排在11点至12点，如何？

患者：可以。

咨询师：我们确定了两项活动——下楼散步和去公园与人聊天，用来替代原来看电视的时间。接下来，我们讨论一下具体活动时间方面的内容，你觉得下楼散步20分钟以上，有问题吗？

患者：应该没问题。

咨询师：那好，我们将每次下楼散步的时间确定为20分钟以上。每次你下楼后，尽量待够20分钟以上再回家。你愿意试试看吗？

患者：愿意。

咨询师：去公园与人聊天，你觉得多长时间合适呢？

患者：还是20分钟吧。

咨询师：可以，我们先确定为20分钟，以后可以逐步延长。

患者：嗯。

咨询师：我们讨论了下楼散步和去公园与人聊天两项活动，也为每项活动分别确定了20分钟以上的标准。从事积极的活动能够让你心情变好，精力状态得以改善。我们已经确定上午去公园与人聊天，下午下楼散步。如果你有时间的话，可以增加这两项活动的次数。

患者：嗯。

咨询师：你把活动的实际执行情况写在活动图表中，并在活动图表中填写每天从事这两项活动时的愉悦感和掌控感。

患者：明白了。

（2）处理妨碍积极行为替代过程中的自动思维

当我们要求患者行为激活的时候，患者往往会有一些自动思维妨碍他去做这样的事情，例如，"自己没有精力""这样做不会好起来""即使做到，自己也不会感到愉快"，等等。对此，咨询师可以采取认知矫正的技术来处理，消除行为激活的认知障碍。

行为激活的顺序

行为激活就是要让患者恢复到抑郁前各方面的活动水平。患者功能丧失的先后顺序大致如下：首先，学习／工作功能损害，往往表现为不能学习／工作，或者学习／工作能力和效率严重下降；其次，人际交往功能损害，往往表现为不与人交往或者不太与人交往，把自己封闭起来；再次，娱乐运动功能损害，往往表现为不再从事娱乐活动，也不太从事运动，不太从事过去一些自己感兴趣的活动；最后，生理生活方面的损害，在饮食、睡眠、性等方面，其影响将越发严重。这表现在睡眠过多／过少，饮食过多／过少，性欲的降低，还有不注重清洁卫生、个人穿着打扮与个人形象等方面。

行为激活基本上是逆序进行的。我们通常是从生理／生活开始做起，然后是娱乐／运动，再然后是人际交往，最后是学习／工作方面。

（1）生理／生活激活

我们首先要关注的内容是改善患者的饮食、睡眠等生活习惯，让饮食和睡眠变得尽量规律。我们可以采取逐步接近的方式，时间方面可以逐步接近约定的时间，饮食量和睡眠量方面逐步增加和减少。其次，我们要改变患者的个人生活卫生习惯和个人形象。让患者的清洁卫生行为（洗漱、洗澡、洗自己的衣物、清洁自己的房间、整理卧室等）更多一些，接近甚至一定程度上超过正常人的标准；让患者注重个人形象，穿着的衣服光鲜亮丽一些，更换着装更勤一些，理发、美容、化妆等行为更勤一些，让自己看起来更喜欢自己一些。

（2）娱乐与运动激活

在患者的生理／生活行为激活的同时，或者有一定改变时，我们要邀请患者进行娱乐与运动。娱乐指那些能够让自己感到开心的各种各样的活动，如听音乐、打扑克、做手工等活动；运动通常指各类体育活动，常见的如散步、跑步、体操、打拳、打球，以及健身馆内的各种器械活动等。

我们在这里要特别强调，运动对于抑郁康复的积极影响。如果患者对于运动不太感兴趣，咨询师需要对他进行心理教育。下面是一些可以参考的内容。

运动有镇静作用，而且可以改善情绪，让患者在日常活动中安排一些锻炼身体的活动是非常有用的。锻炼身体带来生理方面的好处，包括以下各项。

● 缓解肌肉的紧张；

● 释放被压抑的心情；

● 增加血液和大脑的含氧量，提高警觉性，使注意力更容易集中；

● 刺激产生内啡肽，增加人的幸福感和快乐心情；

● 消耗体内应激性化学物质如肾上腺素和皮质醇等；

● 改善循环，促进消化调节；

● 降低胆固醇水平及血压。

运动也会带来心理方面的好处，包括以下各项。

● 增加健康感；

● 减少对物质的依赖；

● 减少睡眠问题；

● 改进注意力和记忆力；

● 减轻抑郁的症状；

● 更好地控制焦虑情绪；

● 提升自尊感。

大多数人在抑郁的时候很难进行身体锻炼，因此为了帮助患者开始锻炼，下面有一些提示非常有必要：①使运动成为日常生活中规律及固定的部分；②安排固定的时间锻炼；③如果情绪低落，尽可能做一些简单的运动；④每天进行不同种类的活动；⑤加入一个运动团体，或者和朋友一起锻炼；⑥做运动时鼓励与奖励自己；⑦如果错过一两天的锻炼，不要难过；⑧设置一些现实的短期的或长期的锻炼目标。

（3）人际交往与互动激活

当患者愿意走出去与别人交往的时候，就代表了他本人有走出抑郁的意愿。走出去与别人交往，让别人了解他自身的状况，可以获得相当的社会支持，也有利于抑郁症状的好转。特别重要的是，与人交往是我们很多人愉快的源泉，当你与别人聊天的时候，一起做各种活动的时候，你往往会感到愉快和开心。因此，尽早建议患者与周围的人进行人际交往，是缓解抑郁的一个聪明的办法。

人际互动的行为激活可以从最亲密的人际圈子开始，然后逐步拓展到各种社交场合。首先，改善或增加与家人、朋友的互动；其次，在各种活动中增加人际交往，例如，在娱乐活动中邀请他人参加或加入他人的活动，在体育活动中邀请他人或加入他人的组织；再次，进一步融入社会活动中，特别是公众场合中的人际互动，例如，购物消费活动、公益活动，等等；最后，增加学习或工作方面的人际互动。

（4）学习/工作激活

在前面的行为激活有相当程度的改善的时候，咨询师可以要求患者逐步恢复他在学习或者工作方面的功能水平。这个激活过程往往是从比较少的学习/工作行为量的增加开始的，随着治疗的进展，患者逐渐增加他的学习量和工作量。这种量的增加是渐进的。

比较常见的做法是约定每个时段的学习量/工作量，或者约定每次学习/工作的时间长度，并约定每天学习多少个时段/次数。通过时段的延长和次数的增加来逐步达到与恢复正常学习/工作的水平和功能。

1.5.2 活动图表

活动图表是什么

活动图表是用来规划每日活动内容并且评定活动所带来的愉悦感和掌控感的工具性表格。在抑郁障碍咨询过程中，活动图表常常被用来规划抑郁患者每日的活动，通过活动图表患者可以安排积极的活动来替代原有的消极活动，评估所从事活动的愉悦感和掌控感，这样的信息可以帮助咨询师和患者了解活动所带来的改变。

活动图表（表1-2）是由天（列）和小时（行）构成的一个二维表。活动图表的基本用途是填写该时段个体所从事的主要活动内容，并要填写进行活动后的愉悦感和掌控感。

所谓愉悦感是指从事该项活动所带来的愉快程度。这也就是要求个体对活动所带来的情绪愉悦程度进行评估，我们通常用0~10分的情绪标尺来评估愉悦程度，0分表示没有愉悦体验，10分表示最极度的愉悦感受，0~10分间的分数表示不同程度的愉悦体验，数字越大愉悦程度越强。

所谓掌控感就是指患者对从事这项活动是否有把握及对这项活动的把握程度，换言之，就是从事这项活动的困难程度或者容易程度。在实际工作中，我们也常用0~10分来评估掌控感（或者容易度）。10分表示具有完全掌控感，也就是此项活动非常容易，很轻松地就能完成，就像探囊取物那样轻松容易，0分表示个体对此项活动无能为力，个体一点办法都没有，就像蚍蜉撼树那样没有改变或进展。换句话说，0分表示此项活动最困难，10分表示此项活动最容易。掌控感的评分越趋近于0分，就表示执行此项活动越困难，越趋近于10分，就表示执行此项活动越容易越轻松。

活动图表安排与回顾

当咨询师与患者讨论行为激活的时候，就需要明确的积极行为，并把这些积极行为安排在具体时间段，还需要评估所从事活动的效果（即所有的愉悦感和掌控感），这些安排需要通过活动图表来实现。

表 1-2 活动图表

姓名：　　　　　　　　　起止日期：

时段						
7:00 以前						
7:00-8:00						
8:00-9:00						
9:00-10:00						
10:00-11:00						
11:00-12:00						
12:00-13:00						
13:00-14:00						
14:00-15:00						
15:00-16:00						
16:00-17:00						
17:00-18:00						
18:00-19:00						
19:00-20:00						
20:00-21:00						
21:00-22:00						
22:00-23:00						
23:00 以后						

在安排活动图表的过程中，咨询师和患者通常会讨论次日一整天（24小时）的活动安排。对于未来一周时间内其他日子的活动安排，如果每天活动没有什么客观变化，患者可以简单地重复原定的活动安排，如果后续日子有特殊情况（如有其他安排），患者可以在前日活动计划的基础上适当调整。

总体来说，虽然咨询师与患者讨论的是一日活动，这种做法为患者安排后续活动提供了参考。不仅如此，患者通过对后续日子的规划，尝试学习安排自己的时间，学习用积极行为来替代原有的消极行为。

前面我们在讨论行为激活原则的时候，说明了行为激活的起步需要从小改变开始。因此，在讨论行为激活也就是积极行为替代消极行为的时候，需要从小改变开始，逐步推进，不能急躁，不要一次性安排太多的行为项目。

具体操作上，咨询师与患者可以在原来的生活作息的基础上做出适当的调整，在每日活动中做出1~3项活动调整，咨询师和患者只需要用积极行为去替代原来的消极行为，这样就能做出一天的规划。

患者在执行了一周活动图表后再次来到咨询室，咨询师和患者需要一起回顾活动图表的完成情况。从活动图表中我们可以得到很多信息，咨询师需要对活动图表的情况进行分析。分析活动图表的时候，需要注意以下几点。

★ **患者一周的整体情绪如何。** 咨询师可以统计每日或每周的情绪指数（愉悦感）的总和，并将此结果与上周（或更早）的情绪指数总和进行比较，就可以了解到本周情绪的改善情况。这个指数要比抑郁评定量表直观一些。

★ **了解活动与情绪之间的关联。** 通过分析活动图表，咨询师和患者比较容易发现，有些活动的愉悦感得分高，有些活动的愉悦感得分低。根据这个信息，咨询师和患者可以在未来一周中安排更多的愉悦感分值高的活动，尽量少安排或者不安排那些愉悦感分值低的活动。

★ **活动与情绪之间的不协调之处。** 分析愉悦感分值高的活动时，你可能会发现尽管这些活动的愉悦感分值普遍较高，但在某些具体时间得分却比较低。这是为什么呢？主要原因是当时的自动思维产生了消极影响所致。因此，咨询师有必要与患者回到当时的情景中，识别患者的自动思维，并处理这个自动思维。如果有必要，这个话题可以列入议程来讨论。

★ **生活作息是否规律。** 在抑郁康复过程中，规律的作息是必要的。咨询师需要和患者一起回顾每日的睡眠和进餐时间是否规律？是否接近正常？如果存在睡眠时间、起床时间、用餐时间等偏离平常的情况，咨询师就需要与患者进行讨论。

★ **活动安排中是否存在逃避。** 咨询师需要用心去发现，患者的活动图表中是否存在逃避的现象。有回避现象的患者，往往会做一些自己过去习惯的，让自己情绪低落的消极行为，如卧床等。他们也会采取拖延策略，即回避行为激活项目中那些难度比较高（即掌控感低）的项目，而用难度低（即掌控感高）的项目填充活动图表。

换个角度看，如果患者把自我表扬清单中的项目，尽可能地安排在活动图表中，这就可以被视为一种积极的态度；如果患者较少把自我表扬清单的项目安排进活动图表中，或者仅仅安排个别的项目（并非全部项目），这就可被视为其对某些项目的逃避。

活动图表的用途

在抑郁障碍的咨询中，活动图表有三种不同的用途。

（1）讨论每日活动安排

活动图表的基本用途是用来安排每日活动的。在抑郁障碍的行为激活中，患者需要从事多项行为激活活动，并且需要事先把这些活动安排在特定的时段进行。如果用任务清单方式列出行为激活项目就不太直观，最好用日程表的方式来列出每个时段做什么样的事情，因此，活动图表就是安排行为激活项目最直观和最合适的方式。

通常情况下，咨询师与患者安排行为激活项目时，会使用活动图表，与患者讨论一天各个时段的活动安排，有些活动是患者的日常活动，有些活动是用来替代原来消极活动的积极活动。

把活动安排在各个特定的时段，可以帮助患者依据活动图表进行作息或从事各项活动，这样有利于患者进行行为激活。

在行为激活的前期，由于患者症状比较严重，精力不足，行为动力弱，不要安排太忙碌的日程。随着行为激活的进展，可以逐渐增加行为激活项目，直到患者的活动日程恢复到正常状态为止。

（2）评定自己所进行活动的愉悦感或掌控感

活动图表除了用来安排行为激活项目外，还可以用来监控患者的日常活动，并且评估各种活动的愉悦感或掌控感。在对患者进行行为激活之前，咨询师往往需要了解患者的日常活动是什么，每天的作息时间怎么样，每天都做了哪些活动，这些活动给患者带来的愉悦感或掌控感是怎样的程度。

了解这些信息的最简便的方法就是邀请患者填写活动图表。和讨论每日活动安排的活动图表使用不一样，咨询师只会要求患者填写实际上每日各个时段所从事的活动是什么，以及每项活动所带来的愉悦感和掌控感。

　　咨询师取得患者的活动图表后，就可以知晓患者每日的活动内容，患者从事的哪些活动会带来更多的愉悦感和掌控感，哪些活动会带来更少的愉悦感和掌控感。了解这些情况以后，咨询师就以此为基础安排行为激活项目，让患者更多地从事那些带来愉悦感和掌控感的项目，尽量少地从事那些愉悦感和掌控感低的项目。

（3）预测活动的掌控感和愉悦感

　　当患者怀疑行为激活或者从事积极行为能否有助于改善情绪时，咨询师可以用活动图表来检验患者的自动思维。患者从事某项或多项积极行为之前，咨询师可以让患者预测该项活动能带来的愉悦感或掌控感是多少（用0~10分的数字进行评估），并在活动图表上的相应行为旁边记下预测的分值。然后，患者实际从事该项活动。活动结束后患者要评价实际感受到的愉悦感和掌控感，并比较预测分值与实际分值的差异。

　　由于抑郁障碍患者存在消极预测未来的认知倾向，他们的预测分数往往是低于实际结果的。当患者一次次地发现自己预测的结果低于实际结果时，他们就会逐渐调整自己的认知，让自己的认知更加符合实际。这也就意味着患者的消极认知发生了改变，变得更加积极和正面了。

　　用活动图表预测活动掌控感和愉悦感的做法如下：①咨询师邀请患者从事一项或多项行为激活项目（如散步、与人聊天、读书10分钟）；②邀请患者估计从事这些活动给自己带来的愉悦感和掌控感（如散步的愉悦感为3分，掌控感为3分；与人聊天的愉悦感为4分，掌控感为5分；读书10分钟，愉悦感为1分，掌控感为3分）；③把这些活动安排到日程表中去（具体做法与"讨论每日活动安排"一样）；④在该项目（即散步、读书、与人聊天）的相应时段旁边记录下预测的愉悦感和掌控感分值；⑤给患者另一张空白活动图表，这个图表用来填写各个时段实际从事的活动，以及活动实际带来的愉悦感和掌控感分值；⑥每天结束后，患者比较预测的分值与实际分值的差异，并继续预测次日从事这些积极行为的愉悦感和掌控感，然后在用于预测的活动图表上（第一张活动图表）填写预测分值；⑦患者在次日继续行为激活试验，看看这些活动后实际体验到的愉悦感和掌控感是多少，活动后再次比较预测值与实际值的差异。

如此这般，患者每天都要预测次日从事该项活动的愉悦感和掌控感，然后在次日具体从事该项活动并评估实际从事该项活动的愉悦感和掌控感。通过预测值与实际结果的比较，患者发现自己存在低估的倾向，并且在不断地预测中调整自己的预测值，并最终做到预测值与实际值接近。

1.5.3　自我表扬清单

自我表扬对抑郁患者的重要性

抑郁障碍往往是由于患者无能的核心信念（或不可爱的核心信念）被激活而产生的。亚伦·贝克认为抑郁障碍存在关于自我、世界和未来的三个方面的负面认知，抑郁患者关于自我的认知是负面的、消极的，具体表现为患者的自我否定和自我批评。

应对患者的自我否定和自我批评时，自我表扬就是非常必要的，也是至关重要的。自我表扬与自我否定和自我批评是针锋相对的，它是克服自我批评和自我否定的利器。只有当患者学会自我肯定和自我表扬，抑郁障碍的核心症状（歪曲的认知）才能得到消除，抑郁障碍才能最终得到治愈。

可见，在抑郁障碍的咨询过程中，患者需要学会表扬自己，学会肯定自己。自我表扬清单就是一种帮助患者学会表扬自己和肯定自己的工具。自我表扬清单是个体履行清单上的行为并达到要求标准后就表扬自己的一种咨询干预方法。

表扬清单的设计

患者要学会自我表扬，就要学会把自己的现状与最糟糕的状况（或者与过去）相比，而不是与自我的理想状态（或期望的水平）相比，这实际上是评估零点技术的应用。当患者的行为与过去相比有进步的时候，就可以表扬自己。

自我表扬清单实际上是可以得到表扬的行为及其标准的列表，如图1-3所示。

自我表扬清单（3月4日）
·上午 10:00 起床
·学习 10 分钟
·与人微信聊天

图1-3 自我表扬清单（示例）

上面这个自我表扬清单是3月4日确定的，在这个表扬清单中有三个项目，一个是关于起床时间的规定，一个是关于学习及其时间长度的规定，还有一个是关于人际互动和形式（微信）的规定。

表扬清单的设计包括两个内容，一是列入表扬清单的项目，二是每个项目的量化标准。什么项目可列入表扬清单呢？在上面的表扬清单中，我们可以看到这位患者的行为激活项目是起床、学习和人际互动。其他未列入行为激活的项目或者已经完成的行为激活项目不在自我表扬的清单之中。

自我表扬清单的重点不在于它是行为激活项目，最重要的地方是患者需要把行为激活的项目做到何种程度才能得到表扬，也就是说，自我表扬清单不仅要说明行为激活的项目，还要对行为进行量化。例如，上面有两个项目就有数量要求，起床必须在10:00以前才能得到表扬，学习必须在10分钟以上才能得到表扬，达不到这个数量标准就不能得到表扬。

自我表扬清单对行为程度的要求是如何规定的呢？行为程度要求主要依据进步原则来确定。患者需要表现出和过去相比有进步或改善才能得到表扬，至于需要改善到何种程度才能得到表扬，则需要视具体情况而定。按照行为矫正的原理，个体需要得到表扬（即强化），行为习惯才可能被养成，因此，我们制定的标准不能太高，以至于个体得不到表扬。

上面这个患者过去是上午11:00才起床，他的目标状态是早上7:30起床。在这种情况下，只要患者的起床时间比11:00更早就意味着改善，经过与患者商量，患者觉得自己做到上午10:00起床并没有问题，因此确定了"上午10:00起床"的表扬标准，尽管这个标准没有达到自己所期望的早上

7:30 起床，但它毕竟与过去相比有了进步。

另外，这位患者几乎不看书，每次看书时间不超过 10 分钟，一天最多 2~3 次，而目标状态是需要每天坚持学习 10 小时，每次学习时间在 45 分钟。经过双方讨论，患者愿意把每次的学习时间定在 10 分钟以上，如果做到 10 分钟以上就可以得到表扬，如果做不到就不能得到表扬。虽然 10 分钟的时间不多，没有达到自己预期的每次 45 分钟的标准，但毕竟和过去相比是有进步的。

至于第三个项目"与人微信聊天"的设定原因，是患者几乎不与家人之外的人联系，患者愿意恢复与他人进行交往的行为，目前他同意迈出人际交往的第一步，就是与他人进行网络形式的人际互动，也就是进行微信文字聊天。这里并没有具体约定与他人微信聊天的数量，只要聊天就行，不论长短。

设计自我表扬清单的行为标准的时候，需要特别注意：成功的体验最重要。咨询师或患者可能会急于求成，倾向于把进步幅度定得比较高，结果患者可能无法完成，从而得不到表扬，也容易产生挫折感，加重抑郁体验。故此设计行为标准的时候，幅度尽量小一些，让患者体验到成功的感受非常重要。

我们在确定自我表扬清单后，患者就需要在每日活动中尽量安排这些活动，并争取达到表扬清单上的数量要求。例如，根据上面这份自我表扬清单，患者需要尽量让自己上午 10:00 以前起床，过去他可能会在 10:00 前醒来但并不会立即起床，而是躺在床上，直到要吃午饭了，才在 11:00 左右起床，现在他要尽量在 10:00 以前起来。再者，他每天都要尽可能多地安排学习活动，并尽量让自己的学习时间在 10 分钟以上。与人微信聊天也是这样，患者应尽量执行与人微信聊天的活动，如有可能可以多安排几次这样的活动。

如果患者一旦从事表扬清单上的行为并且达到数量上的要求，患者就可以表扬自己。也就是说，患者能够做到在上午 10:00 以前起床，就可以表扬自己；每次做到学习 10 分钟以上，就可以表扬自己；每次与人微信聊天以后，就表扬自己。

如果从事了表扬清单上的行为，但并没有达到数量标准，就不能表扬自己。例如，患者 10:20 起床，虽然起床时间提前，但没有达到表扬清单所约定的 10:00 起床，这就不能表扬自己。又例如，虽然自己看书学习，但学习时间不到 10 分钟（如只有 5 分钟），也不能表扬自己。

履行表扬清单上的行为并达到相应标准后，患者该如何表扬自己呢？最简单的方式就是口头称赞自己，如"我真棒，我做到了"。患者也可以在完成表扬清单项目的旁边标注表扬的符号，如五角星图标、心形图标、竖大拇指图标和其他自创的图标等。当患者一周得到表扬的次数达到预定标准的时候，患者可以对自己进行物质激励，如购买自己喜欢的东西，奖励自己喜欢的食物等。

自我表扬清单的回顾与更新

每周会谈，咨询师都需要和来访者一起回顾自我表扬清单项目的完成情况。了解每个项目安排了多少次，然后又完成了多少次？根据回顾的结果，确定下一周自我表扬清单上的项目是否需要更新。

如果患者对某个项目的完成情况很理想，就可以对这个项目提高标准，设定新的阶段目标，如果已经达到预期的目标，该项目就可以从自我表扬清单中去除，咨询师可以适当增加新的自我表扬清单项目。

如果患者某个项目完成情况很一般，有时能达到表扬清单的标准，有时达不到清单的标准。这样的话，自我表扬清单的行为项目和标准就可以维持不变，继续在下周执行原有的自我表扬清单。

如果患者的某个项目完成得很糟糕或者说患者所进行的行为项目几乎没有达到表扬清单上所要求的标准，这种情况下咨询师和患者就需要考虑是否降低标准，直到患者能得到表扬为止。

我们以上面自我表扬清单的项目为例说明，假如来访者实施一周自我表扬清单后，结果发现早上起床时间只有 1 次在上午 10:00 以前，其余 6 次都在上午 10:00 以后。执行早上起床的项目时大多没有达到表扬清单的要求，咨询师就需要考虑适当降低标准。回顾这 7 次实际起床的时间，发现多数起床时间在 10:40 之前。因此，可以考虑把 10:00 起床时间调整为 10:40

之前起床。

在学习时间方面，患者一共进行了 23 次学习，学习时间超过 10 分钟以上的次数有 15 次，不到 10 分钟的次数只有 8 次。从学习时间这个方面来看，有 2/3 达到表扬清单的标准，约有 1/3 未能达到，我们可以考虑继续维持这样的标准，下周还是以学习时间 10 分钟为标准。

患者在与人聊天方面，一共进行了 12 次微信聊天会谈。会谈中患者感觉不错。咨询师和患者商量并取得一致同意，把微信聊天的标准进行提升，把与人聊天的时间做一些更高的要求，对照上周实际聊天的时长，确定将"与人微信聊天 15 分钟以上"作为下周的自我表扬清单的标准。

经过这样的讨论，患者下周的自我表扬清单就被更新了，如图 1-4 所示。

自我表扬清单（3 月 11 日）
· 上午 10:40 起床
· 学习 10 分钟
· 与人微信聊天 15 分钟以上

图 1-4　自我表扬清单（示例 2）

行为激活、活动图表与自我表扬清单的关系

行为激活、活动图表和自我表扬清单三者之间存在内在联系。行为激活是抑郁障碍治疗的核心思想和治疗原理，也就是说，从认知行为疗法的角度看，只有通过用积极行为替代消极行为的行为激活方法，患者才能逐渐好转起来。虽然行为激活是治愈抑郁障碍的技术方法，但它的实施还是需要活动图表和自我表扬清单来加以落实的。

从具体操作层面来看，咨询师和患者应当先确定行为激活项目，也就是患者需要采取的积极行为是什么。其次，为这些行为激活项目制定行为标准，患者在达到这些行为标准以后，就可以获得自我表扬（和来自他人的表扬），这样一来，行为激活项目就化身为自我表扬清单了。可见，自我表扬清单实际上是对行为激活项目的具体化和数量化。最后，制定完自我表扬清单，咨询师和患者就需要把自我表扬清单上的项目安排在活动图表

中，在每日的具体生活中去实施。患者应当尽量安排自我表扬清单上的积极行为项目，并争取达到自我表扬清单上所要求的数量标准。一旦患者达到自我表扬清单上的标准，患者就可以对自己进行表扬。如此看来，活动图表实际上是对自我表扬清单上项目的落实方式。

1.5.4 认知矫正技术

前面我们介绍了抑郁障碍治疗中三个行为改变方面的技术——行为激活、活动图表和自我表扬清单，抑郁障碍的治疗中也会涉及认知改变方面技术的应用，尽管这些认知技术的应用并没有特殊性，也就是处理抑郁障碍的认知技术与处理其他心理问题的认知技术在本质上并没有什么不同。在这里，我们还是要简单介绍一下，针对抑郁障碍，认知矫正技术在什么情况下应用，以及如何应用，帮助大家正确使用认知技术来协助行为激活技术完成抑郁障碍的治疗工作。

什么时候应用认知技术

应用认知行为疗法治疗抑郁障碍时以行为激活为主要干预原理和核心技术，认知改变技术虽然不是抑郁障碍治疗必需的，但在治疗中常常是必要的。实际工作中，我们也发现配合使用认知改变技术有利于行为激活技术推进和咨询取得进展，可以更好地提高抑郁障碍咨询治疗的效果。

咨询师在什么时候使用认知改变技术呢？咨询师主要围绕行为激活使用认知改变技术，对于咨询师而言，往往不会和患者讨论其执行消极行为时的自动思维，例如，咨询师不会和患者讨论其卧床、独处、看电视、抱怨时的自动思维。咨询师通常会与患者讨论行为激活时，也就是需要从事积极行为时的自动思维。例如，咨询师邀请患者每天下楼去散步，但患者并不情愿去做时，咨询师会询问患者面对这个行为激活作业（下楼散步）时其自动思维的内容。咨询师与患者讨论行为激活时的自动思维，目的是消除或减少自动思维对行为激活的阻力。如果咨询师能够处理妨碍行为激活的自动思维，行为激活也就能顺利开展。

从这里我们也可以看到，当咨询师与患者商定行为激活项目，而患者又自觉自愿去完成的时候，就不用讨论自动思维了，但这种情况比较少见。在行为激活过程中，我们总会遇到患者的自动思维妨碍行为激活的情况，在抑郁障碍的咨询治疗中认知技术的应用就是不可避免的了。

如何应用认知技术

当患者不愿意完成行为激活作业的时候，咨询师可以应用认知技术来处理这种阻抗。面对这种情况，咨询师先要做的就是概念化，也就是了解患者面对这个行为激活作业时的自动思维和情绪体验。

一般而言，抑郁患者面对行为激活作业时的自动思维可能有两种类型。一是"做不到"，患者往往会认为自己无法完成家庭作业的要求，这实际上是患者自我否定认知观念的具体化。二是认为"行为激活不会有用""不会让自己感到高兴""不会让自己好起来"，当然这样的想法实际上也是患者负性认知（对未来悲观）的具体体现。

完成概念化后，咨询师可以帮助患者把这样的自动思维看成需要检验的假设，需要患者通过一定的行为实践来证明这个想法是否正确。例如，我们前面提到患者不太情愿接受咨询师下楼散步的建议。咨询师询问患者下楼散步有什么问题时，患者回应说自己做不到。咨询师就和患者商量把"自己无法下楼散步"这个想法看成需要检验的假设，并和患者商量用什么方法来检验这个想法是否正确。

经过讨论，咨询师和患者确定每天上午和下午各安排一次（共12次）下楼散步，然后看看自己最终是否能够下楼并散步。经过一周的实验，患者发现在12次的规划中，自己最终成功下楼散步了10次。行为实验的结果说明了患者对于自己无法下楼散步的看法是有问题的，是不正确的。患者在具体实践结果的基础上形成了"多数情况下是可以下楼散步"的替代思维。

在这里我们可以看到，患者对于行为激活项目持有阻碍思维的时候，就很可能不会去实施行为激活项目。这时我们把行为激活项目当成行为实验，通过实验来检验自动思维是否正确，这样一来，我们不仅通过实践结果纠正了患者的自动思维，也成功地让患者实施了行为激活项目。

在抑郁障碍的行为激活中，除了讨论某个具体的行为激活项目的自动思维，并纠正影响行为激活项目的自动思维外，认知行为咨询师常常通过活动图表的形式来纠正患者普遍存在的自我否定、消极预测未来、"世界是悲观的"认知倾向性。

具体做法就是要求患者预测其从事活动图表所安排的活动时所体验到的愉悦感和掌控感。由于患者存有负性认知，他们往往会显著低估自己进行活动时的愉悦感和掌控感。患者做出预测后，要实际从事这样的活动，并且在活动结束后再次评估这些活动给其带来的愉悦感和掌控感。通过实际评估的结果与预测结果相比，他们会发现自己低估了愉悦感和掌控感，在不断地预测与实际结果的比较中，他们会逐渐提高自己对即将进行活动的预测值，逐渐变得与实际结果大致相当。

一旦患者对即将从事活动的预测值与实际值相当，就说明患者的负性认知得到了显著改善，他们对自我和未来的认知变得更加合乎实际和正面了。

有了这样的认知基础，患者的抑郁情绪会更少，行为激活就更容易进行了。

第**2**章
广泛性焦虑障碍

2.1 焦虑情绪与广泛性焦虑障碍的表现与诊断

2.1.1 焦虑情绪

焦虑是一种常见的情绪体验。当我们面对某个不确定的结果的时候，常常就会体验到焦虑的情绪。例如，当我们即将参加考试，自己不能确定考试能否顺利或者成功的时候，就会焦虑。当你大学毕业即将找工作，不能确定能否顺利找到工作的时候，你也会体验到焦虑。当你托人帮忙办事，别人也答应为你帮忙，但还需要等待一些日子才能有结果的时候，你也会体验到焦虑。

在上面这些情形中，你不能确定最终结果是否如你所愿的发生（或不发生），在这种不确定性中你感到担忧和忐忑，或者忧心出现不利的结果，这就是焦虑情绪。对于考试，你当然希望考试顺利，自己能够得高分和通过考试，但也存在考试不顺利发挥不好的可能；大学毕业找工作时，你当然希望能够非常顺利地找到薪水高和发展前景好的工作，但你也有可能找不到工作或者找不到理想的工作；求人办事时，别人有可能顺利帮你办妥，但也有可能无法办妥。在这些不能确定最终结果和存在多种可能性的情形中，你常常会体验到焦虑情绪，"不确定"是第一个特征。

除了不确定性外，焦虑情绪还有第二个特征，那就是"失控"。也就是说，不确定性事情的结果并不在你的掌握之中。如果事情在掌握之中，你就不会体验到焦虑情绪了。例如，如果你知道自己已经准备好，参加此次考试定能考好，你就不会焦虑了，而是充满信心。对于找工作，如果你能确定自己非常优秀，企业非常需要你这样的人才，自己肯定能够找到理想工作，当然就不会焦虑了。焦虑只存在于一个人对于结果无法掌握，而结果又存在好和坏多种可能性的时候。

对于考试焦虑而言，当学生觉得自己考试有可能成功，也有可能失败，对此并无把握时才会出现。对于就业焦虑而言，毕业生觉得自己可能会找到理想工作，也可能会找不到理想工作，对此并无把握时才会出现。

焦虑是现代社会的普遍现象。这是因为在现代社会中有许多事情都存在不确定性，而你对这样的事情并没有掌控感，事情的结果并不在掌控之中。例如，就孩子安全而言，孩子去学校上学和放学回家，你就可能会担心孩子是否遭遇车祸，因为孩子要经过交通繁忙和交通秩序混乱的街道。经过这样的地方时，孩子就有可能遭遇车祸，而你对孩子独自上学是否会遭遇车祸并无把握，你就会担心孩子的安全。当然如果你亲自或者安排其他成年人送孩子上下学，你就会放心得多。除了遭遇车祸问题，还有孩子是否会遭遇被人贩子拐卖、食用不健康的食品、居住在污染的环境、饮用不健康的水源，等等。这些风险不一定发生，也不一定不发生，家长常常会为孩子的安全体验到焦虑情绪。

对于成年人，焦虑不仅可能来自于孩子的安全或健康，还可能来自于孩子的学习成绩。除了孩子，其他方面的问题也可能会引发焦虑，例如，职场中的工作业绩、职场中的人际关系、家庭中的夫妻关系、自己和其他家庭成员的关系、自己和其他家庭成员的身体健康，等等。

前面给大家介绍了焦虑情绪的两个特征"不确定"和"失控"，那么焦虑情绪的具体表现是什么呢？按照情绪三因素模型（见图1-1）的观点，焦虑情绪也可以从认知、生理和行为三个方面来加以描述。

★ 从认知方面看，"不确定"和"失控"是个体对引发焦虑事件或情形的认知，也就是说，个体认为自己担心的结果可能会出现，也可能不会出现，但自己对这个结果并无掌控力，不能决定自己期望的结果发生，也不能阻止自己担忧的结果发生。个体对事情结果的认知常常被描述为"担心"或"害怕"发生什么结果等，例如，考试焦虑的学生，可能将焦虑表示为"担忧期末考试考不好"，大学毕业生将焦虑表示为"害怕找不到理想工作"。有已婚人士表示对婚姻没有安全感，其实这表达的也是一种焦虑，这是一种对婚姻的焦虑，他们担心自己的婚姻是否还能继续下去。

★ **从生理方面来看**，焦虑的生理反应表现为交感神经系统兴奋，例如，心率加快、心慌、心悸、呼吸困难、口干、咽部不适、手心出汗、多汗、尿频、尿急等。

★ **从行为表现看**，焦虑有两个方面的行为表现，一是焦虑情绪体验时的行为表现，当个体体验到焦虑情绪时，容易出现不能静坐、反复徘徊、无目的活动增多的情况；二是焦虑情绪驱使的行为，这些行为指向降低焦虑情绪。例如，有考试焦虑的学生，往往会增加学习时间，希望这么做能使自己通过考试（但焦虑情绪的存在，往往使效果不理想），有就业焦虑的学生，往往会增加投递简历和面试机会的行为，希望这么做能使自己找到工作。

2.1.2 焦虑的两种类型

人人都会体验到焦虑，有些焦虑是我们多数人都会体验的，是正常的焦虑，但有些焦虑却是有心理疾病的人才会体验到的。我们可以根据焦虑内容的现实性把焦虑区分为现实性焦虑和病理性焦虑两种。

（1）现实性焦虑

现实性焦虑是一种现实生活实际可能存在不确定性结果的焦虑。这样的焦虑有其现实性基础，个体所担心的内容有可能成为现实。许多人都可能因为担心出现糟糕的结果而体验到焦虑，例如，我们前面提到的考试焦虑、就业焦虑等都属于现实性焦虑。

在考试焦虑中，考生担心自己考试失败，这的确是有可能成为现实的，考生的确可能失败；在就业焦虑中，毕业生担心自己找不到理想的工作，这也的确是有可能的。

对于现实性焦虑，除了担心内容有可能成为现实以外，个体所采取的行为是否具备有效性也是判断是否是现实性焦虑的标准。如果是现实性焦虑，个体可以采取某些有效性措施，能够增加积极结果实现的可能性，降低消极结果的可能性。例如，对于考试焦虑，学生可以通过更多、更为有效的复习增加自己考试成功的可能性，对于就业焦虑，毕业生可以通过学习面试技巧，寻求他人推荐等措施增加自己找到工作和理想工作的可能性。虽然，有着现实性焦虑的个体可能会采取积极的行为来增加实现理想结果的可能性，但个体所采取的行为实际上并没有增加期望结果的可能性。

（2）病理性焦虑

病理性焦虑的内容往往缺乏现实性基础，也就是说，焦虑的内容往往不会成为现实，患者的焦虑并非来自于外部焦虑事件的可能威胁或者危险，而是来自于内心的、深层次的心理原因。当然，罹患病理性焦虑的患者往往并不知晓其焦虑的深层原因，不能明白其焦虑的内容的确切来源。

有社交焦虑的患者，他们常常会对社交场合（与人互动和公众演讲）感到焦虑，他们担心他人会看出他们的焦虑（脸红、紧张、声音发抖等），并且进一步看扁自己，故此体验到焦虑情绪并回避社交活动。社交焦虑患者所担心的事并不是真的，是一种错误的认知，并不符合事实。实际情况是，有人会看出患者的焦虑，这些人不会看扁患者，他们可能会认为患者比较内向或者社交经验不足等。

有强迫洗涤行为的患者会担心自己碰到的东西有细菌或者存在病毒，并认为接触到这些细菌或者病毒，自己或家人就会染上疾病。他们以为细菌很顽固，简单地清洗并不能将它们彻底排除，他们会反复多次洗涤。事实上，这样的想法也并不是真实的，大多数人都只是进行简单洗涤，并没有反复洗涤，也依然能够保持健康水平。

在精神疾病诊断中，当病理性焦虑达到一定程度后就可以被诊断为焦虑障碍。具体来说，像广泛性焦虑、惊恐发作、社交焦虑、健康焦虑、各种恐惧症、各种强迫症都属于病理性焦虑。

2.1.3　广泛性焦虑障碍

我们先看一个广泛性焦虑的案例。

阿芬，39 岁，有一个 6 岁的女儿，目前在一家商贸公司担任部门经理。最近一年多来她担心自己在工作上无法集中精力。因为精力不济方面的原因，她在工作中犯过许多"灾难性"错误。她的主管建议她去医院检查。她去医院做了一个检查，发现自己没有注意力和记忆力方面的生理病变。

为了应对工作上的压力并确保工作效率，减少工作中可能的错误，她每天都会在大家上班前到办公室，提前做好当天的任务计划，因为她要确保自己工作中的每一步都是正确的。她在工作过程中经常感到焦虑，当她感到焦虑的时候往往不能摆脱焦虑，无法让自己集中精力。如果做事情的时候上司在她旁边，她会更加焦虑和担心，并认为上司会评价她的工作表现不好。

阿芬说，自己有 75% 的清醒时间会处于焦虑和担心中，除了担心自己的工作表现，她还担心其他一些问题，例如，担心孩子的健康幸福，以及她和男朋友的关系。在担心孩子方面，当孩子在邻居家玩，而她在一两个小时内没有听到孩子的声音时，她就会开始担心孩子是否受伤，甚至是否被拐卖了。此外，她还担心各种各样的小事情，约会时她会担心自己是否迟到等。

阿芬在做决定的时候总是犹豫不决，以至于她总是回避做决定，她常常会在最后一刻做出决定，而事后又会对这样的决定感到后悔，认为若思考时间充裕一些，自己才能做出明智的决定。

从上面阿芬的案例中，我们可以看到广泛性焦虑和其他的焦虑障碍有明显的区别，那就是广泛性焦虑患者的焦虑情绪体验往往由多种情形（或事情）引发。个案阿芬除了因为工作感到焦虑外，她还会因为孩子的健康安全、与男朋友的关系而感到焦虑，也常常因为一些小事情如约会这类事情而感到焦虑。

其他类型的焦虑障碍常常是某种特定类别的情境或对象所引发的。例如，社交焦虑障碍是由社交情境或场合引发的焦虑障碍，健康焦虑障碍则是对身体健康变化的担忧而引发的焦虑障碍，惊恐发作则是对心率、胸闷、呼吸等反应而引发的担心死亡的焦虑障碍。

当然众多情境引发焦虑并不是判断个体是否有广泛性焦虑障碍的唯一标准。正常人也会因为各种事情或情境体验到焦虑情绪，但这并不意味着人就会患上广泛性焦虑障碍。从普通人的焦虑情绪发展到广泛性焦虑障碍，还需要满足病程、严重程度、社会功能损害等方面的标准。

美国精神病学会发布的《精神障碍诊断与统计手册》（第5版）[1]对广泛性焦虑障碍有以下诊断方面的要求。

- **病程标准**：至少持续6个月以上的时间，这些持续焦虑由诸多事件或活动引起。如果个体仅仅因为某个事情（如考试、就业、健康）引发焦虑，或者焦虑持续时间不到6个月，就不符合这条标准。

- **严重程度标准**：需要达到个体难以控制的程度，即个体无法控制自己的焦虑（通常表现为担心），如果个体可以通过转移注意力等方面加以控制，这种情况也不符合这条标准。

- **症状标准**：患者的担心或焦虑应当有如下6种具体表现中的3种以上，坐立不安或感到激动或紧张、容易疲倦、注意力难以集中或头脑一片空白、易被激怒、肌肉紧张、睡眠障碍。如果仅有个别症状表现，个体也就不符合这条标准。

- **社会功能损害标准**：这种焦虑、担心或躯体症状会引起临床意义上的痛苦，或导致社交、职业及其他重要功能方面的损害。

- **排除标准**：需要排除由于其他原因引发的焦虑，如某种物质（如滥用药物等）的生理效应，或其他躯体疾病（如甲状腺功能亢进）。此外，

---

① 美国精神病学会.精神障碍诊断与统计手册［M］.张道龙，等，译.北京：北京大学出版社，2014：106-107.

> 还要排除其他精神障碍诊断的解释，也就是在精神疾病诊断中本诊断
> 是最合适的诊断了，如果更适宜做出其他精神疾病诊断的话，就不能
> 将患者诊断为广泛性焦虑障碍。

我们用阿芬的案例来解释上述诊断标准。

① 从病程上看阿芬的焦虑（至少因为工作的焦虑）已经有 2 年多，达到持续 6 个月以上的标准；

② 严重程度标准，文中已经明确提到"当她感到焦虑的时候往往不能摆脱焦虑"；

③ 症状标准方面，个案存在注意力难以集中、坐立不安两个症状，没有涉及其他方面症状如是否存在睡眠障碍、容易疲倦、肌肉紧张等症状；

④ 社会功能损害标准，有 75% 的清醒时间处于焦虑和担心中，非常痛苦；

⑤ 焦虑也给她的工作带来了"灾难性"影响，工作效率下降，工作时间增加，领导在旁时无法集中精力做事，以及难以做出决定而造成消极后果等。综合上述标准考察结果，我们可以诊断阿芬存在广泛性焦虑障碍（在这里就不讨论鉴别诊断方面的内容了）。

鉴于精神疾病存在共病的情况，被诊断为广泛性焦虑的患者同时也存在患有其他疾病的可能性，例如，社交焦虑障碍、恐惧症、抑郁症和人格障碍等问题。故此，我们不能因为患者有广泛性焦虑障碍就排除其他精神疾病障碍，也不能因为有着其他的精神障碍的诊断就否定广泛性焦虑障碍的诊断。

有研究发现，有 90% 的广泛性焦虑障碍患者也会终身患有另一种精神疾病，大约有 50% 的患者符合人格障碍的诊断标准，也就是说，约一半的患者可能也患有人格障碍，比较常见的是回避型人格障碍和依赖型人格障碍。

2.2 广泛性焦虑障碍的 CBT 解释

2.2.1 焦虑情绪与行为模式的习得

（1）焦虑情绪与行为的积极意义

从生物进化的观点看，焦虑或者担忧有着积极的意义。焦虑在个体面对危险的时候起着保护作用，它使得个体在面对危险时能够采取适当的行为来保护自己。例如，猿人进入陌生丛林时会感到警惕，担心丛林里不可知的危险，这样的担心会使得他采取一定的防范措施来保护自己免受可能的伤害。如果只是短暂处于丛林中，猿人只需要提高警觉，做好防范措施，一旦走出丛林，进入熟悉的安全区，就可以把一颗悬着心的放下来，放松警惕，回到正常的情绪状态了。但如果猿人需要长时间地待在丛林中，他就会长时间地处于警惕状态，以便防范可能存在的危险，他会处于担忧状态。这样的担忧状态会让他做出相应的准备，防止可能突然出现的危险。正是因为猿人的焦虑或警惕，使得他能够在面对危险情境的时候，做出必要的准备和恰当的应对，这就增强了猿人活下来的机会。而那些不能在危险时刻做到警惕和焦虑的个体，往往就不能做出相应的准备措施，在危险中也许就没法活下来了。达尔文的"物竞天择、适者生存"的生物进化观点在这里得到了体现，那些有必要焦虑感的个体经过生物进化而得到生存，而那些缺乏必要焦虑感的个体则消失在进化过程中。

（2）焦虑情绪与行为模式的习得与泛化

在面临可能存在的危险时，个体体验到焦虑情绪，焦虑情绪会促使个体采取必要的行为来降低危险，实际上没有发生危险。这样的结果就非常容易让个体认为自己之所以能够幸存下来，就是因为自己的焦虑及其相应的行为。针对可能的负性生活事件，广泛性焦虑障碍患者会通过提高警觉性和采取回避行为来加以应对，正是这样的应对方式使得焦虑得以维持。故此，他们可能在面对其他类似情形的时候，更可能应用焦虑情绪所激发的行为模式——体验到焦虑，并采取某些行为来加以应对。

在面对可能存在的现实危险时，个体产生焦虑情绪并采取相应的行为是正常的，也是必要的。但广泛性焦虑障碍患者的焦虑来源则不止于此，他们往往还会对并不实际存在的危险情境产生焦虑情绪。这也就是说，广泛性焦虑患者往往把现实危险情形中的焦虑模式扩展到了并不必要产生焦虑情绪与行为的情境中。这样一来，那些没有或者很少有实际危险的情境，也能引发患者的焦虑情绪并激活相应的行为反应。焦虑个体为其所关注的事件的负性和灾难性结果而感到担忧与困扰，于是试图努力通过逃跑或回避（可能压制负性结果意象出现在头脑中）来阻止这些结果的发生。患者选择性地关注那些有可能出现困难或危险的事情，一旦搜索到某个可能的危险事情，就会想办法去避免它。例如，个体开始担忧自己将面临财政困难，他会检查所有自己付不出账单的可能迹象，试图弄明白这些问题是怎么发生的，以及怎么避免财政困难或解决这个困难。

由于患者放大了生活中的危险，便会常常体验到焦虑情绪，为了应对这些焦虑情绪就采取了相应的行为。这样的情绪和行为给患者带来了痛苦的情绪体验，并且给其学习工作、人际交往、生活等方面造成了功能损害。

2.2.2 焦虑情绪与行为的中介因素

（1）广泛性焦虑障碍患者的认知特点

广泛性焦虑障碍的核心是认知担忧，也就是说，个体之所以对某些情境感到焦虑是因为担心其情境可能带来的危险、威胁或不利的后果。基于这样的担忧认知，个体体验到焦虑情绪，并在焦虑情绪的驱使下产生回避行为或其他预防性行为。

相关研究者总结了广泛性焦虑患者的认知特点，并发现：① 患者往往认为担忧是有积极作用的，担忧能够保护自己；② 患者不能停止自己的担忧，自己的担忧是失控的；③ 患者倾向于扩大事情的风险，他们往往会过高估计负性事件发生的可能和危险性事件的代价，还倾向于把模棱两可的事件解释得更危险；④ 患者倾向于低估自己，对于自己能否应对可能的危险信心不足，倾向于认为自己不能应对这些风险；⑤ 对确定性和掌控感有着强烈的需求，他们希望一切事情都能确定好或坏，安全或危险，不能忍受不确定性，那些可能发生也可能不发生的事情让他们难以忍受。他们希望能够掌控生活中的一切，这样才会让他们感到安全，他们甚至希望能够完全控制自己的想法。

（2）广泛性焦虑患者的深层认知原因

从认知行为疗法的观点看，在正常人不会感到焦虑情绪，也不用采取焦虑行为的情境中，广泛性焦虑障碍患者却会应用焦虑情绪与行为模式，是因为他们认为这些情境是危险的，他们担忧这种情境可能会带来灾难结果。他们往往认为自己担心的事情没有发生，一方面是由于自己的担忧和预防行为，另一方面是因为自己"侥幸逃脱"，此次没有发生并不意味着未来不会发生，故此自己依然有担忧和焦虑的必要。

对于生活中正常人通常不会感到焦虑的情境，为什么有些人会感到焦虑呢？这里存在两种解释，一种是生物基础的解释，另一种是认知行为疗法的解释。

关于焦虑障碍的生物基础方面的解释，有心理学家认为某些个体比其他个体更容易感到焦虑，就是焦虑障碍的生物易感性存在个体差异。这就是说某些人天生比较容易焦虑，他们生下来就比其他人更容易焦虑，更为敏感。这个观点在心理测评中也有所表现，艾森克人格问题测试中神经质维度得分高的人容易焦虑。状态焦虑和特质焦虑的测试问卷主要测评的是短期性的焦虑情绪状态，而特质焦虑则测评了作为一种人格特质且具有个体差异的倾向。

从认知方面分析，我们发现患者的自动思维往往是受认知方式和深层信念（中间信念和核心信念）所决定的。患者一般会具有一些典型的认知歪曲方式，如下所示。

- **灾难化**：一些可怕的事情就要发生了。我就要失败了。
- **贴标签**：我是个失败者。我的老板是个暴君。
- **黑白思维**：我总是焦虑的。我从来就没有好过。
- **过度概括化**：我无法处理我的焦虑。我处理不了任何事情。

广泛性焦虑障碍患者的中间信念也有一些共同特点：①态度方面，他们往往会认为焦虑或担忧是危险的（或糟糕的、不好的）；②假设方面，他们往往会认为如果不能控制焦虑，自己就是失控的；如果能够控制焦虑，自己就会好；③规则方面，他们常常会认为自己必须控制焦虑，消除焦虑等。

广泛性焦虑障碍患者的核心信念与其他心理问题障碍患者的核心信念并没有什么不同（关于自我的负性核心信念有"无能的""不可爱的"和"坏的"），相同的负性核心信念之所以会表现为不同的心理疾病，主要是由不同的补偿策略和外部生活事件共同决定的。

2.3 广泛性焦虑障碍的治疗原理

认知行为疗法治疗焦虑障碍（包括广泛性焦虑障碍）的干预原理是基于 CBT 环路模型（见图 2-1）。认知行为疗法的环路模型说明，情境引发认知（即自动思维），认知导致个体产生某种情绪（如我们这里讨论的焦虑情绪），情绪驱使个体采取某种行为，而行为的后果（如问题得到解决、问题持续或者问题恶化等情形）又构成了新的情境，从而又产生了新的认知、情绪和行为等。在这个模型中，认知行为疗法认为认知是情绪和行为的直接原因，心理咨询师的目的就是要通过改变患者的歪曲认知，从而改善患者的负性情绪体验和不适当的行为反应，最终使得问题情境得到解决和控制。

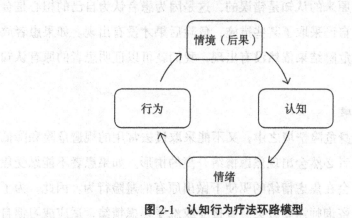

图 2-1 认知行为疗法环路模型

对焦虑障碍进行治疗时，心理咨询师的目标是要和患者一起证明认知（即自动思维）是不适当的，一旦患者放弃原来的歪曲认知，采取更有效、有用的认知（这样的认知就接近正常人的认知），患者的焦虑情绪和相应的问题行为也就得到了修正。

但是为了证明患者的认知是歪曲的，心理咨询师需要从三个方面处理。

（1）要面对情境

为了证明患者所面对的情境是不危险的，患者需要置身其中，并且通过置身其中才能发现这个情境并不危险（因为它担心的事情没有发生），有的患者认为这个情境是危险的，就回避进入这样的情境，患者对于情境是否危险的这个想法就得不到验证。因此，咨询师需要鼓励患者进入相应的情境中。让患者进入"危险"情境，实际上就是患者需要改变原有的回避行为方式，这意味着行为改变。认知行为咨询师把患者置身危险情境中，用以证明其所认为的危险并不实际存在的方法，被称为"暴露技术"。

（2）要改变行为

当患者感到危险或者充满担忧的时候，往往会采取某些行为来消除可能的危险或者降低焦虑情绪。阿芬为了减少工作中可能的错误，每天要提前到办公室做好计划；当孩子在邻居家玩耍的时候，担心孩子是否受伤甚至被拐，她常常时不时给邻居家打电话了解情况。为了证明患者的担心是错误的，患者就需要放弃原有的行为模式。如果患者不放弃原有的模式，我们就无法证明原来的认知是错误的，这是因为患者认为自己的担心是合理的，只是因为自己采取了某些措施，危险后果才没有出现。如果患者放弃原有措施，而危险结果依然没有出现，我们就可以证明患者的原有认知是不合理的了。

（3）应对焦虑

如果患者置身危险情境之中，又不能采取过去常用的规避危险和降低焦虑的措施，患者必然会出现焦虑情绪升高的情形。如果患者不能忍受焦虑情绪，就必然会在焦虑情绪的驱使下做出原有的避险行为。因此，为了实现前述目标，咨询师需要教会患者接受或忍受焦虑情绪，适应或习惯自己的焦虑情绪，让焦虑情绪自然下降而非采取某种措施下降。

患者暴露于情境中，忍受情绪和阻止原有行为时，我们就能证明患者的认知是否是合理的了。认知行为疗法的这个干预模式被称为暴露反应阻止（Exposure and Response Prevention，ERP）模型，这个模型经常被应用在强迫症的治疗中，实际上它也可以应用在各种病理性的焦虑障碍中。

2.4 广泛性焦虑障碍的咨询方案

2.4.1 广泛性焦虑障碍的咨询目标

广泛性焦虑障碍患者往往同时具有生理（或躯体）方面的症状和认知方面的症状，此外，广泛性焦虑患者存在人际关系方面的困难，以及在情绪表达和处理方面能力不足。因此，广泛性焦虑障碍的咨询目标应当包括如下这些方面的内容：

- 降低生理自动唤醒的总体水平（如坐立不安、肌肉紧张、睡眠紊乱）；
- 减轻对担忧的关注（如控制担忧的困难、不能集中注意力等），把担忧降低到一个合理水平；
- 降低焦虑情绪，把焦虑问卷测评分数降低到正常水平；
- 改善人际关系，减少回避行为，减少保证性寻求；
- 更好的情绪性安慰和更有效的情绪处理能力等。

我们对上述目标做一个简单说明：第一，广泛性焦虑障碍最典型的症状是焦虑情绪、生理唤醒和担忧认知，治愈患者的广泛性焦虑障碍的标准就意味着这三个方面需要达到正常人的水平，因此，通过心理咨询或治疗，患者的焦虑情绪水平需要回落到正常人的水平，这个方面可以通过持续的焦虑问题测评来加以评估；第二，患者的相应生理唤醒也需要回到正常人的水平，一旦患者的焦虑情绪缓解，患者焦虑情绪的种种运动性不安、易激惹、睡眠问题等会得到显著改善；第三，既然焦虑障碍得到解决，自然就需要显著降低患者的担忧认知，患者对那些不必感到焦虑和担忧的事情不再焦虑，对那些存在实际风险的情境有相应的焦虑，就像我们正常人一样。

考虑到焦虑障碍患者往往存在人际关系和情绪表达方面的问题，心理咨询师或咨询师可以在上述三个目标实现的情况下，征得患者的同意继续咨询，以解决仍存在的问题，减少焦虑障碍复发的可能性。在阿芬的案例中，她的焦虑有相当一部分来源于工作和孩子，如果她能够在咨询师的指导下习得相应的技能，就能减少其焦虑障碍复发的风险了。

2.4.2 广泛性焦虑障碍的咨询计划

焦虑障碍的咨询计划按照小节（每小节包含 2~4 次会谈）有序逐步展开，整个咨询的进展需要考虑患者症状的丰富程度和严重程度、患者的咨询动机和接受认可程度等因素灵活处理，一般而言，会谈顺序应当遵循如下安排。

第 1 小节：个案评估与适应治疗

个案评估：通过对患者进行访谈和问卷测评的方式，对患者的心理问题进行评估，以确认是否存在广泛性焦虑障碍。需要注意的是，心理咨询师一方面需要考虑心理测评问卷的结果，另一方面还要参考 DSM-5 或 ICD-11 等对广泛性焦虑障碍的诊断标准。评估中所涉及的心理问卷和访谈工具有许多，它们往往是一些格式化的问卷，如贝克焦虑问卷，状态 - 特质焦虑问卷、焦虑情绪检查清单、担忧问卷等。

考虑使用药物：评估完成后，如果确认患者罹患焦虑障碍，心理咨询师需要告知患者可以选择药物治疗。患者具有药物治疗选择的知情权，咨询师可以建议患者向精神科求助。

心理教育：咨询师在对患者进行认知行为疗法之前，应当告知患者有关广泛性焦虑障碍的相关知识，这些知识包括但不限于：广泛性焦虑障碍的表现和诊断方面的知识、广泛性焦虑障碍的病因（尤其是 CBT 对此的解释）知识、认知行为疗法干预广泛性焦虑障碍的原理、咨询目标和咨询计划等。

第 2 小节：焦虑控制和焦虑日志

本小节主要教患者一些减轻焦虑情绪和生理唤醒的技术方法，如放松练习和正念练习，并为焦虑情绪的认知干预奠定基础，要求患者填写"焦虑日志"，记录下引发焦虑的各种情境。

放松训练：当患者有生理性唤起的时候，焦虑的想法和感受就极有可能出现。

因此，让患者学习放松技术可以缓解焦虑症状。咨询师可以教授患者渐进式肌肉放松技术、呼吸放松技术等，让患者每天早晚各进行一次放松练习。

正念训练：心理咨询师也可以训练患者觉察和观察自己的内心想法和感受，达到不去试图对其进行控制和判断的状态，尝试放弃对担忧想法处理的冲动。被闯入性担忧所困扰的患者可以练习观察这个担忧，把担忧看作"仅仅是一个想法"，同时把注意力集中到冥想呼吸的气息上来。

焦虑日志：心理咨询师要求患者填写"焦虑日志"，也就是让患者在体验到焦虑情绪的时候，记录下焦虑情绪的强度（可以用0~10分的标尺评估焦虑情绪的强度），引发焦虑情绪的情境（或事件）。如果有可能患者还应当继续体验有焦虑情绪时自己在想什么（即认知或自动思维），观察自己采取了什么样的措施来应对。

第3小节：忍受焦虑和预言验证

本小节继续教授患者控制焦虑情绪的方法，如忍受焦虑和设置焦虑时间，初步进行认知挑战，让患者检验自己担心的内容是否发生或者得到验证。

设置焦虑时间：咨询师应该帮患者设置焦虑的时间，在这个固定时段内患者可以去焦虑，而在一天中的其他时间里焦虑应该被克制，或者被延迟。在其他时段里如果出现焦虑，患者只需要把焦虑的内容记下来，然后搁置在一边，在担忧时段内再思考焦虑的内容。

预言验证：咨询师可以要求患者在焦虑的时候写下担忧的具体内容，并通过实际结果来验证自己的预期是否正确，也可以同时让患者提供两个假设，一个是焦虑内容的假设，一个是相反的假设，最终看哪个假设被验证。另外，患者对负性自动思维的认知歪曲进行命名，可以进一步认识到自己的问题，例如，贴标签、灾难化、消极预测未来、黑白思维、低估正面证据等。

第4小节：区分两类焦虑和行为技能训练

本小节主要讨论焦虑所包含的两种类型的焦虑——建设性焦虑和非建设性焦虑，并且针对一些现实性焦虑问题，学习相应的行为技能。

区分两类焦虑：焦虑在某些情况下有其合理性，它可以促使患者采取有效行为，防范可能的危险或化险为夷。但是，焦虑在其他情况下就是不合理的，因为这样的焦虑或担忧并没有什么现实基础，这种情况下的焦虑就是不必要的，采取的行为也是无效的。我们通常把前一类焦虑称为建设性焦虑，后一类焦虑称为非建设性焦虑。广泛性焦虑障碍的咨询目标主要是降低患者对非建设性焦虑情境的焦虑水平并减少相应的无效行为。

行为技能训练：许多焦虑患者常常有人际关系问题及学习、工作等方面的问题，面对这些问题，他们缺乏相应的技能技巧，使得问题得不到很好的处理。心理咨询师帮助患者掌握一些处理人际关系的技能和问题解决的技能，对解决患者的焦虑是非常有帮助的。行为技能训练需要持续相当次数的会谈，本节之后依然可能会安排这样的行为技能训练。

第 5 小节：代价收益与暴露技术

本小节主要讨论那些非建设性焦虑的处理方法，激发患者改变非建设性焦虑的动机，并应用暴露技术来验证这样的焦虑为假，从而修正患者的不合理认知，用新的认知来替代。

代价收益：和患者讨论焦虑认知的利弊，即焦虑的好处和担忧的弊端，咨询师不应当笼统地讨论焦虑的利弊，应当讨论具体情境中焦虑的利弊，这样更容易得出结论，也更容易让患者改变对此情境的认知。一旦患者认知到在特定情境中担忧的认知弊大于利，就能激发患者改变担忧认知的动机。

暴露技术：按照焦虑程度从低到高的顺序进行暴露，某个情境暴露任务完成后再进行下一个情境的暴露任务。在暴露过程中，要求患者面对焦虑情境，忍受焦虑，不采取以往常用的预防措施，暴露的结果（担心的事情并没有发生）证明了患者的担忧认知是假的。需要注意：暴露技术并不能用在所有的焦虑情境中，一般只用在非建设性焦虑的情境中，因为这样的焦虑是没用的，行为是无效的；对于建设性焦虑是不能用暴露的，一旦暴露，焦虑结果真的可能成为现实。

第 6 小节至第 8 小节：认知信念挑战与纠正

患者的焦虑有着更为深层的原因，这些原因来自于中间信念和核心信念。在通过前面步骤处理患者的焦虑情绪后，可以随着咨询的进展，讨论患者的中间信念（如果必要的话，也可以继续讨论核心信念），对与焦虑相关的中间信念（态度、规则和假设）等内容进行修正。

2.5 广泛性焦虑障碍的咨询技术

用于治疗广泛性焦虑障碍的咨询技术包含许多通用的技术，如可能区域技术、代价收益技术、行为实验技术、问题解决技能、人际关系技能等。这里只介绍在焦虑症治疗中常用的、比较有特色的技术方法。

2.5.1 担忧预测与检验技术

担忧认知是广泛性焦虑障碍的典型的认知特点，患者对未来充满担忧，害怕在自己和家人身上发生一些不幸的事情，对我们正常人来讲，这些担忧是不必要的，是多余的。这是因为，这样的担忧它不会发生，即使它"万一"发生，我们对此也没有更好的应对办法，即使我们可以有办法去应对，但这样应对的代价太大。因此，在广泛性焦虑障碍的咨询治疗中，让患者认识到自己的担忧是多余的和不必要的，这就是非常核心的、基础的咨询目标。

为了让患者认识到自己的担心是多余的，不太可能发生。心理咨询师往往会要求患者在体验到焦虑情绪的时候，觉察自己的担忧认知，并把担忧认知转变为对事情结果的预测，通过实际结果来证实或证伪这个预测。当然，为了评估担忧预测和验证的干预效果，心理咨询师通常会要求患者对其担心内容的相信程度进行评估，并且在实际结果产生后再次评估（见表 2-1）。

表 2-1　担忧预测与验证表

日期时间	情境	担忧内容	相信程度	焦虑程度	实际结果	再次评估相信程度

填写这个表格时我们需要注意几点。

★ 患者需要学习当自己体验到焦虑情绪的时候，能够识别自己的担忧认知，并明确引发焦虑情绪的情境。这对于初次使用这个方法的患者而言，需要一个学习和熟练的过程。咨询师可以在咨询室通过情境再现、角色扮演等方式进行这方面的练习，让患者掌握这个技能。

★ **把担忧认知变成可预测的内容**。这是非常重要的环节，许多时候患者的担忧内容在得到实际结果后依然无法被证实或证伪。例如，当孩子去邻居家玩的时候，阿芬就会担心孩子在邻居家发生危险。在这里，阿芬的担忧认知"孩子在邻居家会发生危险"就是对孩子在邻居家玩耍时的预测，由于"危险"这个词的含义并不明晰，因此，咨询师需要让阿芬一一罗列她认为发生的危险具体指哪些。阿芬认为"危险"就是指孩子受到重伤需要送医院，或者是在路上及在邻居家中被拐走。这样一来，阿芬把孩子送到邻居家去玩耍，事后就可以通过检查孩子是否遭遇"危险"情形来验证她原来的预测了（见表 2-2）。

表 2-2　担忧预测与验证表（示例）

日期 时间	情境	担忧内容	相信程度	焦虑程度	实际结果	再次评估相信程度
4 月 6 日 19:05	孩子被送到邻居阿华家中玩耍	孩子发生危险，受伤并被送往医院，或者被拐走	100%	70%	孩子平安回来，没有受伤或被拐	70%

有些时候患者并没有做什么事情，头脑中同样也会出现一些消极负面的一般性担忧认知。例如，阿芬担心上司对她的评价不好而辞退她，有这样想法的时候阿芬并没有在工作，也没有即将开始工作。在这种情况下，若要把这样的担忧认知变成可以检验的预测，我们可以邀请患者设计一个具体情境，然后讨论在这种情境中，依据患者的担忧认知，会出现什么样的实际结果。

我们看咨询师与阿芬一起对"上司对自己评价不好，他会找机会辞退自己"的一般性担忧认知进行具体化的对话。

> 阿芬：我一个人闲下来的时候，就经常想上司对我的评价不好，会找机会辞退我。

咨询师：你有一个担忧认知"上司对你的评价不好，会找机会辞退你"，我们怎样来验证这个想法是否为真呢？我们能不能安排几个情境，就看在这些情境中你担心会发生什么样的结果？

阿芬：可以。

咨询师：你明后天有什么工作要做吗？

阿芬：最近我们正在和一家公司谈判，我们需要从对方那里进货。我作为公司的主要谈判代表，负责与对方沟通，从我们公司的角度讲，我们当然是希望进货的成本更低，结款时间更长些。

咨询师：如果我们以这个事情为例，你相信"上司对你的评价不好，会找机会辞退你"的话，你预期这个谈判工作做完后，上司会对你的工作做出什么反馈？

阿芬：上司会对我的谈判工作不满意，说我谈的价格太高，结款周期太短了，甚至换别人与对方谈判。

咨询师：你说得非常好，你提出了两个可以验证担忧认知的明确标准，其一，领导在言语上表述你谈的价格太高，结款周期太短，其二，领导采取更换谈判人选的行动。

阿芬微笑。

咨询师：我们可以拭目以待，看看这次谈判下来，领导的表现是否如你的预期。如果领导的确如你的预期，那么就说明你的想法是有道理的。如果不是这样，就说明你的想法缺乏依据。

阿芬：好的。

2.5.2 担忧认知证伪技术法

有时候咨询师可能会发现，患者的一些担忧认知无法被证实或者在近期内很难被证实，例如，"我可能会发疯""她瞧不上我"等。对于这样的想法，我们可以采取相反的策略，也就是让患者思考如果出现什么情形就可以说明其想法是错误的，这实际上是担忧认知的证伪策略。我们前面采取的是担忧认知的证实策略，也就是让患者预期糟糕的结果，事实上这样的糟糕结果往往不会发生，也就是没有得到证实，从而降低患者对担忧认知的相信程度。在这里，我们直接邀请患者讨论这个无法被证实的想法，把它变成可以证伪的想法，也能起到改变患者担忧认知的效果。

上面我们提到，阿芬认为"上司会找机会辞退自己"，这样的想法就比较难以被证实，除非她接到上司辞退她的通知。对于这类担忧认知，我们比较合适的做法是用证伪法，邀请来访者找出证据来否定这个想法。咨询师围绕这个问题与阿芬进行了对话。

咨询师：你刚才提到你担心"上司会找机会辞退你"，对于你这个预测，怎样才能证实呢？

阿芬：那就是某一天上司把我叫到办公室，告诉我要辞退我了。

咨询师：你预计这件事会发生在什么时间呢？

阿芬：这说不好，我也不知道是哪天，也许是明天，也许是未来的某一天。

咨询师：你说得对，这样的担忧不太容易被验证，那么我们可以换个角度来思考。我们过去讨论过先预测担忧的结果，然后看这样的结果是否真的发生，如果结果没有发生就说明担忧的认知没有得到支持，这种方法是证实法。现在我们换一个方法，即证伪法。我们预测一些事情，一旦这样的事情发生，就可以说明我们的想法是错误的。

阿芬：你的意思是让我想一些事情，如果发生这样的事情，就说明我的想法是错误的？

咨询师：是的，这也是检验一个想法是否正确的方法。科学哲学认为，一个无法被证伪的理论是没有意义的，那就是自说自话，不值得信。担忧认知也是一样，我们需要找到能够证明自己想法可能是错误的方法。

阿芬：明白了。

咨询师：我们这样想，如果发生一些什么样的事情，就可以说明上司不打算辞退你呢？

阿芬：上司让我负责重要的工作；在其他员工面前表扬我，要他们向我学习；给我加薪升职；主动和我说话，关心我的生活；给我奖励等。

咨询师：这些都是非常好的标准，在最近一段时间你可以关注在工作中你的上司是否会有这样的表现，你把它及时记录下来，并且评估你对原来想法的相信程度。你可以把这些放在担忧认知证伪表中（见表2-3），好吗？

阿芬：好的。

表2-3　担忧认知证伪表（示例）

担忧认知内容：上司会找机会辞退我
可证伪的具体表现：让我负责重要的工作；在其他员工面前表扬我，要他们向我学习；给我加薪升职；主动和我说话，关心我的生活；给我奖励；和领导一起吃饭

日期	可证伪的具体表现	对担忧认知的相信程度
5月9日上午	上司过来和我说话，询问我孩子的病好了吗	90%
5月9日下午	上司安排我与大客户谈判	80%
5月12日上午	上司主动邀请我和另外两个中层领导一起用餐	80%

2.5.3　从过去经验中学习技术

广泛性焦虑患者的担忧认知是长期存在的，他们当下的担忧认知在过去生活中已经出现过，过去生活的经验结果通常会否定患者的担忧认知。但是，患者会忽视这些反面证据，依然继续这样的担忧认知，在新的一天或者有类似情境时还这样担忧。基于这样的情况，心理咨询师一方面可以通过担忧预测和检验来证明患者的担忧是多余的，另一方面还可以让患者从过去的经验中学习。

心理咨询师可以和患者讨论这种担忧认知过去是否出现过，过去发生的结果是否验证了自己的担忧。通过这样的讨论，患者会意识到自己过去

曾经也同样担忧，但这样的担忧并没有被证实。有了过去经验的证据，修正担忧认知的相信程度就有了更多的证据，既有来自现在的（担忧预测与检验），也有来自过去的（过去担忧认知的验证），心理咨询进程就能更快些。

当然我们知道患者的担忧并非完全没有道理，患者担心的事情也还是有可能发生的。患者之所以对某些事情特别担忧，是因为他们认为自己没有能力应对这些消极后果和危险。如果患者发现，即使发生了这些消极后果，患者自己也能想办法解决这个问题。这会让患者意识到自己是有能力的，这样有助于减少患者的担忧，并增强其对自己个人能力的认识。

阿芬经常有一些小担忧，例如，经常会担心自己约会是否会迟到。对于这样的担忧，心理咨询师希望阿芬能够从过去经验中学习，于是与她讨论起她过去约会的经验。

咨询师：每当你需要和人约会的时候，你说自己都会担心约会迟到，是这样吗？

阿芬：是的，我只要和别人约时间见面，就会担心自己到时会因为各种原因迟到。

咨询师：如果你真的迟到的话，你担心会有什么后果呢？

阿芬：别人会觉得我不礼貌，就没办法保持关系，大家就会变得疏远。

咨询师：关于和他人约会，你有两点担心，一是担心自己会迟到，二是担心迟到会让关系变得疏远。

阿芬：是的。

咨询师：我们先评定一下你对这个担心的相信程度？

阿芬：90%。

咨询师：好的。我们可以从最近一段时间你和别人约会的实际结果来看你的预测是否得到了验证，检验你的担心是否合理。关于预测验证这个话题，我们一会儿再讨论。我们先依据你过去的经验来看看你的担忧是否得到了验证。

阿芬：怎么做呢？

咨询师：我们先找到一些过去你与人约会的事件，我们来看看约会之前你是怎么样的，实际约会的时候又发生了什么，然后看看你过去的预测是否正确。

阿芬：哦。

咨询师：你最近有过与人约会的事吗？

阿芬：有啊。

咨询师：先回忆一个约会事件吧？

阿芬：上周三我和一个外地来的老同学约会来着。

咨询师：先说说约会的情况吧。

阿芬：我们约的地点是她所住的酒店附近的一家餐厅，我们约的时间是下午6:30，我是6:10到的，我到的时候她还没有来。

咨询师：你在和她约会前，你有担心自己会约会迟到吗？

阿芬：有的，我担心和她见面会迟到。

咨询师：事实上你并没有迟到，这说明你的预测被验证还是没有呀？

阿芬：我的担心没有成为现实。

咨询师：通过这件事，你发现自己的担忧并没有被验证。类似这样的事情多吗？你事前担忧自己会迟到，但事实上你并没有迟到？

阿芬：这样的事情多，实际上我和别人约会时很少迟到。

咨询师：考虑到过去有这么多的事实与你的担心相反，那么你对于约会迟到和为此影响关系的认知，现在的相信程度还有多少呢？

阿芬：65%左右。

咨询师：好的。我们接着讨论，你是如何做到约会不迟到的呢？

阿芬：我一般会根据距离和交通状态计算自己需要多长时间到达约定地点，然后算出一些富余时间，所以我经常会提前到达。

咨询师：你觉得这个办法怎么样？

阿芬：这个办法是有效的，这样做使我很少迟到。

咨询师：看起来你找到了一个避免约会迟到的方法。

阿芬微笑。

咨询师：那过去你有没有约会迟到的情况呢？

阿芬：有的。

咨询师：在约会迟到的情况下，你是怎么处理的呢？

阿芬：如果我堵在路上，估计要迟到了，我会给对方打电话或者发微信，提前告知对方自己可能会迟到，并向对方表示歉意。

咨询师：这样做之后，结果怎么样？

阿芬：对方会安慰我，表示没关系。

咨询师：后来你们之间的关系怎么样了呢？有变得疏远吗？

阿芬：好像没有。

咨询师：从我们刚才的讨论中，我发现对于你担心的约会迟到问题，你有两种办法来应对，一是事先规划好时间让自己适当提前到达，二是一旦发生可能迟到的情况，就预先告知对方并请求原谅。其结果就是你担心的事很少发生，即使发生迟到的情形，你与他人的关系也没有变得疏远。我这样总结可以吗？

阿芬：是的。

咨询师：当你意识到自己能够采取某些措施减少约会迟到的情形，并恰当处理约会迟到的后果，你现在对约会迟到的担忧认知的相信程度是多少呢？

阿芬：也就 40% 吧。

2.5.4 区分有用和无用焦虑的技术

对于广泛性焦虑障碍的患者来说，区分"有用"的焦虑和"无用"的焦虑非常重要，患者往往是将"有用"焦虑的情绪和行为模式应用到"无用"焦虑的情境中，造成心理障碍。如果患者能够区分这两种焦虑情境，在"有用"焦虑的情境中维持原有的焦虑模式，让自己做出恰当的情绪和行为反应，在"无用"焦虑的情境中降低焦虑和减少不必要的行为。这样，患者的焦虑障碍就能得到缓解或治愈了。

"有用"的焦虑，又称为建设性焦虑，它是指对有着现实可能性危险或担忧认知的焦虑，为了降低或消除这样的危险或担忧的事情发生，个体可以采取某些措施或行为加以应对。"无用"的焦虑，又称非建设性焦虑，它指对缺乏现实性或者发生可能性极低的危险或担忧认知的焦虑，由于这样的危险或者担忧发生的可能性低，个体往往没有太大必要为此而做什么准备，即便去准备，但结果也是弊大于利，个体也无法控制事情结果或避免消极后果的发生。

　　我们举例来说明什么是有用的焦虑，什么是无用的焦虑。一般而言，大多数人在相同情况下体验到的焦虑往往就是有用的焦虑，例如，考试焦虑、就业焦虑、论文焦虑、工期焦虑，等等。我们以就业焦虑为例分析，许多大学毕业生因为临近毕业还没有找到理想的工作，他们就会为此忧心。这样的焦虑就是有用焦虑，因为这样的结果是有可能变为现实的。另外，因为这样的焦虑会驱使他们继续投简历和参加面试，这些行为最终有可能让他们担忧的事情不会发生，就是让他们找到了理想的工作。也就是说，有用焦虑可以驱使个体采取有效行为，而有效行为有助于避免危险的发生或担忧内容成为现实。

　　相对来说，去焦虑那些普通人不会感到焦虑的事情，这样的焦虑往往就是无用焦虑，例如，担心飞机失事，担心孩子出车祸，担心高铁座位被别人霸占，等等。我们以担心飞机失事为例分析，飞机的确有失事的可能性，但概率非常低，据统计飞机是所有交通工具中安全性最好的，而且我们绝大多数人对乘坐飞机都不会感到担心或焦虑。如果有人为乘坐飞机而焦虑，这就是不正常的。另外，这样的焦虑情绪驱使个体采取某种行为，如回避乘坐飞机，个体可能会付出代价。在国内，你不乘坐飞机还可以选择高铁，所谓代价就是多花一些时间而已；但如果你需要去纽约，如果你不坐飞机，你还能选择什么交通工具呢？或许轮船可以帮你，但那样将花费大量的时间。如果没有轮船可到达呢？也许你就无法去美国留学和旅游了。

　　区别有用焦虑和无用焦虑有两个关键点。其一，这种焦虑内容是否为多数人拥有，也就是多数人在这种情境下也会感到焦虑。如果是这样，这样的焦虑就是有用的，大家在这种情况下都会感到焦虑，是因为这样的焦虑有比较大的可能实现。如果只是个别人拥有，这样的焦虑就是无用的。其二，焦虑驱使的行为有效性，如果焦虑所驱使的行为会有效降低危险发生的可能性，这样的焦虑就是有用的，如果焦虑所驱使的行为无法有效降低焦虑或者得不偿失的话，这样的焦虑就是无用的。

在患者学会对焦虑情绪及其引发的情境、自动思维进行监控或识别之后，接下来心理咨询师就需要让患者学习区分焦虑情境和情绪，把自己所焦虑的事情区分为有用焦虑和无用焦虑（见表2-4、见表2-5），在此基础上尝试对无用焦虑采取忍耐和接受的策略。

表 2-4　区分有用焦虑和无用焦虑表

日期时间	焦虑内容	发生可能性大吗	多数人感到焦虑吗	我可以采取什么行为	行为能降低概率吗	采取行为的性价比	焦虑性质判断

填表说明如下。

日期时间：填写焦虑事件发生的具体日期和时间，如6月12日，下午3:05。

焦虑内容：填写感到焦虑的事情和内容，如担心自己感染狂犬病。

发生可能性大吗：填写自己估计这件事情发生的可能性，可以填写大、中、小或极小四种可能性。

多数人感到焦虑吗：如果大多数人都处于这种情况时其是否会感到焦虑，填写"会""不会"或"可能会"。

我可以采取什么行为：填写自己可以做什么事情来应对这个情境，如"去医院检查"，求人帮忙等。

行为能降低概率吗：判断因为自己决定做的这些事情，能否解决问题或者降低事情发生的可能性，填写"能""不能"或"可能"。

行为是否有效：个体需要判断这样做的积极影响和消极影响有哪些，估计这样做是否合算，如果好处大于坏处，利大于弊，就是合算，如果相反就是不合算。

焦虑性质判断：根据前述的信息，判断当前焦虑是有用焦虑还是无用焦虑。

表 2-5　区分有用焦虑和无用焦虑表（示例）

日期时间	焦虑内容	发生可能性大吗	多数人感到焦虑吗	我可以采取什么行为	行为能降低概率吗	采取行为的性价比	焦虑性质判断
6月12日 15:05	担心感染狂犬病	小	可能会	去医院检查	不能	合算	无用焦虑
6月13日 17:25	担心孩子出车祸	小	不会	打电话询问	不能	合算	无用焦虑
6月14日 7:40	担心上班迟到	大	会	坐地铁或骑共享单车	能	合算	有用焦虑

2.5.5　安排焦虑时间技术

对于那些习惯担忧或焦虑的患者而言，他们常常让自己处于焦虑之中，有的患者报告自己在一天的大多数时间里都处于焦虑之中。对于患者而言，焦虑是一种习惯，是一种习惯化的情绪和行为模式。一方面，焦虑的时候他们往往会让自己沉浸在焦虑情绪之中，围绕自己担心的问题，思考可能发生的事情，想象事情最糟糕的结果；另一方面，他们又会试图说服自己，安慰自己这样的事情不会发生，他们会想做点什么事情来降低事情发生的风险。此时，他们往往会觉得自己想不清楚，想不明白，找不到明确的答案，无法做出明智的决定。

为了控制焦虑症状，患者需要减少焦虑的时间。安排焦虑时间的技术就是减少患者焦虑时间的方法。心理咨询师与患者商定一个焦虑时间，在焦虑时间里，患者可以像过去那样焦虑，在这个时间里，焦虑是被允许的，患者不用为自己的焦虑自责，可以充分地焦虑，打开思想，放飞想象。但在非焦虑时间里，也就是在焦虑时间之外的其他时间里，患者不能允许自己持续焦虑，也就是说，一旦发现自己在焦虑，患者就需要让焦虑停下来，把焦虑留在焦虑时间里。一旦能够这样执行，患者的焦虑症状就会显著缓解。他们的焦虑持续时间可能会从原来的每天数小时变成数十分钟。

安排焦虑时间的具体做法如下。

（1）设定一个焦虑时间

咨询师需要和患者找出一个空闲的、可以用来焦虑的时间。为了养成焦虑时间的习惯，焦虑时间最好是固定的。因此，在设定焦虑时间的时候，我们要考虑到在这个时间段，每天都有空闲，能够让患者在每天相同的时间去焦虑。

（2）确定焦虑时间的长度

一般焦虑时间的长度为20~30分钟。一旦确定某个焦虑时长，就必须遵守，即不能超时，一旦焦虑时间到，就应当停止焦虑，让自己从焦虑中脱离出来；不能减少，如果焦虑结束但时间还未到，患者就应当想办法让自己持续焦虑，直到时间结束。

（3）规划焦虑时间的情境

患者应当避免在书桌、床上或者从事正常活动的情境中焦虑，其目的是避免产生情境条件反射。如果患者把焦虑时间安排在床上，久而久之，当患者躺在床上时就容易感到焦虑。因此，患者应当找一个空闲的空间去焦虑。这个地方是自己很少去的地方，例如，阳台的某个角落、储物间、室外的某个地方。

（4）在非焦虑时间停止焦虑

在非焦虑时段，一旦患者意识到自己处于焦虑中，就可以把焦虑的内容记录下来，这类似于焦虑日志或者焦虑监控。然后，停止焦虑并把注意力转回当前的活动或任务上。虽然这不容易做到，但患者需要坚持这样的操作。患者可能会发现，自己停止焦虑回到正常活动中后不久又会陷入焦虑中，患者也许会对此感到绝望，其实，你不需要绝望，你只需要反复练习，次数多了，你对注意力的掌控也会变强。

（5）在焦虑时间里焦虑

进入焦虑时间，患者可以把非焦虑时间里记录的焦虑内容拿出来进行思考和想象，寻找各种可能有用的办法，在这个过程中充分体验自己的焦虑。如果焦虑时间到了，患者所担心的或考虑的事情没有得到一个结果，就可以在明天的焦虑时间里继续思考和焦虑。如果焦虑时间未到，但患者已经没啥可焦虑的了，患者还是要想办法让自己焦虑，直到时间结束。如果患者发现自己经常不需要那么多的焦虑时间，就可以和咨询师商量缩短焦虑的时间。

通过焦虑时间技术，可以让患者意识到：患者担忧的主题是有限的；能够被延迟的担忧，似乎就是无关紧要的或没有必要的；自己能够控制担忧和焦虑。

第3章
惊恐障碍与场所恐惧症

3.1 恐惧情绪与恐惧症

3.1.1 恐惧情绪

和焦虑、抑郁一样，恐惧也是一种常见的情绪状态。国人常讲"七情六欲"，七情里面就有恐惧这种情绪。

恐惧情绪是什么样的情绪呢？从心理学角度来描述的话，恐惧情绪就是一种面临危险时所体验到的情绪反应。例如，你在森林中前行，突然遇到老虎，这个时候老虎可能会吃掉你，危及你的生命，你会感到恐惧。又例如，你于午夜时分独自走在偏僻的小路上，这时如果坏人出来劫财劫色，在这样的情形下，你就会感到恐惧。

日常生活中，我们常常用"害怕"这个词来描述恐惧。对于恐惧情绪，我们应用情绪三因素模型来加以描述。

★ **从认知角度来说，产生恐惧情绪的前提是个体认为情境或对象是危险的。** 也就是说，只有个体认为当前处境是危险的，个体才会体验到恐惧。"初生牛犊不怕虎"，一个小孩并不知道老虎会危及自己的生命，小孩在老虎面前就不会产生恐惧情绪。另外，如果个体认为自己能够对付老虎，也就是说，个体认为老虎伤害不了自己，也不会产生恐惧情绪。

★ **从生理反应角度来看，个体发现危险后，会动员全身的能量来应对**

当前的危险情境，激活交感神经系统的活动，个体会出现心率加快、呼吸急促、肌肉紧张、瞳孔放大等一系列生理唤醒状态。

★ 行为反应，为了应对面临的危险，个体必然会有一些行为反应，比较典型的反应就是"战斗／逃跑反应"。对于面临的危险，个体能够采取的行为不是战斗就是逃跑，恐惧情绪激发的生理唤醒会进一步调动身心能量来应对当前的危险，如果个体认为自己有能力应对当前的危险，便会与危险斗争，例如，"武松打虎"；如果个体认为自己无法应对当前的危险情境，逃之夭夭就是当下的选择了。

我们前面讨论了焦虑情绪，焦虑情绪和恐惧情绪有相似之处，也有明显的不同。

第一，焦虑是对未来不确定性的担忧，而恐惧则是对当前危险情境的害怕。从时间点上来说，焦虑指向未来，恐惧指向当下。

第二，虽然焦虑和恐惧都会激活交感神经系统的活动，如心率加快、呼吸急促等，但恐惧引发的生理反应更加强烈，焦虑情绪的唤醒程度则要弱些。

第三，恐惧情绪引发战斗或逃跑反应，行为可能不够理性和明智，例如，在面临坏人的威胁时，个体的正当防卫就很可能失当。焦虑情绪可以促使个体采取行为应对未来的风险，行为的紧迫性相对而言要低一些，因此，行为的合理性可能高一些。有严重焦虑的患者也可能会陷入焦虑状态中，不知道该做什么，出现不能静坐、来回徘徊等无目的活动。

3.1.2　你的恐惧情绪正常吗

恐惧症同抑郁症、焦虑症一样，它们都是以情绪症状命名的心理疾病或障碍。在恐惧症中，恐惧情绪是它的核心症状。面对危险的时候，我们都会有恐惧情绪，这样的恐惧情绪是正常的，也是必要的。恐惧情绪的生理唤醒，为我们调动身心能量来应对当前的危险。

那么恐惧情绪要到什么程度才属于心理疾病，被称为恐惧症呢？我们可以从四个方面来判断。

（1）恐惧对象

就恐惧对象而言，对于我们多数人都会感到恐惧的对象，如果你也对其感到恐惧，这就是正常的恐惧情绪；如果大家都不感到恐惧，你感到恐惧，你的恐惧就是不正常的。例如，许多人都怕老虎、怕蛇，如果你也怕，这样的恐惧就是正常的。多数人都不会害怕影像中、照片中的蛇，也不会害怕"蛇"这个字，如果你害怕的话，你的恐惧就是不正常的。

（2）恐惧程度

有些对象由于其危险程度并不高，我们一般人只是对其有些轻微的恐惧和警惕，不会发展到严重的恐惧情绪的程度，而如果你对其感到非常恐惧，出现恐惧对象与恐惧程度不匹配的情况，这就不正常了。例如，有些人非常怕狗，对于一些大型犬，其伤人的可能性大，我们感到恐惧很正常，但对一些宠物犬，如果我们也对其感到严重恐惧的话，就不正常了。

（3）恐惧后果

正常的恐惧情绪会在危险解除后慢慢消失，让我们恢复到正常状态，也不会留下什么后遗症。但对于有些人而言，恐惧情境会给其留下一些后遗症，他们会对类似的情境感到恐惧，影响到个人的社会功能。"一朝被蛇咬，十年怕井绳"这句话说的就是人被蛇咬后，不仅害怕蛇，还害怕与蛇类似的东西，恐惧的范围扩大。更为重要的是，有些人因为恐惧往往会产生回避行为，进而导致社会功能受损。例如，有的学生有学校恐惧症，就会拒绝上学；有人有社交恐惧症，就不敢与人交往了。这种不敢上学和不敢与人交往的行为，就会严重影响个体的社会功能。

（4）持续时间

精神疾病的诊断往往还有一个病程的标准，也就是说，正常的恐惧情绪往往会时过境迁，个体会逐渐平静，慢慢从中走出来。但有些个体的恐惧情绪会长时间持续下去，这就有可能被诊断为恐惧症了。

3.1.3 恐惧症分类

恐惧症是一组以恐惧情绪为核心症状的心理障碍，在 DSM-5 的疾病分类中，恐惧症被分为场所恐惧症、社交恐惧症和特定恐惧症三个类别。这三种恐惧症主要是以恐惧的对象为标准进行划分的。

场所恐惧症

场所恐惧症（Agoraphobia）又称广场恐惧症，鉴于广场恐惧症容易让人望文生义，把它理解为仅仅是对广场感到恐惧，故此本书使用了场所恐惧症这个概念。场所恐惧症是指个体对某些特定场合或环境感到恐惧的恐惧症类别。

常见的令人感到恐怖的场所（或情形）有五种类别：① 公共交通工具，如汽车、公共汽车、火车、轮船、飞机；② 开放的空间，如停车场、集市、桥梁；③ 封闭的空间，如商店、剧院、电影院；④ 在队伍中或人群中；⑤ 独自离家。

社交恐惧症

社交恐惧症（Socialphobia）指个体对社交场合感到恐惧（或焦虑）的恐惧症类别。社交场合通常包括三种情况：① 一对一或一对多的交谈，例如，与他人对话，向他人提出请求，会见陌生人，给人打电话，与人约会等；② 其他人在场的情形下做事情，例如，吃东西时他人在场，公共澡堂洗澡时他人在场等；③ 公众演讲，例如，个体面对众人进行公开的发言或表演。

社交恐惧症更多被称为社交焦虑症。就社交焦虑和社交恐惧而言，两者的区别主要在于程度上有所差异，社交恐惧症主要是指社交焦虑达到非常严重程度的情形，也就是说，患者不愿意与人交往，回避社会交往，他们把自己与他人隔开。社交焦虑障碍的症状相对而言就比较轻一些，虽然患者有回避社会交往的倾向，但在无可回避的情况下，他们还是会保持一定的社会交往活动。从这里可见，把社交恐惧纳入社交焦虑障碍就是可以理解的了。

特定恐惧症

特定恐惧症（Specificphobia）指对某种特殊的物体或者情境感到害怕的恐惧症类别。最为常见的恐惧对象包括：① 动物和昆虫恐惧，如狗、猫、蛇、鼠、蜘蛛、蜜蜂；② 自然环境恐惧，如污染物、高度、黑暗、风、水、风暴；③ 情境恐惧，如桥、电梯、飞机、隧道；④ 疾病恐怖，如艾滋病、性病、放射性疾病；⑤ 外伤或出血恐惧、注射恐惧等。

如果大家仔细阅读上述恐惧症的具体对象，你可能会发现场所恐惧症与特定恐惧症的第四类恐怖（情境恐惧）是相同的。这里有必要进行区分：场所恐惧症往往指由惊恐发作而衍生出来的恐怖，患者置身于特定场所如飞机或电梯时，他们往往担心的是出现惊恐发作；而特定恐惧症患者，他们担心的则是出现飞机失事或电梯出事故本身。另外，正如特定恐惧症这个名称所暗示的往往是某个特定对象引发的恐惧，患者感到恐惧的对象并不广泛，而场所恐惧症患者感到恐惧的场所比较多，DSM-5 诊断场所恐惧症要求令患者感到恐惧的场所达到两类及以上。

社交恐惧症（社交焦虑症）和特定恐惧症的咨询解决方案放在后面章节单独介绍。本章我们主要介绍场所恐惧症的认知行为疗法的解决方案。

3.1.4　惊恐障碍和场所恐惧症的表现和诊断

我们先给大家呈现一个案例，增加大家对惊恐障碍和场所恐惧症的感性认识。

君和，50 多岁，男性，某重点中学校长。

5 年前，君和与妻子开车回河南看望生病的父亲，汽车在高速公路上行驶的过程中，他发现旁边有撞车事故，他转头看了一眼就转回来注视前方，突然他感到头晕目眩，随后快速出现心跳加速、面部红热、出汗、发抖的状况，他感觉自己要从身体里分离出来，为了抵抗这种感觉，君和开始在驾驶座上改变姿势，想把手从方向盘上拿开却抓得更紧。他仿佛要被这种感觉击垮，他所有的注意力都集中在如何控制这种感觉上。由于担心自己会撞车，他便把车停在了路边，从车里出来，在人行道上快速来回地走动，蹲下身，尽力控制自己的呼吸。大约 10 分钟以后，他感觉好些了。在接下来的时间里，他让妻子开车，从此以后他就开始害怕开车。

经历过那次事件之后不久，君和去上海参加校长研讨会议。会议结束后，君和在外地坐高铁从上海回北京的途中再次经历了惊恐发作。高铁在南京站经停后向北京行进，他突然感到心里发慌、心跳加快，随后开始眩晕、出汗、胸口发紧，他担心自己心脏病发作被困在火车里，这些反应虽持续了10多分钟，但自己也并没有因此死去，他对此心有余悸。

此后，但凡外出乘坐火车（特别是长途火车），他心里总是紧张，担心恐慌会再次发作，久而久之他的恐惧心理愈发严重。起初他外出时需要有人陪伴，后来即使有人陪伴他也难以控制恐慌。他在恐慌发作时曾多次去医院检查，均未发现异常。

自此以后，君和平均每个月都会有一两次发作，因此他每天都处在高度的焦虑状态之中，害怕自己在某个时间会突然惊恐发作。大部分惊恐发作都和特定情形有关，如开车、坐火车、坐电梯、独自一个人散步等。但君和说他仍然会在没有任何征兆的情况下突然发作。为了避免再次惊恐发作，他尽量避开这些情形，他总是避免乘坐火车、避免开车、避免乘坐电梯、避免独自散步，等等，这给他的生活和工作带来了很大的困扰。他通过药物治疗了两年，但效果不明显。

咨询师询问他是否会随身携带一些东西或者是做某些事来抵抗惊恐发作，使其在困难的状况下感到舒服一些，减少昏倒的可能性，等等。君和回答其经常服用抗焦虑药物，顺着路边行走，抓住不动的物体，靠近墙边行走，等等。

咨询师了解了患者的家庭背景，询问他的家庭是否有精神障碍的历史，发现问题完全来自于他的父亲方面。患者说他父亲长期酗酒，还有广泛性焦虑症。尽管患者认为父亲非常焦虑，自己在被诊断患有惊恐障碍之前，并没有意识到父亲也有类似的精神疾病。另外，自己的两个姑姑和一个叔叔也有类似的焦虑障碍。

君和这个案例是典型的惊恐障碍和场所恐惧症。惊恐障碍和场所恐惧症有密切的关系，有惊恐障碍的患者常常有场所恐惧症。在DSM-4中，场所恐惧症被看作惊恐障碍的亚型，场所恐惧症被认为由惊恐障碍所诱发。

惊恐障碍被区分为"伴场所恐惧症"或者"不伴场所恐惧症"两种类型。但在DSM-5中，则把场所恐惧症独立出来作为一个单独的病症。这样做的理由是场所恐惧症不必然与惊恐障碍相关，一个包含3000个病例的样本研究发现，超过一半的场所恐惧症患者没有惊恐发作或惊恐障碍的症状。尽管如此，鉴于惊恐障碍和场所恐惧症的密切关系，我们还是把这两个疾病放在一起讨论。

接下来，我们先介绍惊恐障碍的诊断标准，在这里我们介绍DSM-5中关于惊恐障碍的诊断标准[①]，第1条标准是关于发作时的症状标准，第2条是关于发作间期的症状和病程标准，第3条与第4条是排除标准或鉴别诊断标准。下面是具体的诊断标准。

第1条 反复出现不可预期的惊恐发作。一次惊恐发作时突然发生的强烈的害怕或强烈的不适感在几分钟内达到高峰（这种突发的惊恐可以出现在平静状态或焦虑状态下），发作期间有下面4项及更多症状：

- 心悸、心慌或心率加速；
- 出汗；
- 震颤或发抖；
- 气短或窒息感；
- 哽噎感；
- 胸痛或胸部不适；
- 恶心或腹部不适；
- 感到头昏、脚步不稳、头重脚轻或昏厥；
- 发冷或发热感；
- 感觉异常（麻木或针刺感）；
- 现实解体（感觉不真实）或人格解体（感觉脱离了自己）；
- 害怕失去控制或"发疯"；

---

① 美国精神病学会.精神障碍诊断与统计手册［M］.张道龙，等，译.北京：北京大学出版社，2014：102-104.

- 濒死感。

第2条 至少一次发作后，出现下列症状中的一两种，并且持续 1 个月（或更长）的时间：

- 持续地担忧或担心再次发作或其结果（例如，失去控制、心肌梗死、"发疯"）；
- 与惊恐发作相关的行为方面出现显著的不良变化（采取某些行为以回避惊恐发作，如回避锻炼、回避不熟悉的情况）。

第3条 这种障碍不能归因于某种物质（如滥用药物等）的生理效应，或其他躯体疾病（如甲状腺功能亢进、心肺疾病）。

第4条 这种障碍不能用其他精神疾病来解释。

我们结合君和的案例来分析惊恐障碍的诊断标准。

① 临床症状方面，DSM-5 列出了 13 个症状表现，要求具有 4 项以上的症状。君和在开车回老家的惊恐发作中表现出了心跳加速、出汗、发抖、头晕目眩、感觉自己要从身体里分离出来（人格解体）等 5 个症状。

② 病程方面，DSM-5 要求持续 1 个月以上，君和的病程持续已有 5 年之久，同时具有持续担忧惊恐发作以及回避行为的情形。

③ 排除标准，君和并没有服用精神活动物质，也没有甲状腺功能亢进等躯体疾病。故此，君和的案例可以考虑被诊断为惊恐障碍。

需要注意，惊恐障碍常常与其他焦虑性障碍共病，尤其是场所恐惧症。患者具有惊恐障碍，同时具有抑郁症、双相障碍和酒精滥用等障碍也是有可能的。此外，一些躯体疾病可能会导致惊恐障碍，如心律失常、甲亢、哮喘、老年慢性支气管炎、肠易激惹综合征等。因此，诊断惊恐障碍时应当充分考虑躯体状况。

我们来看看DSM-5关于场所恐惧症的诊断标准[①]。DSM-5 的场所恐惧症一共有 9 条标准和一个附注。第 1 条标准主要介绍场所恐惧症的恐惧对象，

---

① 美国精神病学会.精神障碍诊断与统计手册［M］.张道龙，等，译.北京：北京大学出版社，2014：105-106.

用以与其他恐惧症区别。

第2、第3、第4条描述了患者面对恐怖情境时的认知（担忧出现惊恐，其他失去功能，窘迫症状）、情绪（害怕或焦虑）和行为（回避、有人陪伴、忍受）反应。

第5、第6、第7条是严重程度标准，这3条标准用以区分正常与异常、轻重程度。第5条说明恐惧与实际危险不相称，这主要是用来区分正常与异常，如果与实际危险相称，就算是正常的。第6条是病程要求，要求持续6个月以上。第7条是严重程度要求，即疾病带来的功能损害，产生痛苦，对社交、职业或其他社会功能造成损害。

第8、第9条是排除标准或鉴别标准，这两条是精神疾病症状中，比较通用的排除标准，即需要排除躯体疾病所致和更适合其他精神疾病诊断的可能性。

下面是DSM-5对场所恐惧症诊断的具体标准。

第1条 对下列5种情况中的2种及其以上感到显著的恐惧或焦虑：

● 乘坐公共交通工具（例如，汽车、公共汽车、火车、轮船、飞机）；

● 处于开放空间（例如，停车场、集市、桥梁）；

● 处于封闭空间（例如、商店、剧院、电影院）；

● 排队或处于人群之中；

● 独自离家。

第2条 个体恐惧或回避这些情况是因为一旦出现惊恐症状、其他失去功能、窘迫症状（例如，老年人害怕摔倒，害怕大小便失禁）时，害怕自己难以逃离或得不到帮助。

第3条 场所恐惧情况几乎总会激发害怕或焦虑。

第4条 个体总是主动回避场所恐惧的情况，需要有人陪伴，或者带着强烈的害怕及焦虑去忍受。

第5条 这种害怕或焦虑与实际危险不相称。

第6条 这种害怕、焦虑或回避通常会持续至少6个月。

第 7 条 这种害怕、焦虑或回避会引起临床意义上的痛苦，或导致社交、职业或其他重要功能方面的损害。

第 8 条 即使有其他躯体疾病（例如，炎症性肠病、帕金森氏病）存在，这种害怕、焦虑或回避也是过度的。

第 9 条 这种害怕、焦虑和回避不能用其他精神障碍的症状更好地解释。

注：无论是否存在惊恐障碍都可以诊断为场所恐惧症。如果个体的表现符合惊恐障碍和场所恐惧症的诊断标准，则可同时给予两个诊断。

我们结合君和的案例来说明场所恐惧症的诊断。

① 君和的恐惧场所包括乘坐火车、开车、乘坐电梯、独自散步等，符合第一条恐惧对象的三种情况：乘坐公共交通工具（乘坐火车、开车）、处于封闭空间（乘坐电梯）和独自离家。

② 患者回避这些场合是为了避免惊恐发作（符合第 2 条）、常常处于焦虑之中（符合第 3 条）以及常常回避这样的场合（符合第 4 条）。

③ 这些焦虑与实际危险不相称，普通人对此不会感到恐惧（符合第 5 条），患者的恐惧症状持续近 5 年（符合第 6 条），恐惧症状给患者带来痛苦并且影响社会生活和社会功能（符合第 7 条）。

④ 君和没有引发场所恐惧症的躯体疾病存在，这个症状也不能用其他精神疾病解释。故此，君和可以被诊断为场所恐惧症。由于君和同时符合惊恐障碍和场所恐惧症的诊断标准，故此诊断君和个案患有惊恐障碍和场所恐惧症。

这里对场所恐惧症做一个补充说明。我们知道有相当一部分患者的场所恐惧症是由于惊恐障碍所引发的，患者因为在某个场所发生惊恐障碍，于是对相应场所产生恐惧，回避进入相应的场所。君和的个案就说明了这一点，他因为在高铁和开车回老家的过程中有过惊恐发作，于是他就避免乘坐高铁和开车，随着症状的发展，还发展到害怕乘坐电梯和独自外出散步的程度。从这里我们可以看到，君和的场所恐惧症是惊恐障碍所引发的。

也有一些场所恐惧症并不是由惊恐障碍引发的，这些患者对于某些场所的恐惧不是担心惊恐发作，而是其他内容。上面诊断标准中的第 2 条对此就做了说明，患者的场所恐惧还有可能是因为失去功能或窘迫的症状，比较常见的是害怕大小便失禁，害怕摔倒。

3.2　惊恐障碍和场所恐惧症的 CBT 解释

3.2.1　惊恐障碍的 CBT 解释

惊恐发作是躯体的"虚假警报"

惊恐发作虽然让人不安，但它其实没有想象中那么危险。惊恐其实是恐惧情绪的一种形式，它是个体在应激状态下的一种自然的身体反应。当个体遭遇危险的时候，惊恐或恐惧情绪会激活躯体交感神经系统，调动身体能量加以应对，在这种情况下个体比较典型的反应就是"战斗 / 逃跑反应"。

自然发作的惊恐反应是真实危险的体现，例如，你遭遇老虎或强盗时体验到的恐惧反应就是如此。在某些时候，即使没有真实的危险，人也有可能被触发惊恐反应，这时候的惊恐反应就属于"虚假警报"了。就像我们房间中的烟雾报警器一样，有烟雾时它会报警，有时候没有烟雾，它也可能会因为房间振动或者水蒸气或者探测器故障而报警。这时候房间并没有真实着火的危险，但报警器却发出了警报，如同某些情况会激活我们的应激系统。

在通常情况下，患者首次的惊恐发作往往是偶然的，可能是生活压力大，也可能是身体状态不佳。在偶然情况下，躯体的交感神经系统因为"误操作"而被启动，发出了虚假的警报，个体便经历了首次的惊恐发作。很多研究者已经发现，有 70% 以上的惊恐障碍患者的首次惊恐发作是在他们处于生活压力比较大的时期。

例如，个案君和的首次惊恐发作是在开车回老家看望生病父亲的高速路上。在这段时间里，他要接待上级单位来学校检查，工作压力非常大，又听闻父亲病重，心里非常着急，忙完工作后便匆匆忙忙往老家赶，一路奔波自然十分辛苦，身心都处于脆弱状态。在这种状态下，身体发出"虚假警报"引发惊恐就是非常自然的了。

威胁性认知是惊恐障碍的中介因素

一旦个体把惊恐发作视为某种危险的信号，惊恐发作就更有可能发生了。

个体经历惊恐发作并把惊恐发作视为危险信号后，就会警惕再次惊恐发作。他们会选择性关注自己的躯体变化，心率改变、呼吸改变、头晕等状况。在首次惊恐发作之前，他们对这些状况并不太在意，至少没有认为这是非常危险的事情。自从首次惊恐发作之后，个体就有可能非常关注这样的生理状态变化。

惊恐障碍患者特别关注这些生理状态变化是因为内在的威胁性认知。他们把惊恐发作视为某种危险。他们往往会把惊恐发作视为某种躯体疾病的征兆，例如，自己可能患上了心脏病、中风等，为此常常去医院检查；他们也可能害怕自己会发疯，或者失去控制，或者患上精神分裂症，或者精神崩溃，等等。

当患者出现明显的生理状态改变的时候，患者的威胁性认知就被激活了，他们就会在头脑中快速想象最糟糕的情形和结果，这些认知或画面便会迅速激活恐惧反应，从而导致惊恐发作。换句话说，如果个体在出现明显的生理状态改变的时候，不认为这是危险的或糟糕的，这样的生理改变就不会发展成惊恐发作。

根据君和的报告，他的惊恐发作往往出现在自己意识到心跳加快和手脚发抖的情况下，当他意识到心跳加快或手脚发抖的时候，就会想象自己惊恐发作的场面：自己僵住了，手脚都不能动弹，摔倒在地。

惊恐发作也可以是内感受条件反射

从经典条件反射的观点来看，患者内在的生理状态改变，在经历多次惊恐发作之后就可能形成条件反射，即内在生理状态改变与惊恐发作或焦虑形成条件联系。只要出现早期的生理状态改变，如心率加快、手脚颤抖、头晕等惊恐发作的早期症状，便会引发严重的惊恐发作或焦虑情绪反应。

按照经典条件反射的观点，条件联系需要多次重复，但在有些情况下只需一次就足以形成条件联系，特别是那些产生危险后果的情境更容易一次就形成条件联系，"一朝被蛇咬，十年怕井绳"就是这个道理。如果患者具有负性核心信念和负面的童年经历，一次惊恐发作也就足以形成这样的条件反射。

当这种内在生理状态改变被觉察后（即内感受），患者的惊恐发作反应便被条件反射所激活，进而迅速导致惊恐发作或者激发焦虑情绪。

惊恐障碍的场所恐惧症是负强化所致

患者处于曾经引发惊恐发作的情境或者即将进入这个情境时，患者就有可能产生焦虑情绪。在焦虑情绪的驱使下，患者会采取行为来降低其焦虑情绪，通常情况下，患者发现回避焦虑情境（在这里就是引发惊恐障碍的情境）是一个比较容易的选择。患者选择回避焦虑情境后，焦虑情绪显著降低；焦虑情绪降低会增强患者未来继续采取回避焦虑情境的行为。这种焦虑情绪降低又反过来增强了患者回避行为的现象在行为矫正理论中被称为负强化。

因为某些场所引发惊恐障碍，患者常常会回避这些引发惊恐障碍的场所。这样一来就引发了患者的场所恐惧症，也就是对某些场所的恐惧和回避。在君和的案例中，他回避那些引发惊恐障碍的情境，例如，开车和坐火车。不仅如此，他还回避更多的其他情境，例如，乘坐电梯和独自一人散步。他回避这些情境是因为担心这些情境会引发他的惊恐障碍。

3.2.2 场所恐惧症的 CBT 解释

场所恐惧的习得

场所恐惧的习得可以应用行为主义理论来加以说明。伊万·彼得罗维奇·巴甫洛夫（Ivan Petrovich Pavlov）认为某种中性刺激和无条件刺激结合之后，中性刺激也能引起无条件反应。巴甫洛夫曾经在给狗喂食之前或同时让铃声响起，经过多次重复之后，只需要铃声响起就能引起狗分泌唾液。原本狗只有在见到食物的时候才会分泌唾液，而听到铃声时是不会分泌唾液的。经过铃声与喂食物的结合，狗在听到铃声之后也能分泌唾液了。行为主义把这个现象称为条件反射，即铃声和分泌唾液之间建立了条件联系，也就是当狗听到铃声后就能引发分泌唾液的反应。

场所恐惧症的习得往往也是条件反射的结果。在惊恐障碍的案例中，患者的惊恐发作在特定场所中产生。患者原本对惊恐发作的恐惧，因为特定场所与惊恐发作结合在了一起，就导致特定场所与惊恐发作的焦虑（不必然产生惊恐发作）形成了条件联系，只要患者进入或即将进入特定场所就会感到强烈的焦虑。在君和的个案中，他的惊恐发作是在高速公路开车回老家的路上以及在乘坐高铁的途中，开车和高铁场所是君和惊恐发作的环境，由于条件反射的作用，君和就形成了对开车和高铁场所的恐惧和焦虑的情绪反应。

当然不是所有的恐惧情绪都是经过患者自身的条件反射习得的，也可以通过观察学习（模仿作用）和他人直接教导的方式习得。例如，一个害怕蜘蛛的母亲面对蜘蛛的恐惧反应，被其孩子经常看到之后，孩子也能习得对蜘蛛的恐惧反应。许多恐惧艾滋病的患者并未直接患上艾滋病，他们身边也没有人得艾滋病，但他们通过语言教导和阅读书报的方式习得了对艾滋病的恐惧情绪。

场所恐怖维持中的负强化

行为矫正的负强化原理被用来解释焦虑障碍和恐惧症是如何得以维持的。一旦个体对某个场所或对象产生了恐惧或焦虑情绪，认为这个情境是危险的，往往会选择回避行为，回避引发恐惧或焦虑情绪的情境。一旦回避这样的情境，个体就会感到恐惧或焦虑情绪减少，这就反过来增强了个体未来回避恐惧或焦虑情境的可能性。

如果患者经常性地选择回避恐惧或焦虑情境而不面对的话，对特定场所的恐惧情绪就不会消除，患者的场所恐怖将维持下去。回避特定的场所往往会给患者的工作生活带来不便，甚至造成困扰，造成社会功能受损的结果。

我们在前面惊恐障碍的 CBT 解释中说明了因为某些场所引发惊恐障碍，患者常常会回避这些引发惊恐障碍的场所。那些不是因为惊恐障碍而形成的场所恐惧症其实也是通过负强化被维持的。例如，有位 30 多岁的女性患者不敢参加集会和大型活动，主要原因是担心不能随时上厕所而出现小便失禁的情况。她回避各种会议和集会活动，发展出了对商场、会议和地铁的恐惧。

场所恐怖中的认知中介因素

按照认知行为疗法的观点，认知是个体行为反应的中介因素，个体对情境的情绪和行为反应是基于认知而产生的。

★ **场所恐怖的习得是由于患者的错误认知而形成的。**患者错误地把场所看成是引发问题的原因，没有对场所中出现的问题做出正确的归因，没有做出正确的解释，也就形成了错误的条件联系。

我们前面介绍的个案君和，他在开车回老家的高速公路上和在高铁上出现过惊恐发作，于是认为开车（特别是高速公路开车）和乘坐高铁是危险的。实际上对他而言，惊恐发作是危险的，但由于惊恐发作是在开车和高铁上发生的，于是他认为开车和高铁上容易引发惊恐发作。如果我们客观考虑各种因素，我们就会发现惊恐发作并不是因为场所（开车或高铁）所致。

★ **威胁性认知是场所恐怖直接的认知原因。**患者之所以存在对情境的场所恐怖，就是因为他们认为场所对他们而言是威胁性的。在这样的场所中他们会担心自己"出洋相"、丢人，被人看不起或鄙视，如大小便失禁，站立不稳摔倒，疯疯癫癫，等等。患者对恐怖场所的回避，造成了这样的威胁性认知无法得到修正。如果患者无法回避恐怖场所但又没有出现担心的情形，他们会解释为自己侥幸逃脱，而不会认为这样的证据说明了自己的威胁性认知是错误的。

★ **对恐惧的恐惧（fear of fear）。**一旦形成恐惧症，患者就会对自身的恐怖情绪和相应的生理反应变得非常敏感，他们往往会认为自身的恐惧反应是恐惧对象的信号或暗示。他们并没有意识到特定场所中的恐惧反应实际上是对恐惧场所的条件反射而已，并不是什么危险的信号。有证据支持这个说法，相关研究发现患有场所恐惧症的人认为在公共场合出现焦虑的后果是可怕的，他们认为焦虑会导致自己担心的结果出现，如发疯、晕倒、小便失禁等。

★ **深层认知信念是场所恐惧症的核心原因。** 针对遭遇尴尬或者体验到恐惧情绪的情境，有些个体形成了场所恐惧症，而有些人却没有，这是为什么呢？这和深层认知信念（中间信念和核心信念）有密切的关系。个体的核心信念和中间信念决定了个体如何解释和看待生活中发生的事情。如果个体对自己有着负性核心信念（如无能的、坏的、不可爱的），并采取回避策略、警惕策略等方式应对生活，他们就更容易患上恐惧症。

3.3 惊恐障碍和场所恐惧症的治疗原理

3.3.1 认知行为疗法环路模型

认知行为疗法治疗惊恐障碍和场所恐惧症的咨询策略或原理是围绕情境、认知、情绪和行为四个要素展开的。基于认知行为疗法的环路模型（见图 2-1），情境引发认知（即自动思维），认知导致个体产生某种情绪，情绪又驱使个体采取某种行为，而行为的后果（如问题得到解决、问题持续、问题恶化等情形）又构成了新的情境。

在这个模型中，认知行为疗法认为认知是情绪和行为的直接原因，行为是问题解决的关键。心理咨询师的目的就是要通过改变患者的歪曲认知，从而改善患者的负性情绪体验和不适当的行为反应，通过改变患者的适当行为，学习使用有效行为来有效解决当前的问题。

3.3.2 惊恐障碍的治疗原理

惊恐障碍可以被分为惊恐发作期和发作期间两类情形。在惊恐发作期，当患者意识到生理状态改变（如心率、呼吸等变化）时，他们往往会把它解释为危险，视为某种躯体疾病的征兆，害怕自己会发疯等，这样的认知会激发恐惧情绪并引发相应的生理反应，为了控制这样的局面，患者试图采取某种措施来加以控制，其结果是变得更糟，导致生理状态改变得更加强烈（心率更快，呼吸更加急促）。这个更为糟糕的局面（即新情境）增强了患者情况失控和处境危险的认知，恐惧情绪更强烈，生理反应更剧烈，最后导致惊恐发作。

我们前面介绍的个案君和，在高速公路上开车时突然出现心跳加快、出汗、发抖和感觉自己要从身体里分离出来，他认为这种感觉很糟糕，想把手从方向盘上拿开，却抓得更紧。他仿佛要被这种感觉击垮，他所有的注意力都集中在如何控制这种感觉上。他把车停留在路边，从车里出来，快速来回走动、蹲下身，尽力控制呼吸，等等。这些措施都没能缓解糟糕的状态，反而促使症状进一步发展，最终在数分钟内发展为惊恐发作。

在惊恐障碍发作期间，患者主要表现为担忧惊恐再次发作，产生焦虑情绪，可能在焦虑情绪的驱使下，对相关场所回避，不再前往有可能发生惊恐障碍的场所。个案君和在惊恐障碍的期间，忧心惊恐障碍再次发作，回避曾经发生惊恐障碍的场所或者有可能发生惊恐障碍的场所，不仅如此，他还经常服用抗焦虑药物，用以减少自己的焦虑症状。

惊恐障碍患者的威胁性认知是歪曲的。实际上，惊恐发作并不会造成心力衰竭或心脏停止，不会停止呼吸或窒息，不会昏厥，不会失去平衡，不会走不了路或跌倒，不会发疯，不会失控。从认知行为疗法的角度，我们需要向患者指出并通过某些方法手段来向患者证明其认知是歪曲的，一旦患者的认知改变，患者的恐惧和焦虑情绪也会相应得到改善。

惊恐发作反应的本质是内感受条件反射，内在生理状态改变与惊恐发作或焦虑形成条件联系。只要出现早期的生理状态改变，如心率加快、手脚颤抖、头晕等惊恐发作的早期症状，便会引发严重的惊恐发作或焦虑情绪反应。这种条件联系（或条件反射）是把初期的生理状态改变看作是惊恐发作的信号。这些生理状态改变在许多情况下都可能被引发，实际上它也不意味着会导致惊恐发作。为了让患者认识到这一点，消除原来形成的条件反射（即早期生理状态改变与惊恐发作的条件联系），需要使用条件反射的消退技术。

消退技术是一种消除条件联系的方法。我们在前面介绍了巴甫洛夫的实验，实验过程就是条件反射建立的过程。如果坚持响铃但不给狗喂食，巴甫洛夫发现，响铃时狗分泌的唾液会越来越少，到最后无论如何响铃，狗也不会分泌唾液了。巴甫洛夫把后面这个过程叫作消退。巴甫洛夫解释说，响铃实际上是食物来临的信号，如果每次响铃时都没有食物，那么响铃就不再有信号的意义。狗也就不再会分泌唾液了。

让我们回到惊恐障碍，患者在初期生理状态改变和惊恐发作之间建立条件反射（或条件联系），他们把初期的生理状态改变视为惊恐发作的信号，但实际上并不是这样的。为此，我们要像巴甫洛夫那样，让患者多次经历早期的生理状态改变（类似于响铃），但患者去发现惊恐发作实际上并没有发生。经过多次重复，患者意识到早期生理状态改变并不是惊恐发作的信号，也不必然导致惊恐发作。患者要反复经历或体验生理状态的改变（甚至是惊恐发作的状态），反复暴露于患者恐惧的情境中，因此，我们通常会把这个技术称为"暴露技术"而不是消退技术，主要原因是"暴露"这个词比"消退"更容易被人理解。

为了防止或避免惊恐障碍的发生，患者往往会采取一些措施（行为反应）来避免，正是这些行为反应使得患者的惊恐障碍得以维持，常见的措施包括回避惊恐发作的场所（形成了场所恐惧症），服用抗焦虑药物、饮酒、扶着墙走路，等等。为了证明患者的威胁性认知是歪曲的，就要求患者放弃这些避免惊恐障碍的行为。这种避免惊恐障碍的行为在认知行为疗法中被称为"安全行为"。

归纳起来，惊恐障碍的治疗策略如下：① 惊恐障碍的核心是患者的歪曲认知，特别是把惊恐障碍看作是有威胁性的，心理咨询的主要目标就是要向患者证明其认知是歪曲的，并修正这样的认知；② 把患者置于惊恐发作的情境中，或者主动引发惊恐发作初期甚至惊恐发作症状，阻止患者采取安全行为，患者发现在这样的条件下威胁性认知并没有被验证，威胁性认知才能得以真正的修正。这个方法被称为"暴露与安全行为阻止"技术。

3.3.3　场所恐惧症的治疗原理

场所恐惧症是恐惧症的一种，场所恐惧症的治疗原理和其他恐惧症的治疗原理是一致的。在恐惧症中，面临特定对象或身处特定情境，患者产生了威胁性认知，认为这个情境或对象是危险的，这进一步唤起了其恐惧或焦虑的情绪，在恐惧或焦虑情绪的驱使下，患者采取回避行为。

事实上，患者对于特定对象或特定情境的危险认知是错误的，是患者对其情境的错误解读。患者因为恐惧或焦虑而采取回避行为等措施，这些做法试图避免可能危险的做法，其结果是维持了恐惧症。患者回避恐惧情境就使得其威胁性认知无法被证明是歪曲的，这样，患者会相信威胁性认知是正确的，为了避免危险而采取回避行为等安全行为是必要的。

为此，认知行为疗法认为矫正患者的威胁性认知，就需要将患者置于威胁性情境中，并阻止患者采取安全行为，忍受这个过程中产生的恐惧或焦虑。患者就会发现自己担心的事情并没有发生，通过客观事实来证明患者的威胁性认知是假的。一旦患者修正了认知，认识到威胁性认知不成立，恐惧或焦虑情绪就会得到极大缓解，因焦虑或恐惧情绪所驱使的安全行为也没有必要就被患者放弃了。面对特定情境或对象，因患者的威胁性认知已修正，焦虑和恐惧情绪缓解，安全行为被放弃，这就意味着患者的恐惧症好转了。

在场所恐惧症中，患者的恐怖对象是特定场所，例如，君和对开车、乘坐高铁、乘坐电梯和独自外出感到恐惧，又例如，我们介绍的那位30多岁的女性对参加集会和大型活动感到恐惧。在这些场所里，患者感受到危险或威胁，当然不意味场所本身会伤害他们，而是他们感到在这种场所中自己会出问题，自己会出丑、丢人或者疾病发作。君和担心在这些场所中自己的惊恐障碍会发作，那位女士则担心自己小便失禁尿裤子。在这样的威胁性认知的驱动下，患者会感受到恐惧和焦虑情绪，并会采取回避特定场所的行为反应。

按照前面介绍的恐惧症的治疗思路，对于场所恐惧症的治疗，我们需要让患者暴露在感到恐惧的特定场所中，例如，君和需要暴露在高铁、电梯和独自外出的情境中，那位女士需要暴露在大型活动中。患者还需要放弃自己一贯会采取的安全行为，对于恐惧症患者而言最常见的安全行为是回避行为，患者还有一些其他的安全行为也需要阻止。对于君和以及那位女士而言，他们都需要放弃回避恐惧场所的行为，直面这些场所，并进入这个场所中。君和还需要放弃服用抗焦虑药物和有人陪伴的安全行为，而那位女士还要放弃控制饮水的做法等。当患者暴露在恐惧情境中并放弃安全行为时，患者才有机会发现自己原来的威胁性认知是假的，这样才能修正患者原有的威胁性认知。

恐惧症的上述治疗策略概括起来就是"暴露与安全行为阻止"，这个做法与惊恐障碍以及其他焦虑障碍的治疗原理或思路一致。

3.4　惊恐障碍和场所恐惧症的咨询方案

3.4.1　惊恐障碍的咨询方案

惊恐障碍的咨询目标

治疗惊恐障碍的咨询目标在于缓解惊恐发作症状（以及由此带来的场所恐惧症），恢复患者的社会功能。具体而言，惊恐障碍的咨询目标包含下面这些内容：

- 降低惊恐发作的程度和频次，直到不发生惊恐发作；
- 减少对惊恐发作的担忧或焦虑；
- 减少对惊恐发作场所的回避，能够面对惊恐发作的场所；
- 认识到惊恐发作并非有害，修正威胁性认知；
- 掌握呼吸技能等放松技巧，有效应对惊恐发作。

针对惊恐障碍患者的咨询，咨询师需要降低惊恐障碍发作的次数和程度，减少患者在发作间期对于惊恐发作的担忧，并且不回避进入那些患者担心惊恐发作的场所。如果患者能够做到这一点，就说明惊恐障碍的症状被治愈了，因此，我们把它作为惊恐障碍咨询目标的前三点。要实现这三个目标，咨询师就需要给患者传授相应的认知技巧和行为技巧。

从认知方面看，我们需要消除或降低患者对于惊恐发作的恐慌，让患者认识到惊恐发作并非有害，并且通过相应的认知技术修正患者的威胁性认知，关于这一点我们在惊恐障碍的治疗原理里已经说明了。从行为方面看，患者需要放弃原有的安全行为，不再回避惊恐发作的场所，同时需要消除其他安全行为。为了让患者对惊恐发作有一定程度的控制感，心理咨询师需要向患者教授一些放松技巧如呼吸放松技能，用以应对惊恐障碍的发展。

上述咨询目标仅仅是针对惊恐症状，实际上罹患惊恐障碍的患者，往往同时存在其他的心理问题，例如，酒精滥用、抑郁症等，甚至有婚姻关系、亲子关系、职业发展等方面的问题，咨询师在制定目标的时候，应当把患者存在的其他问题也考虑进去，设定一个完整的咨询目标。

患者的惊恐障碍，从认知行为疗法的角度看实际上是深层信念造成的。如果希望得到更为彻底的咨询治疗，就需要结合患者存在的其他症状，识别和评估患者的中间信念和核心信念，并加以修正。如果是这样，我们就需要把中间信念和核心信念的修正列入咨询目标的清单中。

惊恐障碍的咨询计划

惊恐障碍的咨询计划，仅仅是针对患者存在的惊恐障碍而规划的，如果患者存在其他问题或者需要处理中间信念和核心信念，这些就不包括在计划中了。下面的咨询计划以小节（每小节 2~3 次会谈）为单位安排。

第 1 小节：个案评估与适应治疗

个案评估： 通过对患者进行访谈和问卷测评的方式，对患者的心理问题进行评估，以确认是否存在惊恐障碍和场所恐惧症。

考虑使用药物： 评估完成后，如果确认患者的确罹患惊恐障碍，心理咨询师就需要告知患者可以选择药物治疗。患者具有选择药物治疗的知情权。惊恐障碍可以使用一些抗抑郁药物。由于药物治疗缓解焦虑情绪的即时性，一旦其他治疗尚未奏效，患者就容易对此类药物产生心理依赖而长期使用。为了防止药物依赖，药物治疗不适合单独使用，也不适合长期使用。

心理教育： 咨询师在对患者进行认知行为疗法之前，应当告知患者有关惊恐障碍和场所恐惧症的相关知识。内容主要参考前面我们介绍的"惊恐障碍的 **CBT** 解释"中的部分内容，心理咨询师应当告知患者下面这些要点：① 恐惧及其反应是个体对危险情境的自然反应，这样的反应是正常的，是生物进化的结果；② 惊恐障碍是"虚假警报"，它是对并不真实存在的危险而启动的躯体反应；③ 惊恐障碍中的威胁性认知其实是歪曲的，不符合事实，也与我们大多数人的看法不一致，它需要得到修正；④ "暴露和安全行为阻止"是验证威胁性认知为假的主要手段和途径。

第2小节：焦虑日志与放松练习

作为认知行为疗法的第一步，患者需要对其引发焦虑和惊恐情绪的情境、认知、情绪和行为进行觉察并记录，咨询师为了降低患者在惊恐发作期间的焦虑水平需要教会患者一些放松技巧。

焦虑日志： 心理咨询师要求患者填写"焦虑日志"，让患者在惊恐发作和发作期间体验到恐惧或焦虑的时候进行记录。患者需要体验和了解恐惧或焦虑的强度（更多时候，我们用主观痛苦指数来统称恐惧或焦虑情绪的强度，一般用 0~10 分的情绪标尺来评估），以及引发恐惧和焦虑情绪的具体情境、当时的自动思维和采取的措施等内容。我们也可以使用标准化的"惊恐发作记录表"（见表 3-1 ）。

放松练习： 为降低患者在惊恐发作间期的焦虑水平，也就是降低患者对惊恐发作预期而引发的焦虑情绪，心理咨询师可以教患者一些放松技术，如呼吸放松技术、渐进性肌肉放松技术等。放松练习能有效降低患者的焦虑水平，取得心理咨询的初步进展。

第3小节：挑战威胁性认知

患者继续练习放松技术，进行惊恐障碍知识的心理教育，让患者认识到惊恐发作并非有害；尝试一些新的应对方式，不和惊恐较劲；在焦虑日志记录的基础上对认知进行挑战，检验患者的威胁性认知是否得到验证。

惊恐发作并非有害： 讲解惊恐情绪的本质是应激反应，并解释惊恐障碍患者担心的事情实际上并不会发生，如患者担心的心脏病发作、不能呼吸、晕倒、失控的情形都不会发生，减轻患者对惊恐发作后果的担忧。

别和惊恐较劲：改变患者应对惊恐发作的行为方式也有利于挑战患者的威胁性认知。咨询师可以建议患者不要和惊恐症状较劲，不要试图控制惊恐症状，患者只需要采取接纳的态度和方式，就能减少惊恐发作。当惊恐早期症状出现的时候，患者可以接受这种症状，告诉自己说："这些感觉又来了，我能承受，我已经经历过多次了。"患者对于这些惊恐所致的生理状态变化采取观察的态度，看着它发生、发展和消失。一旦患者改变对惊恐障碍不接受的态度和做法，患者就会发现惊恐发作少了，或者极少发展到惊恐发作的地步。

认知检验：对于惊恐发作时期和发作期间的自动思维，咨询师建议患者把自动思维看作一个需要检验的假设，通过实际结果来验证这些想法。在这个过程中，咨询师可以应用发散思维、可能区域等认知技术以及"惊恐障碍自助表"来帮助患者挑战认知。

第 4 小节与第 5 小节：暴露与惊恐诱发

在患者威胁性认知得到初步修正的情况下，可以实施"暴露与安全行为阻止"技术，在这个过程中实施惊恐症状诱发，通过这些让患者认识到惊恐并不危险，不会有危险的事情发生。

暴露与安全行为阻止：心理咨询师和患者要先确定能够引发焦虑或恐惧的具体情境，并按照主观痛苦程度（即焦虑和恐惧程度）从小到大排序；暴露从痛苦程度低的情境开始，暴露的时候需要阻止安全行为。惊恐情境的暴露可以先采取想象暴露，然后再进行现场暴露。

惊恐诱发：心理咨询师安排患者做出某个活动／动作人为地引发惊恐症状，这么做既可以让患者适应惊恐症状，也能让患者认识到惊恐症状并不危险。例如，对害怕头晕的患者，咨询师可以让其坐在转椅上，然后快速旋转椅子来引发患者头晕的感觉。

第 6 小节：惊恐控制

在前期工作的基础上，患者可以通过认知和行为技术来应对惊恐发作的早期症状，控制惊恐症状继续发展，增强患者对于惊恐障碍的控制感。

放松技术：在惊恐发作初期进行呼吸放松可以避免惊恐症状继续发展。这里需要说明，在上个阶段执行"暴露与安全行为阻止"的过程中不能使用放松技术。在暴露时候应用放松技术，放松技术就相当于安全行为，患者使用放松后就无法达到惊恐发作的程度，自然就无法证明威胁性认知为假了。

积极自我陈述：在惊恐发作初期，患者也可以采取一些积极的自我暗示来替代消极的自动思维，一旦患者用适宜的想法进行思考的时候，患者的惊恐发作也不太可能继续发展。

3.4.2　场所恐惧症的咨询方案

场所恐惧症的咨询目标

场所恐惧症是个体因对特定场所的恐怖，导致患者回避相关场所或是进入相关场所的时候感到非常恐惧，因此场所恐惧症的咨询目标在于缓解特定场所带来的恐惧症状，降低患者对于场所的回避行为，降低因为回避而给患者带来的社会功能损害。具体而言，场所恐惧症的咨询目标包含这些内容：

- 不回避感到恐惧的场所，能正常进入特定场所；
- 能够在特定场所内进行正常活动，完成相应的社会功能行为；
- 降低对特定场所的恐惧程度，达到能够忍受的水平及其以下；
- 修正患者对于场所的威胁性认知。

场所恐惧症的咨询计划

场所恐惧症的咨询计划以小节（每小节 2~3 次会谈）为单位，具体计划如下。

第 1 小节：个案评估与适应治疗

个案评估：咨询师通过对患者进行访谈和问卷测评的方式，对患者的心理问题进行评估，结合 DSM-5 的诊断标准，评估患者是否为场所恐惧症。

考虑使用药物：评估完成后，如果确认患者罹患焦虑障碍，心理咨询师需要告知患者其可以选择药物治疗。患者具有选择药物治疗的知情权。

心理教育：咨询师在对患者进行认知行为疗法之前，应当告知患者场所恐惧症的相关知识。给患者介绍 CBT 对场所恐惧症的解释、治疗原理和咨询计划等方面内容。这些方面内容可以参见本章相关部分。

第 2 小节：焦虑日志和挑战威胁性认知

作为认知行为疗法的第一步，患者需要对引发其焦虑和惊恐情绪的情境、自动思维、情绪和行为进行觉察并记录，并在此基础上挑战自动思维（威胁性认知）。

焦虑日志：心理咨询师要求患者填写"焦虑日志"，让患者填写感到恐惧的具体情境，以及在这些情境中体验到的主观痛苦程度（即评定主观痛苦指数，一般用0~10 分的情绪标尺来评估），以及自动思维和采取的措施等内容。

挑战威胁性认知：咨询师也可以邀请患者在进入恐惧情境前预言将会发生什么情况，而后再进入相关情境，通过实际结果来检验预言是否正确。对于患者面临恐惧情境时的自动思维，咨询师可以应用控辩方等认知技术，并且借助过去经验证据来说明其认知是不成立的。

第 3 小节与第 4 小节：渐进暴露

在患者的威胁性认知得到初步修正的情况下，咨询师可以实施"暴露与安全行为阻止"技术，通过这些让患者认识到场所并不危险，不会出现患者担心的情形。

实施"暴露与安全行为阻止"技术的第一步是确定能够引发焦虑或恐惧的具体情境，并按照主观痛苦程度（即焦虑和恐惧程度）从小到大排序；第二步是制订暴露计划，从 30% 的痛苦程度（或者主观痛苦指数 3 分）开始暴露，然后逐步处理痛苦程度更高的情境；第三步是在患者暴露的时候，咨询师需要阻止其安全行为。咨询师可以先采取想象暴露，然后进行现场暴露。

最后需要说明，如果患者是惊恐障碍并伴随场所恐惧症的话，我们就按照前面介绍的惊恐障碍的咨询方案进行；如果患者没有惊恐障碍，只是单纯的场所恐惧症，我们就按照本方案（（即"场所恐惧症咨询方案"）实施。

3.5　惊恐障碍和场所恐惧症的咨询技术

在惊恐障碍和场所恐惧症的咨询过程中，咨询师需要用到许多认知方面的技术，如发散思维技术、控辩方技术、可能区域技术、行为实验技术、应付卡技术等，如果心理咨询进行到中间信念和核心信念阶段，就会用到中间信念和核心信念方面相应的技术。对于这些技术的具体内容，我们在本丛书的《认知行为疗法入门》和《认知行为疗法进阶》的相关章节有介绍，在此就不再赘述。在这里，我们只介绍应用于惊恐障碍和场所恐怖咨询治疗中的一些特殊方法，如惊恐发作记录表、惊恐症状心理教育、惊恐诱发技术、惊恐症状暴露技术和场所恐怖暴露技术等。

3.5.1　惊恐发作记录表

惊恐发作记录表（见表 3-1）主要用来获取惊恐发作的具体信息，了解患者在惊恐发作时的主要症状，患者的自动思维、情绪强度和行为反应等方面内容。通过对一段时间惊恐发作记录表的结果进行分析，心理咨询和患者就可以发现其中的规律和模式，这为惊恐障碍的咨询治疗奠定了基础。

表 3-1　惊恐发作记录表

日期：	开始时间：	持续时长（分钟）：	意料之内 / 意料之外
发作时症状（相应症状后划√）	心悸 / 心慌 / 心跳急促	全身发热	唇干舌燥
	呼吸急促 / 换气过度	手心出汗	视线模糊
	头昏 / 站不稳 / 眩晕 / 昏厥	手足冰凉	有局部麻痹感
	恶心 / 呕吐 / 反胃	双腿发软	窒息感
	双手颤抖 / 身体震颤	胸痛 / 胸闷	濒死感
	手足面部有针刺感	哽噎感 / 如鲠在喉	感觉不真实
	害怕发疯 / 精神失常	害怕失控	感觉自己脱离了身体

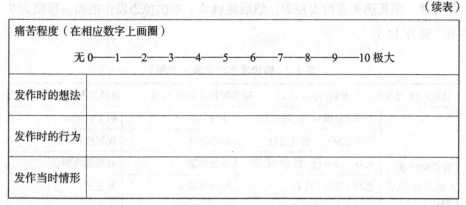

痛苦程度（在相应数字上画圈）
无 0——1——2——3——4——5——6——7——8——9——10 极大

发作时的想法
发作时的行为
发作当时情形

　　惊恐发作记录表要求患者在发作结束后，迅速记录下惊恐发作时的相关信息，如果拖延时间记录，可能记录的内容就不太准确。

　　首先，患者填写记录表时要填写发作的日期、具体时间和整个惊恐发作的持续时间，以及说明这个惊恐发作是自己预料到的还是没有预料到的。

　　其次，确认惊恐发作时的具体症状。患者只需要在相应症状上面或后面画钩即可。确认完症状后，患者需要评估本次惊恐发作带来的痛苦程度，需要用数字 0~10 来表示痛苦程度，数字越大，痛苦程度越强。

　　再次，填写惊恐发作时的自动思维（即发作时候的想法）和行为，患者要描述发作过程中自己的心路历程，自己都想了些什么，以及自己都采取了什么应对措施（即发作时的行为）。

　　最后，回顾发作时的情形（即情境），描述惊恐发作前的自己在做什么，当时的身体状态、心情如何，处于什么样的环境等内容。描述得越清楚，越有利于了解激发惊恐障碍的诱因。

　　下面我们举一个例子来说明如何填写惊恐发作记录表（见表 3-2）。患者觉察到自己有心慌的感觉，就看了手表，时间是上午 8:25，接着注意到有更多躯体症状发生，整个发作过程持续了 9 分钟。在惊恐发作结束的 10 分钟内，她填写了惊恐发作记录表。她先填写了发作日期、开始时间和持续时长，并确认此次发作是"意料之外"的。接下来，她确认惊恐发作时的躯体症状如下：心慌、全身发热、唇干舌燥、呼吸急促、双腿发软、身体震颤、濒死感和害怕失控等。然后她确认了本次惊恐发作的痛苦程度为 7 分（满分 10 分）。

表 3-2　惊恐发作记录表（示例）

日期：10 月 9 日	开始时间：8:25	持续时长（分钟）：9	意料之内 / 意料之外√
发作时症状（相应症状后划√）	心悸 / 心慌√ / 心跳急促	全身发热√	唇干舌燥√
	呼吸急促√ / 换气过度	手心出汗	视线模糊
	头昏 / 站不稳 / 眩晕 / 昏厥	手足冰凉	有局部麻痹感
	恶心 / 呕吐 / 反胃	双腿发软√	窒息感
	双手颤抖 / 身体震颤√	胸痛 / 胸闷	濒死感√
	手足面部有针刺感	哽噎感 / 如鲠在喉	感觉不真实
	害怕发疯 / 精神失常	害怕失控√	感觉自己脱离了身体

痛苦程度（在相应数字上画圈）

无 0——1——2——3——4——5——6——⑦——8——9——10 极大

发作时的想法	这种感觉又来了，我要失控了，我无法控制自己，我要死了。
发作时的行为	扶着家具行走，到沙发上躺下来。
发作当时情形	早上送孩子去幼儿园后回到家里，刚进门还没有来得及换鞋，就出现惊恐症状。 发作之前，为孩子拖拖拉拉耽误时间而生气，然后急急忙忙地把孩子送到幼儿园，然后赶回来。

　　在完成有关惊恐发作的症状信息后，患者继续回顾当时的想法、行为和具体情形。她在惊恐发作时的想法是："这种感觉又来了，我要失控了，我无法控制自己，我要死了。"感到惊恐发作后，她的行为反应是："扶着家具行走，到沙发上躺下来。"最后，患者回顾了惊恐发作前的情形，早上孩子拖拖拉拉耽误了时间，患者和孩子生气，而后又急急忙忙地把孩子送到学校。最后，自己回家，刚进门还没有换鞋时就出现了惊恐发作。

　　当患者坚持填写惊恐发作记录表一周或者更久，我们就可以从中发现惊恐发作的模式和规律，了解到患者在什么情况下更容易发作：是独处时还是和他人在一起时？每次发作的时间是否有规律？每次发作的症状是否一样？发作与生活事件是否有明确的关联？等等。

3.5.2　关于惊恐症状的心理教育

惊恐障碍的核心症状是患者对于惊恐症状的威胁性认知，他们认为惊恐所引起的生理状态改变是危险的。如果心理咨询师能够对患者进行有关惊恐症状的心理教育，帮助患者正确认知惊恐的生理状态变化，以及这些状态和变化不会产生患者所担心的后果，这将有利于惊恐障碍的咨询和治疗。下面给大家介绍有关惊恐症状方面的知识，以及如何教导患者。

（1）惊恐症状是面临危险或紧急状态下的自然反应

虽然患者的惊恐症状是"虚假警报"，但它的确激活了个体面对危险或紧急时候的生理系统，这个系统是人从动物进化过程中习得和遗传的，人们只要遭遇危险或紧急状态，身体中的应激系统便会被自然激活，调动身体能量以应对当前的危险。例如，当你过马路的时候，突然一辆汽车朝你驶来，如果你反应慢就有可能被汽车撞伤，这时候大脑激活应激系统，你会感到非常惊恐，身体能量瞬间被激活，这时你便能够快速跑过马路，到达安全地带。这个时候你可能会发现自己心率加快，呼吸急促，甚至吓出了一身冷汗。

（2）惊恐症状的各种生理变化是为了更好地调动生理能量应对当前状态

惊恐发作中患者会体会到各种症状（见表3-1），这些症状实际上是应激系统被激活之后的生理反应。当个体觉察到危险的时候，大脑便传递信息给自主神经系统，由自主神经系统支配相应的身体器官做出相应的反应。自主神经系统有两个分支，一个是交感神经系统，一个是副交感神经系统。交感神经系统负责兴奋作用（或激活作用），以调用身体的相应器官应对当前的危机，人在焦虑和恐惧时的反应实际上就是交感神经系统兴奋作用的结果。而副交感神经系统的作用与交感神经系统的作用相反，它负责将被激活或调用的身体器官恢复到原来的放松状态或平稳状态。

当个体遭遇危险的时候，交感神经系统被激活，身体的相应器官或组织被动员起来，心率加快、呼吸急促、肌肉紧张，等等，个体便会感到有力量来应对当前的情境，个体要么选择"战斗"要么"逃跑"（即战斗／逃跑反应）。危机结束后，个体的紧张解除，放松下来，这时候副交感神经系统被激活，交感神经系统被抑制，于是那些被动员起来的器官和组织便慢慢回到原来的平衡状态。

由此可见，交感神经系统负责调动身体器官和能量应对当前情境，而副交感神经系统则是在必要时让身体回到平衡状态。副交感神经系统一般会在两种情况下被激活，使得交感神经系统被抑制。第一种情况是我们刚才提到的情形，个体面对的危险解除，不存在危险了，身体自然不需要继续维持这样的激活状态了。解除紧张时便激活了副交感神经系统。第二种情况是持续的交感神经系统兴奋导致身体能量被大量消耗，精力体力被耗尽，个体无法继续维持激活状态，此时便会激活大脑中的自我保护机制，副交感神经系统被启动，用来抑制交感神经系统活动，强力抑制身体的激活状态。在生活中，我们可以看到有些人持续地蹦蹦跳跳或哭哭闹闹后，就会疲倦，进入平静的安睡或抑郁状态。

个体觉察到危险后，交感神经系统会处于兴奋状态，会去激活心血管系统、呼吸系统等相应组织和器官来加以应对。具体来说，当个体处于危险或紧急状态时，交感系统的激活会带来如下改变，可能导致惊恐症状。

- 心率加快，心搏增强，个体感到心跳快速而猛烈。
- 血流改变，个体感到面色苍白、手脚冰凉、身体发冷（启动初期可能感觉发热）等。
- 呼吸更快而深，个体的呼吸可能会变乱，导致吸入氧气过多，头晕眼花、眩晕、呼吸局促、感觉冷或热、出汗、胸部不适、视觉模糊等。
- 汗腺活动增多，个体会出汗。
- 瞳孔扩大，个体对光更敏感，可能出现视觉模糊。
- 消化功能被抑制，个体可能感觉口干、恶心、胃痛、痉挛、腹泻等。
- 肌肉收缩紧绷，个体可能感到肌肉紧张、痉挛、颤抖等。

从上面的分析中，我们就可以发现惊恐症状实际上是个体面对危险或紧急情况下的躯体应激反应，并不意味着更为严重的躯体疾病或者即将失控或发疯。

有些人可能会感到困惑，存在真实危险时我们的交感神经系统被激活却常常没有出现惊恐发作的体验，而在没有真实危险时却会有这样的症状体验。这主要是由于在真实危险时，交感神经系统被激活的能量被真正消耗，而没有危险时惊恐发作所调用的能量并没有被消耗，能量累积却带来了混乱。我们拿开车作类比，如果你启动汽车发动机，却并不前行，你会感受到发动机启动带来的震动，但如果我们开动汽车，汽车前行，你就会发现这个震动不明显了。另一个原因是选择性注意的问题，当我们处于真实危险中，我们的注意力集中在外部危险的应对上，不会关注自己的生理状况，但在没有真实危险而出现惊恐发作时，我们会把注意力放在生理反应上，对生理反应的感受更为敏感，个体更能感受到惊恐症状。

（3）惊恐症状并非有害，不会对身体造成伤害

惊恐症状是生理反应的应激状态，它意味着疾病，但并不会导致更为严重的疾病。当然，如果你需要长期处理这种应激状态的话，会造成心血管、消化系统、肌肉运动系统、呼吸系统等方面的疾病，但这些疾病就是医学心理学所说的"一般性适应综合征"，这个综合征是持续性压力过大造成的，非惊恐障碍所致。

惊恐障碍会造成患者各种各样的担心，实际上这些担心是不必要的。如果患者能够比较惊恐发作的症状和担心的疾病之间的关系，就会发现它们之间不存在关联。关于这个方面，可以从相关的医学知识和患者过往的惊恐发作的实际后果中看出来。在这里，我们把惊恐障碍患者常见的担忧做一个简单的解释分析。

- **惊恐障碍不会导致昏厥**：惊恐发作时，患者的身体处于紧张状态，和昏厥的身体感觉是相反的，昏厥发生在低血压或血压大幅下降的条件下。实际上，患者有这样的担心是因为他们将头晕和晕眩视为要昏厥。
- **惊恐障碍不会导致神经崩溃**：许多患者认为他们筋疲力尽，几乎要崩溃了。实际上，根本不可能这样，筋疲力尽正是个体的保护机制，是有机体防止崩溃的策略，它是通过激活副交感神经活动，使个体平静

下来的具体体现。

- **惊恐障碍不会导致失控**：有患者认为他们要失控，要瘫痪了、不能动了，不知道自己将要做什么，可能会到处乱跑、伤害他人、说一些下流的话等。实际上，虽然惊恐感觉让患者感到困惑，但患者依然能够思考和行动，实际上思考和行动更快，患者仍在控制思考和行为。

- **惊恐障碍不会导致心力衰竭或心脏病发作**：惊恐发作的心跳加速和心悸的确令人不舒服，但心脏不会停止跳动，心脏是由强壮而致密的肌纤维组成，健康的心脏能够承受每分钟 200 次跳动且持续一整天而不受伤。另外，惊恐发作与心脏病也是不同的，它们之间没有联系，惊恐发作只会导致心率加快，并不会导致心脏病一样的心律失常（心电图能显示出来）。人在心脏病发作时感到的是持续的疼痛和压迫感，甚至觉得胸腔要爆炸，惊恐发作有时会有心律不齐的现象，也有可能让人感到胸口有一闪而过的疼痛感。

- **惊恐障碍不会导致呼吸停止或窒息**：惊恐障碍使人觉得胸闷或呼吸受阻，患者可能会担心自己窒息。实际上，呼吸道和肺部并没有什么问题，紧张感马上就会过去。大脑有自主调节呼吸的中枢，维持呼吸的平衡。

- **惊恐障碍不会导致精神失常**：惊恐发作可能会让人感觉不真实或者脱离了自己，这是惊恐的生理反应造成的，是一时性和状态性的，不会导致精神失常或发疯。精神失常或发疯是有遗传基础，并经过长期累积逐渐表现出来的，可能由生活事件诱发。但无论如何，它和惊恐发作之间都没有直接的联系。

3.5.3 接纳你的惊恐症状

惊恐障碍的初期症状会引起患者的紧张，担心发生各种危险，在恐惧情绪的驱使下，患者往往会采取抓住某个东西，拼命吸气等做法，实际上，正是这些想法和做法使得惊恐障碍的症状继续发展。为了减少惊恐症状继续发展，患者可以采取与平时的想法和做法不一样的策略。

接纳惊恐症状，不和惊恐较劲

惊恐发作时和它较劲，会把事情变得更糟，惊恐症状会更加严重。因此，患者不要以紧张的心态来对付惊恐症状，不要刻意去压制这种感觉或者赶走它们。心理咨询师在初期应当鼓励患者改变一种态度和方式来对待惊恐发作，当患者能够接纳惊恐症状的时候，他们就能够发现惊恐症状没有那么严重了，发生的频率也降下来了，这有助于增强患者对心理咨询的信心。具体来说，接纳惊恐症状有如下几个要点。

（1）症状初起时不要逃避

当出现惊恐障碍初期症状时，你不要试图逃避，试图逃避就相当于在暗示自己无法应对这种情形，大多数情况下这会让你产生更多惊恐。这时你只需要对自己说："这些感觉又来了，我经受过多次考验，这次我也能经受它。"

（2）接受发展中的生理变化，冷眼旁观

试图阻止惊恐的生理变化，往往会让人事与愿违，它会变得更加严重。采取顺其自然的态度，让那些症状自然地发生和消失，自己就像一个旁观者一样看着自己的身体症状的变化，反而更容易降低惊恐发作的程度和频率。当然，在这个过程中患者不要自己吓自己，告诉自己一切都会过去的。不要推波助澜，不要暗示自己会出现危险的后果，患者只需要告诉自己说"我是安全的，一切都会过去的"就可以了。

（3）等待时间带走惊恐，恢复平静

惊恐发作的时间是有限的，多数情况下数分钟内达到高峰后就会消退，人就会恢复到平静状态。

3.5.4 惊恐诱发技术

惊恐障碍患者对于惊恐所带来的生理反应感到非常紧张和担忧，他们常常以为惊恐会导致心脏病发作或是会让自己发疯等。患者有这样或那样的担心，是因为他们对出现这样的症状感到不解。对于发生在自己身上的异常生理变化，人们往往会感到恐惧。如果我们能够通过某种方式让其产生类似于惊恐发作的症状，他们就能认识到惊恐症状是正常的躯体反应，这有助于消除患者对惊恐症状的担忧。

惊恐诱发技术就是患者进行某种活动或操作以主动引发类似惊恐发作症状，降低患者对惊恐症状的恐惧以及适应惊恐症状的技术方法。惊恐诱发技术对于惊恐障碍的咨询治疗非常重要，有着非常重要的作用。首先，惊恐诱发不仅可以增强患者对惊恐症状的理解，认识到惊恐症状是某种应激活动的结果，并不是某些疾病或发疯的先兆；其次，反复地惊恐诱发实际上是惊恐症状的暴露练习，可以增强患者的惊恐症状的适应性，降低患者对于惊恐症状的担忧或紧张；最后，主动引发惊恐症状，以及随着惊恐症状诱发导致恐惧感降低，这些会给患者带来某种程度的控制感，让患者意识到惊恐障碍在自己的掌控之中。

实施惊恐诱发技术，首先要通过患者填写的惊恐发作记录表，明确患者惊恐发作的主要症状是什么，根据患者的症状确定惊恐诱发操作项目（见表3-3）。其次，实施惊恐诱发操作时应当做足相应的时间长度。也许惊恐诱发症状过于强烈导致患者提前停了下来，咨询师需要鼓励患者再次挑战这个练习，直到其能够完成既定的时间要求。最后，每次完成惊恐诱发练习后，患者都需要填写"惊恐诱发记录表"（见表3-4），记录惊恐诱发操作的项目名称，诱发操作后患者体验到的症状，以及由此体验到的焦虑程度（0~10分）和患者感觉诱发操作的症状与惊恐症状的相似程度。

表 3-3　惊恐诱发操作与可能症状

惊恐诱发操作	可能的诱发症状
原地跑步：在原地抬腿跑步，尽可能抬高双膝，坚持2分钟	心跳加速、呼吸急促
原地旋转：坐在转椅上旋转或站立旋转，以大约3秒钟转1圈的速度进行，旋转1分钟，然后在椅子上坐1分钟	眩晕、迷失方向感、恶心
埋头：把头置于两腿之间30秒，然后猛地坐正	头晕或血液上涌
收紧身体：收紧身体的每一个部分（胳膊、腿、腹部、背部、肩膀、面部等所有地方），保持1分钟（以不产生疼痛为限）	肌肉紧绷、紧张感、无力感、发抖
过度换气2分钟：包括深深吸气和快速开口吐气两个动作，持续2分钟，然后站立起来（注意：有癫痫、中风、哮喘、心肺疾病不能做这个项目）	眼花、头晕、不真实感、呼吸局促、刺痛、发冷、发热、头晕或头痛

惊恐诱发操作	可能的诱发症状
用吸管呼吸 2 分钟：捏住鼻子，不要让空气从鼻腔进出，只通过一根细管呼吸，持续 2 分钟	气短、窒息
盯着看：盯着镜中的自己或者一盏明亮的灯看 2 分钟，尽可能使劲地盯着看	不真实感

表 3-4 惊恐诱发记录表

日期 / 时间	诱发操作	诱发症状	焦虑程度	相似度

关于惊恐诱发技术，还有几个要点需要补充。

第一，如果上述练习并未产生与患者类似的惊恐症状，或者产生的症状与患者的惊恐症状相似度低（低于 3 分），咨询师和患者可以讨论其他能够唤起期望症状的练习。

第二，惊恐诱发练习期间，患者要允许恐惧自然的增强，不要用安全行为加以阻止（如转移注意、坐下来防止摔倒等）。

第三，惊恐诱发练习需要重复进行，也就是说，除了在咨询室进行惊恐诱发练习外，作为家庭作业，患者还需要在家中进行同样的惊恐诱发练习。

第四，患者对相同惊恐诱发项目重复练习，需要做到该项目所引发焦虑程度显著下降（到原来的焦虑程度的 1/2，或 3 分以下）才能停止。这里的停止标准是患者也许依然会体验到惊恐症状（这个症状或许没有多少减轻），但对于它的焦虑程度下降了。

第五，某些惊恐诱发项目不能引发患者的焦虑，是因为他们相信咨询师在场的情况下自己是安全的。如果是这样，可以安排患者独立进行这样的操作练习。

3.5.5　惊恐症状暴露技术

惊恐诱发是主动引起患者所担心的惊恐症状，这对于消除患者的惊恐障碍非常有帮助。尽管如此，惊恐诱发产生的惊恐症状是人为的，不是自然发生的。为了说明惊恐障碍的治疗效果或治愈惊恐障碍，患者需要能够面对生活中自然发生的惊恐症状。

把患者放到那些引发惊恐障碍症状的生活环境中，体验惊恐症状，适应惊恐症状，直到不再感到惊恐或惊恐程度显著下降。这个做法就是我们前面介绍的"暴露与安全行为阻止"技术。

（1）确定引发惊恐障碍的活动

实施惊恐症状暴露的第一步是确定能够引发惊恐症状的活动。惊恐发作记录表是重要的信息来源。咨询师需要意识到有些患者为了避免惊恐障碍发作会有意识地回避某些活动或行为。咨询师可以询问患者："如果没有惊恐障碍，你可以随心所欲的话，你想做些什么？"下面是一个常见的惊恐障碍患者的回避活动清单（见表 3-5），咨询师可以让患者对清单上这些项目评估其焦虑水平（或主观痛苦指数），从这些项目中获得相关信息。

表 3-5　惊恐障碍回避活动清单

天气很热时户外行走	看恐怖电影	潜水
天气寒冷时在户外行走	观看刺激性体育比赛	乘车时看书
在闷热房里开会	参加"激烈"的辩论	参加有氧运动
在闷热的商场购物	在公园或露天广场骑马	举起重物
吃油腻的食物	跑步上楼梯	运动
喝咖啡或含咖啡因的饮料	从椅子上猛地站起来	发生性关系
吃巧克力	把门窗关紧洗澡	跳舞
喝可乐和其他苏打饮料	抬头看天空和云彩	蒸汽浴
服用非处方药	生气	远足

（2）制订惊恐障碍活动暴露计划

确定引发惊恐障碍的活动并评定焦虑值（或主观痛苦指数）后，咨询师需要和患者一起按照焦虑值（或主观痛苦指数）从小到大排序。选择分值 3 分的活动开始进行暴露，待此项活动通过暴露达到预期目标后，选择排序在后的活动进行暴露，直到列表上面的所有活动都完成。

对某个惊恐活动进行暴露，患者需要有意识地找机会进行活动暴露，也就是说，惊恐暴露活动需要重复或反复进行。惊恐活动经过多次重复暴露后，患者的焦虑程度就会显著降低。只有当患者对惊恐暴露活动所体验的焦虑值降低到 2 分以下时才能结束。

如果患者对某个惊恐活动的焦虑值降到 2 分以下，但患者不愿意挑战焦虑值更高的活动，咨询师就可以安排其复习已经完成的惊恐暴露活动，以增强信心，直到患者愿意挑战下一个惊恐暴露活动。

（3）惊恐活动的暴露方法

惊恐暴露活动有两个目标，一是验证患者对于惊恐活动的危险性认知为假，也就是说，患者担心的事情在惊恐障碍中并不会发生；二是消退惊恐障碍的内感受条件反射，也就是说，当患者出现惊恐障碍早期症状后不会自然地引发惊恐障碍，而是停留在初期水平。

有鉴于此，惊恐活动实施前需要明确患者对于从事此项活动的威胁性认知是什么，怎样安排才能刺激出患者担心的结果。例如，有患者担心自己在蒸汽淋浴过程中会因为缺氧窒息而晕倒。为了验证这个想法为假，就需要设计一种活动条件让担心的结果最有可能成真。我们可以在洗澡时关闭门窗，调试水温，增加出水量，尽可能多地造成蒸汽，并且让患者在这个环境中待上足够长的时间。如果在最有可能出现担心结果的场合中都没有发生惊恐的话，他的危险性认知就可以被证伪了。

实施惊恐暴露活动前，咨询师和患者需要确定患者需要验证的担忧认知（即威胁性认知）和相信程度，以及对暴露活动的具体内容设计，把这些内容填写在"惊恐活动暴露表"上（见表 3-6）。这里需要说明，患者的担忧认知是患者担心出现的最糟糕的结果，不是暴露过程中出现的生理症状预期。然后，以家庭作业的形式，患者可以在家里或生活中进行相应的暴露，如果可以在咨询室安排的话，也可以在咨询室实施。

表 3-6　惊恐活动暴露表

暴露前填写	日期 / 时间：
	暴露活动名称： 活动设计：
	担忧内容： 暴露前的相信程度：　　%
暴露后填写	暴露中出现的症状： 暴露中的焦虑峰值：
	暴露中是否出现担忧的内容： 暴露后对担忧内容的相信程度：　　%
	暴露完成的情况：

患者暴露完成后，再填写表格中的其余部分。患者需要填写惊恐活动暴露中出现的生理症状，所体验到的最大的焦虑值；暴露中是否出现自己担心的最糟糕的结果，评估自己对担心的相信程度。如果暴露过程中出现意外的情况，例如，未能完成暴露或者被打扰等情形，就要在"暴露完成情况"一栏中注明。

我们以那位担心自己在蒸汽淋浴过程中因为缺氧窒息而晕倒的个案为例，说明惊恐暴露活动的实施（见表 3-7）。咨询师和患者先商议对暴露活动的设计，考虑到实际情况决定让患者在家里实施，实际上个案担心的也是自己在家里淋浴时会出问题。为了达到最大效果，咨询师建议患者关闭门窗并且打开浴霸增加房间温度和水蒸气的效果。然后让患者写下了担忧的内容"晕倒在淋浴室里"和相信程度"100%"。

表 3-7　惊恐活动暴露表（示例）

暴露前填写	日期 / 时间：3 月 27 日 19:20
	暴露活动名称：蒸汽淋浴 活动设计：在家里淋浴，关闭卫生间门窗，打开浴霸，把水量开到最大，把温度开到自己能忍受的最高程度，等房间充满水蒸气后再洗澡，在卫生间里淋浴 10 分钟
	担忧内容：晕倒在淋浴室里 暴露前的相信程度：100%

暴露后填写	暴露中出现的症状：头晕、窒息感、心率加速、口干
	暴露中的焦虑峰值：9分
	暴露中是否出现担忧的内容：否
	暴露后对担忧内容的相信程度：80%
	暴露完成的情况：实际上只坚持了5分钟，未能完成原定10分钟的暴露

接下来，安排个案回家进行惊恐活动暴露试验，要求至少一周进行三次这样的试验。表3-6是个案第一次暴露活动试验的结果。从这个结果看，他在暴露过程中出现了头晕、窒息感、心率加速等症状，焦虑峰值也比较高（9分），暴露结果也没有出现患者担心的情况，因此其对担忧认知的相信程度有所下降（从100%下降到80%）。我们从暴露完成情况中可以发现，个案并没有坚持到原定的10分钟，而是在进行了5分钟的时候就中止。

在惊恐暴露活动中，像上述个案这样中途停止暴露的情形并不少见。如果患者在暴露过程中无法承受暴露所带来的恐惧或焦虑，最好的策略是暂时离开，使用应对技巧（呼吸技巧和认知应对技巧）之后，重新回到活动中去。继续挑战惊恐活动的暴露，试图让自己坚持得更久一些。

患者在活动中如果变得害怕或紧张，可以用呼吸技巧控制焦虑让惊恐暴露活动能够继续进行。患者使用腹式呼吸的方式，慢慢地吸气和呼气，在呼气时暗示自己"放松"。需要特别说明的是，呼吸技巧或认知技巧的使用目的不是为了减轻症状或焦虑，不是为了让患者在惊恐活动暴露中不再体验惊恐或焦虑，而是为了让患者能够继续直面恐惧并完成暴露活动。因此，在使用呼吸放松技巧时只需要将焦虑和恐惧降低到能忍受就可以了，不需要降到最低水平。

认知技巧也是面对极度恐惧和焦虑时可以使用的方法，患者要进行积极的自我暗示，告诉自己："我能承受恐惧和焦虑，恐惧或焦虑不会击垮我，我担心的事情不会发生。"

最后，必须要指出，在惊恐活动暴露过程中，患者需要放弃过去采取的安全行为，如果患者没有放弃安全行动，患者就不太会体验到恐惧或焦虑，惊恐活动的暴露就达不到预期的目的。有些患者会以服用药物或携带药物的方式让自己减少惊恐体验或让自己安心，这样的做法应当尽早放弃，不然暴露活动就达不到预期效果。

3.5.6　场所恐惧暴露技术

前面介绍的技术内容主要针对惊恐障碍，对于场所恐惧症，我们主要应用的是暴露技术。场所恐惧暴露的技术方法与惊恐障碍的暴露技术方法基本一致，它们的主要区别在于惊恐障碍是让患者从事可能引发惊恐障碍的活动，而场所恐惧症则是让患者进入其回避进入的场所或者进入后感到焦虑的场所。

（1）确定引发患者感到恐惧的场所

心理咨询师可以从患者的"惊恐发作记录表"中得到有关引发患者惊恐的场所方面的信息。不过这些信息还是不够的，患者可能会有意识地回避某些场所，这样的话那些让患者感到恐惧的场所就不会记录在"惊恐发作记录表"上了。心理咨询师需要通过提问的方式了解那些患者回避的场所信息："有什么样的地方是你过去常去或敢去，自从得病之后就不再去了的？"当然心理咨询师也可以给出一些常见的场所，让患者从中找出自己感到恐惧的场所。

常见的恐惧场所或场景包括：开车、坐电梯、乘地铁、坐公交、坐出租车、坐火车、坐飞机、排队、人群、商场、饭店、电影院、礼堂、远离家、陌生的地方、理发店、长途跋涉、开阔处、封闭处、船上、独自在家等。

需要注意的是，场所恐惧的程度和某些条件（或变量）相关，同样的场所不同条件给患者带来的恐惧是不一样的。例如，远离家，离家1公里和离家5公里带来的恐惧是不一样的；在电影院，坐在离出入口近和远的座位上引发的焦虑也是不一样的；购物排队，排队人数多少引发的焦虑也有所不同；去某个场所，有人陪伴和独自前行引发的恐惧也不相同。因此，在确定某个恐惧场所时把有关条件描述得更具体些，这样便于确定场所的焦虑或恐惧的程度。

（2）制订场所恐惧暴露计划

场所恐惧暴露计划与前面"惊恐症状暴露技术"中的暴露计划一致。首先，咨询师让患者将其感到恐惧的场所按照焦虑程度从小到大排序；其次，进行场所恐怖暴露时要从焦虑值3分的场所开始进行；再次，每个恐惧场所暴露都需要反复进行，直到焦虑值下降到2分以下；最后，当患者准备好挑战更加恐惧的场所时才能进行后续恐惧场所的暴露。

（3）场所恐惧暴露的方法

场所恐惧暴露的目的是验证患者的威胁性认知为假。为此在暴露之前心理咨询师需要和患者明确在特定恐惧场所中患者担心的内容是什么，然后具体描述恐惧场所的具体情形。我们就以前面参加会议时担心小便失禁的个案为例。对于患者来说，参加会议的人数多少，会议时间的长短，座位或者会议中是否方便中途上厕所等条件都会影响患者的焦虑程度。相同场所的不同条件的暴露也可以按照焦虑程度由小到大排序，从焦虑程度小的条件开始进行暴露。针对这个个案的暴露就可以从会议人数少、会议时间短、可以中途上厕所的场所开始暴露。

一旦确定需要暴露场所及其相关条件就可以安排实施。实施前患者需要明确自己担心内容和担心的具体后果（该后果说明能够证明担心内容为真），并评估相信程度。暴露结束后再填写暴露过程中焦虑的峰值，是否出现担忧的后果，并再次评价自己对担心内容的相信程度，以及暴露的完成情况。相关内容可以填写在表3-8中。

表3-8　场所恐惧暴露记录表

暴露前填写	日期/时间：
	暴露场所： 场所的相关条件：
	担忧内容： 担心出现的后果： 暴露前的相信程度：　　%

暴露后填写	暴露中的焦虑峰值； 暴露中是否出现担忧的内容： 暴露后对担忧内容的相信程度： %
	暴露完成的情况：

为了确保场所恐惧暴露达到预期的效果，咨询师需要阻止患者的安全行为。如果不能阻止安全行为，就不能成功地诱发患者对场所的恐惧情绪；如果不阻止安全行为就无法证明患者的威胁性认知为假。患者会认为担心的事情之所以没有发生是因为自己采取了安全行为。

场所恐惧症患者的安全行为可能是携带一些迷信物品，拥有这些物品，患者会感到安全，也可能会做一些行为让自己的焦虑减少。迷信物品如电话、太阳镜、钱包、纸袋、幸运的符号、药瓶、食物等。安全行为可能是靠近建筑物（房屋或扶手）走路，以便身体有被支撑的感觉，可能是高速路上缓慢行驶或者只行驶在最右侧的车道上等；也可能是进入商场总是特别注意逃生出口。安全行为可能是一些分心的活动，如闭眼睛、看其他地方、想象其他事情、从事其他活动等。

如果在暴露过程中患者无法坚持完成既定暴露任务，最好的策略是暂时离开，使用应对技巧（呼吸技巧和认知应对技巧）之后，重新回到活动中去，继续挑战惊恐暴露活动，试图让自己坚持得更久一些。具体做法与前面介绍的惊恐症状暴露活动的做法相同。

其实，咨询师还有另外的选择，就是先进行想象暴露，让患者对场所恐怖进行想象暴露，体验到充分的焦虑或恐怖情绪，期间鼓励患者允许焦虑上升，并坚持停留在那里，直到焦虑程度下降。如果患者能够完成想象暴露，也就意味着患者能够忍受焦虑情绪。在现实的暴露任务中也就更容易坚持下来了。

当咨询师给患者介绍场所暴露任务的时候，患者可能会说自己已经暴露过了却没有效果，从而拒绝暴露。暴露失败的原因是多方面的。

★ **被迫暴露和主动暴露的意义是不一样的**，患者可能迫于无奈进入恐惧场所，但由于患者采取了安全行为，这样的暴露并没有什么效果。这和主动暴露中阻止安全行为并忍受焦虑，目的在于验证威胁性认知是否为真的暴露意义是不一样的。

★ **暴露的时间长度和频率不够**。在恐惧的商场待 15 分钟和待 60 分钟所带来的效果是不同的，待的时间越长越能证明威胁性认知为假。暴露的频率也非常重要，每周一次的暴露实在太少，效果肯定不如每天一次的暴露效果好。

★ **暴露要重复才有效果**，要坚持一定时期，不能因为暴露一两次没有什么效果，就认为暴露没有作用。

★ **需要阻止安全行为**。没有阻止安全行为的暴露是无效的。暴露是否成功在很大程度上取决于是否阻止了安全行为。

第**4**章
特定恐惧症

4.1 特定恐惧症的表现与诊断

我们在第 3 章给大家介绍了以恐惧（或害怕）情绪为核心症状的心理疾病——恐惧症，恐惧症根据其对象的不同区分为三种类别：场所恐惧症（对某些特定场合或环境感到恐惧）、社交恐惧症（对社交场合感到恐惧）和特定恐惧症（对某种特殊对象或者情境感到恐惧）。第 3 章我们已经介绍了场所恐惧症，下一章（第 5 章）将给大家介绍社交恐惧症（即社交焦虑障碍），本章则给大家介绍特定恐惧症。

我们先看几个特定恐惧症的实例，然后我们再讨论特定恐惧症的诊断标准。

个案 1　怕乘坐飞机

朱迪，高三学生，申请留学美国并取得入学资格。在申请留学的过程中她的焦虑越来越重，让她感到焦虑的原因是去美国留学需要乘坐飞机而她又害怕乘飞机。咨询师问她为什么害怕乘坐飞机，她说自己害怕飞机失事。

朱迪说，在上小学的时候全家人去广西旅游，搭乘飞机去桂林，那是她第一次乘坐飞机。登机前和刚登上飞机时她都感到非常兴奋。但在飞行过程中飞机抖动得非常厉害，一会儿突然下沉，一会儿又快速升起，一会儿左倒，一会儿右斜，她感到非常害怕。尽管父母都在旁边安慰她，但她还是非常害怕，最终飞机平安降落。

经过此事，她不敢再乘坐飞机了。一家人出去旅游都是乘坐火车，不然的话自己不会出去旅行。好在这些年国内高铁发展很快，去很多地方旅游也都很方便。怕乘坐飞机的事情也没有给她造成过多影响。

进入高中后，许多同学都准备去国外上大学，自己的好朋友也都在筹划留学的事情，朱迪也在做这样的准备。结果自己也如愿取得了入学资格，但问题来了，她不敢乘坐飞机，怎么去美国留学呢？

朱迪说，自己上网搜索后发现中国和美国之间没有直接的轮船客运，如果做轮船去美国的话要通过日本等地中转，不仅价格昂贵而且耗时也长，需要1个多月的时间。目前只能选择乘飞机去美国，如果不能克服乘坐飞机的恐惧，自己就无法去留学了。

个案 2 不敢开车

阿贵，中年男性，公务员。他有着十多年驾龄，但已经有三年多没有开车了，家里的车平时都由妻子开，自己上下班都坐公交车，或者由妻子接送上下班。最近几个月内区政府各部门将搬迁到新区办公，阿贵所在部门也将搬到新区。由于新区离家很远，而且交通也不如原来方便，再加上新路线与妻子上下班的路线不一致，妻子也不可能再接送他上下班了。

目前比较明智的做法是自己开车上下班，可他害怕开车。咨询师问及他恐惧开车的原因，阿贵说自己其实是老司机了，有十多年驾龄了，自己原来开车的胆子也大，不担心出事，还喜欢超速，喜欢变道超车，后来目睹了一起交通事故后就开始害怕开车。那是4年前市内的交叉路口，前方正是绿灯，一辆电动车冲出，驾驶电动车的是一位母亲，后座是一个小学生，这时候一辆车从便道上驶出来，估计司机没有看到这对母女或是来不及刹车，就直接撞了上去，撞翻了这辆电动车，母亲倒在血泊中，女儿被抛出去十多米远。这件事情就发生在自己眼前，看得清清楚楚，这位母亲立刻丧命，女儿被送到医院也不知道最后是死是活。

这件事震撼了阿贵，他有时候会想，要是那对母女是自己的家人的话，自己会是怎样的心情。每当想到此处，自己就会心跳加快、手心出汗、手抖。这种想法常常发生在开车过程中，特别是旁边有妇女儿童的时候，自己开车就会变得非常小心，但由于自己受不了开车时心悸和呼吸急促等生理感受，没过多久他就索性不开了。后来一家人出门，开车人就变成了妻子。

个案 3　怕狗

晓华，30 多岁，女性，公司职员，因为害怕狗前来咨询。晓华说自己居住的小区有许多养狗的人，每天上下班的时候，都会碰到有人遛狗，自己常常会遇到与遛狗的人士相向而行的情况，因为恐惧狗自己不得不绕道而行，躲起来。有一次，一只小狗在自己所住的单元门前趴着不走，自己就不敢进门上楼回家，只好远远站着，后来她打电话叫老公下楼把小狗赶走后，自己才上楼回家。

咨询师问及她为什么害怕狗，晓华说她害怕狗跑过来咬自己并把狂犬病传染给自己，最后自己会得狂犬病而死。咨询师问她有过被狗咬的经历吗？她说没有，自己是从网站、电视上得到过这样的信息，有人因为被狗咬而死，也听过有人被狗咬伤的事情。咨询师问晓华害怕狗有多久了，她回答说自己也不太清楚，从住进这个小区后，她对狗的恐惧就非常明显，她住进这个小区也有 4 年多了。

个案 4　怕乘坐电梯

文贵，男，50 多岁，因害怕乘坐电梯而前来咨询。他说自己过去住的房子和单位都是老式楼房，楼层都不高，每天上下班都要走楼梯。所在的单位于一年前搬到一个有二十多层的大楼里，自己的办公室在 16 层。由于害怕乘坐电梯，他每天都只能走楼梯上下班。由于年龄大了，体力不行，他感到非常痛苦。他就想了一个办法：坐电梯到 4 层，然后从 4 层开始走楼梯上到 16 层办公室，下班就是从 16 层走到 4 层，然后再坐电梯下到 1 层。他进电梯的时候，碰到的同事都会感到奇怪，为什么他要在 4 层下，而不是直接去办公室。

咨询师询问其为什么害怕乘坐电梯，他说自己害怕电梯坠毁。"那你怎会愿意坐电梯到4层呢？"咨询师接着问，他回复说："电梯从4层下坠的话，这个高度造成的伤害不会太大。"咨询师再问："你是从哪里知道会发生电梯坠毁事件的呢？"他回复说是从电影里看到的。

上面介绍了4个特定恐惧症的案例，个案分别是对乘坐飞机、开车、狗和乘坐电梯感到恐惧，他们都有显著的回避行为，这样的回避行为影响了他们的生活和工作。由于这些恐惧都是针对特定对象或情境的，故此我们把这样的恐惧症命名为特定恐惧症。

患者恐惧的特定对象其实很多，上面只是列举了常见的四种恐惧对象。在特定恐惧症中有五个恐惧症亚型。

- 动物/昆虫恐惧症：对动物如狗、猫、老鼠、蛇感到恐怖，和对昆虫蜘蛛、蟑螂等感到恐怖。
- 自然环境恐惧症：对于某种自然环境感到恐怖，如高处、黑暗、水、风暴等。
- 情境恐惧症：对驾驶汽车、坐汽车、坐飞机感到恐惧，对电梯、隧道、拥挤的地方、封闭的空间感到恐惧。
- 血液-注射-外伤恐惧症：对看到血液、外科手术，接受注射或相关的情境感到恐惧。
- 其他恐惧症：对呕吐、窒息、特定音乐、食物、小丑、气球、雪、巧克力、云等感到恐惧。

这里需要对特定恐惧症中的情境恐惧症亚型与场所恐惧症的区别做一个简单说明，**特定恐惧症中的情境恐惧症和场所恐惧症的情境是相同的（如驾驶汽车），但患者恐怖的内容是不同的。特定恐惧症患者恐惧的内容是该对象有危险，而场所恐惧症患者恐惧的是惊恐发作的危险。**也就是说，对于驾驶汽车的患者而言，如果他担心自己开车有危险会伤人或者伤到自己，这就是特定恐惧症；如果他担心开车时自己会惊恐发作，这就是场所恐惧症了。

患者对特定对象的恐怖需要达到什么程度才能算作特定恐惧症呢？这里我们还是介绍一下DSM-5[①]的诊断标准，具体内容如下。

第1条 对于特定的事物或情况（例如，飞行、高处、动物、接受注射，看见血液）产生显著的害怕或焦虑（注：儿童的害怕或焦虑也可能表现为哭闹、发脾气、惊呆或依恋他人）。

第2条 恐惧的事物或情况几乎总是能够激发立即的害怕或焦虑。

第3条 对恐惧的事物或情况主动去回避，或是带着强烈的害怕或焦虑去忍受。

第4条 这种害怕或焦虑与特定事物或情况所引起的实际危险以及所处的社会文化环境不相称。

第5条 这种害怕、焦虑或回避通常会持续至少6个月。

第6条 这种害怕、焦虑或回避会引起临床意义上的痛苦，或导致社交、职业及其他重要功能方面的损害。

第7条 这种障碍不能用其他精神障碍的症状来更好地解释。

我们来分析这几条诊断标准：

① 第1条标准说明了恐惧的对象是特定的事物或情况，并且列举了飞行、高处、动物、接受注射等情形；

② 第2条至第4条说明了症状的标准，面对恐惧对象，个体感受到害怕或焦虑（第2条），行为上个体会采取回避或是忍受焦虑或害怕（第3条），个体的恐怖体验是不合理的，与大多数人的反应不同（第4条）；

③ 病程标准要求持续6个月以上（第5条）；

④ 严重程度的标准要求会带来痛苦或社会功能损害（第6条），最后是

---

① 美国精神病学会. 精神障碍诊断与统计手册［M］. 张道龙，等，译. 北京：北京大学出版社，2004：100-101.

排除标准，即不能用其他精神障碍来更好地解释（第7条）。

我们用这些标准来审视上面介绍的4个案例。首先，这4个案例的恐惧对象（乘坐飞机、开车、狗和乘坐电梯）都符合DSM-5特定恐惧症第1条有关恐惧对象的界定；其次，这4个案例面临恐惧对象时都会立即感到恐惧，并且有显著的回避行为，这样的反应也与常人不同，不太能被他人理解与接受，这些反应符合第2条至第4条描述的标准；再次，他们的病程都比较长，最短的也有一年时间，这符合第5条标准；最后，他们对某个对象的恐惧严重影响了他们自己的工作、学习或生活，这符合第6条。通过上述分析，我们就可以诊断他们患有特定恐惧症了。

4.2 特定恐惧症的 CBT 解释

4.2.1 特定恐惧症的习得

心理学家约瑟夫·沃尔普（Joseph Wolpe）曾经做过了一个实验，他把猫关在笼子里，只要猫用前爪按门边的杠杆，门就能打开，猫也能顺利地从笼子里逃出来。猫从笼子出来后，沃尔普又会把猫放进去。经过多个来回，沃尔普只要把猫放进去，猫就会立刻按杠杆，从笼子里逃出来。

后来，沃尔普改变了游戏规则，把门锁死了，即使猫按动杠杆也无法从笼子里逃出来。接着，沃尔普每间隔数分钟便给笼子通电，对猫进行电击，电击让猫产生痛苦。由于门被锁死，猫无法逃离电击，无法从笼子中逃离出来。

经过多次电击之后，沃尔普把猫从笼子中放了出来。当猫再次见到这个笼子的时候，就会表现得非常畏惧，也就是说，猫对笼子产生了恐惧。沃尔普把这种通过实验而形成的神经症，称为实验性神经症。沃尔普证明了患者对某个对象的恐惧和其早期的创伤性经历有关。

人类个体的恐惧症（包括场所恐惧症、社交恐惧症和特定恐惧症）的形成，常常也与创伤性经历有关。前面介绍的个案朱迪恐惧乘坐飞机和她曾经在搭乘飞机的过程中有过非常恐怖的经历直接相关，她也是在那次恐怖经历之后不再选择乘坐飞机了。心理咨询研究发现，至少有 50% 以上的恐惧症患者都曾经有过创伤性经历。

这说明恐惧情绪和其他行为反应一样（如交通规则中的"红灯停，绿灯行"）是可以通过条件反射的方式来学习的。根据巴甫洛夫的条件反射学说，如果将中性刺激与无条件刺激结合，就能使中性刺激也产生无条件反应（原本是无条件刺激引起的）。我们以沃尔普的猫为例说明，本来给猫带来恐惧或痛苦的是电击，电击引发了痛苦，可电击与笼子结合（电击是在笼子里发生的），最终的结果就变成了笼子引发猫的恐惧，原本笼子并不会引发猫的恐惧。

当然，并不是所有恐惧症患者的恐惧都源于创伤性经历，他们也可以通过其他方式习得恐惧。就像我们学习知识一样，我们可以通过直接经验学习，也可以通过观察他人的方式学习，还可以通过信息传递的方式学习。

在恐惧症的习得中，创伤性经历是习得恐惧症的一条途径，观察学习和信息传递也是习得恐惧症的途径。我们知道"杀鸡给猴看"就能起到警示作用，在恐惧症的形成过程中，通过观看他人的创伤性经历也可以导致恐惧症的形成。前面介绍的个案阿贵先生不敢开车，对开车形成的恐惧就是来自于他目睹了一起车祸，虽然这起车祸并不是由他直接造成的，也没有给他造成伤害。许多时候我们对某些东西的恐惧是从他人那里模仿得来的，例如，许多女生都害怕昆虫，而男生却不怕，这可能是因为她们目睹过母亲或者其他女性对昆虫的恐惧。

有些时候，你可以没有经历过也没有亲眼见过，你却依然有可能产生恐惧，这条路径就是信息传导。你很有可能只是听说过就能产生恐惧。前面叙述的晓华害怕狗的案例，就是因为她听说过人被狗咬伤后可能会得狂犬病而死，但她自己并没有经历过也没有见过身边的人得过狂犬病，她仅仅因为听说过就形成了对狗的恐惧。文贵先生对电梯的恐惧也仅仅是因为电影中的画面而形成的。

4.2.2　特定恐惧症的认知中介因素

认知观念是恐惧症形成的中介因素。患者之所以形成对特定对象或情境的恐怖，是因为他们认为这个对象或情境是危险的，面临这个对象或情境时自己会受威胁。如果个体不认为特定对象或情境是危险的，就不会产生恐惧了。

对动物感到恐惧的患者的主要想法是动物会做出令人讨厌或危险的行为，例如，患者的想法可能是：动物令我恶心；会弄脏我；会跳到我身上；会冲我来；会抓挠我，抓伤我；会攻击我或咬我，等等。

对驾驶汽车感到恐惧的患者，他们可能会担心自己的车会与别人的车发生剐蹭、汽车相撞，引发交通事故与纠纷；也可能会担心自己被他人贬低，被其他人嘲笑或谴责自己不会开车，驾驶技术不好；也可能担心自己在驾驶过程中出现晕厥；甚至担心自己和车上的人会因为自己开车而遭遇车祸死亡，等等。

对乘坐飞机感到恐惧的患者，他们可能会担心飞机会失事；可能会担心飞机被劫持或爆炸；可能会担心飞行员酒后驾驶、行李丢失、航班晚点或被取消；可能会担心自己在飞行中发作疾病而得不到救治；可能担心自己会出现晕厥等惊恐症状，等等。

恐惧症患者的恐惧观念来自于两个方面，一方面是认为某个对象或情境是令人恐惧的，主要的想法是对象或情境具有威胁性，如动物恐惧症患者可能会认为动物会伤害自己，恐惧飞机的患者可能会担心飞机失事，恐惧开车的患者可能会担心出现车祸等情形；另一方面是担心自己的身体反应或躯体症状，也就是担心自己在特定对象或情境中会出现某些生理反应，而这些反应会导致危险后果，这实际上就是对自己生理反应的恐惧。害怕乘坐电梯的患者可能会担心自己在电梯里因为呼吸困难而窒息，害怕乘坐飞机的患者可能会担心自己心脏病发作而无法被及时救治，不敢开车的患者可能会担心自己在驾驶过程中出现不真实感而造成车祸。

对恐惧症患者的这些担忧认知，虽然不能说这些事情绝不会发生，但很显然发生的概率非常小，我们正常人一般不会为这些小概率事件感到烦恼或痛苦，也不会因此而回避。另外，对于这些事件的后果，患者也往往会将之高估，觉得后果是难以承受的，是一种灾难，实际上，即使发生不幸的后果，我们还是可以挽救和应对的。

从认知方式看，恐惧症的患者存在两种典型的认知歪曲：高估概率和高估后果。他们高估危险后果发生的可能性，也会高估危险后果带来的灾难和困难。例如，不敢乘坐飞机的患者担心飞机失事而不敢乘坐飞机。他们的认知存在两个方面问题，一方面，他们高估了飞机失事的概率，实际上飞机是世界上最安全的交通工具，现实中飞机失事的概率非常小；另一方面，他们高估了飞机失事的后果，说到飞机失事，他们就认为是机毁人亡，实际上许多的飞机故障都是可以通过迫降等方式加以应对的。机毁人亡并没有长途大巴车毁人亡的概率高。

4.2.3 特定恐惧症维持中的强化

一旦认为特定对象或情境是危险的，患者自然就会采取某些安全行为来加以应对，最为常见的安全行为就是回避。面对这个对象或情境，患者会因为自己觉得危险而立刻感到非常恐惧，如果他不用面对（即回避）这个对象或情境，自己就不会感到恐惧。从这里我们可以发现，一旦患者采取回避行为，原来的恐惧就会消除，恐惧消除的结果也会反过来强化患者的回避行为，这个机制就是负强化。

虽然患者的回避行为暂时降低了恐惧，但却带来了长期的问题。一方面，回避行为妨碍了患者的社会功能。朱迪因为害怕乘坐飞机而难以出国留学；阿贵不敢开车而影响他上下班出行；晓华怕狗，走路时她就需要绕道走；文贵先生因为害怕乘坐电梯，就只能步行上下楼，既费力又耽误时间。另一方面，回避行为使得患者丧失了验证担忧认知为假的机会，患者就只能长期维持特定对象和情境是危险的这个信念。

患者长期保持担忧认知和回避行为，其结果就是患者的恐惧症长期存在。如果不是因为某些生活条件的改变，原来的回避行为模式就难以为继，患者的恐惧症和回避行为模式还是会继续下去。恐惧症患者前来求助往往是因为生活改变所迫，必须要解决恐惧症才会前来做心理咨询。我们前面提到的几个案例都是如此。

尽管患者希望回避恐惧情境，但有些时候还是不得不面对恐惧情境。面对恐惧对象或情境的时候，他们往往会采取某些措施（即安全行为）来降低恐惧感。最常见的措施就是分心，也就是不要去注意自己感到恐惧的对象，一个恐高的人就不要低头看下面，对蜘蛛和蟑螂感到恐惧的人就不要去看地面，害怕打针的患者会在打针时选择和别人说话，还有一些行为也起到分心的作用。有人乘飞机前会喝酒或服药，上飞机后就睡觉，避免在乘坐飞机的过程中感到恐惧等。

过度保护措施也是一种安全行为。例如，开车害怕出车祸的患者可能会选择在慢车道行驶，开车害怕撞到行人的患者，会选择远离行人的车道行驶，对蛇或虫子感到恐惧的患者可能多穿一条裤子，等等。

安全信号也是一种安全行为。有些时候患者觉得随身带着某些东西会增加自己的安全感，自己就能面对恐怖的对象或情境。例如，有些人害怕开车，但只有车上有配偶或朋友在的话，就感到安全；有人害怕蛇或蟑螂，但只要旁边有家人在的话就不怕了。手机对许多患者来说也是安全信号，因为如果遇到问题的话，患者可以用它求助。此外，携带幸运符或者穿着特定的服装，携带某个特定的物品也会让患者感到安心，这些也是安全行为。

面对恐惧对象或情境的时候，患者的安全措施（分心行为、过度保护和安全信号）使得患者的恐惧感降低，同时患者担心的事情也并没有发生，这样就容易使得患者认为，正是因为自己采取了这样的安全措施，自己才得以避免遭遇不幸，这样一来，患者在未来就会更依赖这些措施来应对感到恐惧的对象或情境。安全的后果和恐惧的减轻反过来又增强了患者的安全行为，这种机制是正强化。

事实上，患者能够避免不幸的事情发生并不是因为他采取了安全措施，而是因为特定的对象和情境本身并不危险。

4.3 特定恐惧症的治疗原理

认知行为疗法治疗特定恐惧症是围绕情境、认知、情绪和行为四个要素展开的。基于认知行为疗法的环路模型（见图 2-1），情境引发认知（即自动思维），认知导致个体产生某种情绪，情绪又驱使个体采取某种行为，而行为的后果（如问题得到解决、问题持续或者问题恶化等情形）又构成了新的情境。

从特定恐惧症的 CBT 解释中，我们可以发现患者对于特定对象或情境的恐惧，实际上是以威胁性认知为中介的。患者基于"特定对象或情境是危险的"认知，产生了恐惧或焦虑情绪，在这种情绪驱使下产生了回避行为和其他安全行为（如分心行为、过度保护行为、安全信号），这些行为的结果是患者担心的事情并未发生，这样就反过来巩固了患者对"特定对象或情境是危险的"和"安全行为（回避、分心、过度保护等）是必要的"认识。

个案晓华害怕狗，她担心狗跑过来咬自己并把狂犬病传染给自己。晓华恐惧的对象是狗，当她面对狗的时候（情境），便产生了狗会咬自己并会把狂犬病传染给自己的想法（认知），于是感到非常恐惧（情绪），便不敢前行或绕道而行（行为）。她回避狗后，狗就不再她眼前了（新的情境），她就认为：自己安全了，狗是危险的，以及回避是必要的（新的认知）。

认知行为疗法认为，认知是情绪和行为的直接原因，行为是问题解决的关键。心理咨询的干预策略就是通过改变患者的歪曲认知，从而改善患者的负性情绪体验和不适当的行为反应，通过改变患者的不适当行为，教导其学习使用有效的行为使得当前问题情境得以有效解决。

特定恐惧症咨询治疗的主要目标就是验证患者的担忧认知（或威胁性认知）为假，一旦患者修正了对恐怖情境或对象的认知，认为特定情境或对象没有威胁或危险，患者的恐惧情绪就会缓解甚至消除，很自然患者就不用沿用过去的安全行为模式了。当他们不再感到恐惧，不再回避和不再过度保护（或分心行为、安全信号）的时候，就可以说患者的特定恐惧症被治愈了。

在晓华怕狗的咨询个案中，晓华原来的认知是"狗会过来咬我并导致我得狂犬病"，这个认知发生了改变，现在她认识到宠物狗一般是不会咬人的，即使被咬也不一定会得狂犬病（因为大多数宠物狗都预先注射了狂犬病疫苗，以及自己也可以通过事后注射疫苗来防御狂犬病），面对狗的时候，她的恐惧情绪就可以得到大幅度的缓解，很自然她回避狗的行为也就不需要了。

要让患者认识到自己的担忧认知（威胁性认知）是假的，这并不容易。我们需要让患者直面感到恐怖的对象或情境，还要放弃原来的安全行为（如分心行为、过度保护和安全信号），当患者这样做的时候，自然会感到非常恐惧或焦虑，这个时候患者还需要忍受焦虑。但如果患者不放弃安全行为的话，患者就会认为担忧认知没能被证实的原因是因为自己采取了安全行为，把自己能够平安归因于安全行为。

直面恐惧对象或情境、忍受恐惧或焦虑情绪并且阻止自己的安全行为，一旦患者这样做了，他就会发现自己担心的事情并未发生。这样能说明担忧认知没有得到验证，相反这样的担忧认知可能就是歪曲的。如果患者经过多次这样的尝试，其结果依然是相同的——担忧的事情并没有发生，患者就会逐渐改变原来的认知，这个咨询治疗方法被称为"暴露与安全行为阻止"技术。

晓华害怕狗，她担心狗跑过来咬自己并把狂犬病传染给自己。我们需要让她认识到宠物狗一般是不会咬人的，即使被咬也不一定会得狂犬病。要改变晓华的认知，我们可以给她普及有关狂犬病方面的知识，养宠物狗需要给狗注射疫苗等方面的信息。但这还不够，也还不足以让她改变认知，她还需要直面宠物狗，放弃过去的回避行为，忍受这个过程中的恐惧或焦虑情绪。通过她的亲身实践，她发现狗果然没有扑上来咬自己，也没有给自己带来狂犬病。事实胜于雄辩，有这些事实在面前，她就能改变自己原来的担忧认知了。

4.4 特定恐惧症的咨询方案

4.4.1 特定恐惧症的咨询目标

特定恐惧症的患者对特定对象或情境感到恐惧，会回避特定对象或场所，而被迫面对特定对象或进入特定情境时会感到非常恐惧或焦虑。因此，特定恐惧症的心理咨询主要针对患者的上述症状进行处理，需要消除患者对于特定对象或情境的恐惧或焦虑情绪，减少患者所使用的安全行为的频率和程度，恢复患者受损的社会功能。具体来说，特定恐惧症的咨询目标如下。

- 不回避感到恐惧的对象，能直面特定对象或进入特定情境；
- 能够在特定对象面前或情境中正常活动，完成相应的社会功能行为；
- 降低对特定对象或情境的恐惧或焦虑情绪程度，达到能够忍受的水平及其以下；
- 修正患者对于特定对象或情境的威胁性认知。

我们以个案阿贵来说明如何制定特定恐惧症的咨询目标。阿贵先生恐惧的对象是驾驶汽车，他害怕自己开车出交通事故而造成人员死伤，在行车过程中还存在心跳加快、手心出汗、手抖等躯体症状，这些症状给开车造成了困扰。基于这些症状和表现，咨询目标如下。

- 能够自己开车上下班，不再依赖妻子接送上下班；
- 降低驾驶时的焦虑情绪和相应的躯体症状（如心率、呼吸、手抖），近期达到能够忍受的水平，长期达到患病前的水平；
- 驾驶时能够遵守交规，减少发生交通事故的风险；
- 驾驶时专注用心，减少对交通事故的画面的联想；
- 修正发生行车事故的威胁性认知，增强对自己行车安全性的认识。

4.4.2 特定恐惧症的咨询计划

下面这份特定恐惧症的咨询计划，仅仅是针对患者存在的对特定对象或情境的恐惧而规划的，如果患者存在其他问题或者有中间信念和核心信念方面的问题，咨询师就可以在下面这些计划完成后再处理。下面的咨询计划是以小节（每小节 2~3 次会谈）为单位设计的。

第 1 小节：个案评估与适应治疗

个案评估：通过对患者进行访谈和问卷测评的方式，对患者的心理问题进行评估，结合 DSM-5 的诊断标准，评估患者是否为特定恐惧症。

激发动机：由于恐惧症患者病程比较长，认知行为疗法应用暴露技术会给患者带来一定程度的痛苦，患者可能会因为痛苦而中途放弃咨询。因此，在咨询开始之前需要激发患者的动机，坚定患者对心理咨询的决心和信心，与患者讨论心理咨询的代价收益，让患者明白心理咨询所带来的长期收益。

心理教育：咨询师在对患者进行认知行为疗法之前，应当教导其特定恐惧症的相关知识，并给患者介绍 CBT 对场所恐惧症的解释，治疗原理和咨询计划等方面内容。这些方面内容可以参见本章相关部分。

第 2 小节：认知概念化和挑战威胁性认知

认知概念化：作为认知行为疗法的第一步，患者需要对其引发恐惧和焦虑的情境、自动思维、情绪和行为进行识别并记录。患者需要在生活中记录引发恐惧或焦虑情绪的各种对象或情境，并觉察自身的想法（即自动思维），评估恐惧或焦虑情绪的强度（或主观痛苦指数，一般用 0~10 分的情绪标尺来评估），并识别自己面对恐惧对象或情境时所采取的安全行为（如回避、过度保护、分心行为、安全信号等），把这些内容记录在包含上述内容的表格中。

初步认知教育：为了修正患者的威胁性认知，咨询师可以先让患者搜集有关恐惧对象的一些事实性信息或知识。当然这些知识应当来自正规和权威的渠道，不要随便相信那些网上信息。例如，若患者担心乘坐电梯会出问题，他最好向电梯公司来了解相关信息，而不是从网上的一些讨论群中获取知识。

挑战威胁性认知：咨询师也可以邀请患者在进入恐怖情境前预言将会发生什么情况，而后再进入相关情境，通过实际结果来检验预言是否正确。如果患者平时大脑中想到恐惧对象情境时会产生某种负面自动思维，咨询师就可以应用控辩方等认知技术并借助过去的经验证据来加以应对。

第 3 小节与第 4 小节：暴露计划与实施

在对恐惧症进行心理教育，并在挑战认知方面取得了一定成果的基础上，我们就可以着手实施"暴露与安全行为阻止"技术了，通过暴露（特别是现场暴露）让患者最终明白自己的担心是多余的，直面原来恐惧的对象或情境时不再感到恐惧，放弃原来的安全行为，恢复正常的行为。

暴露情境排序：暴露实施前要对暴露对象或情境根据其引发的恐惧（或焦虑）程度排序，把引发恐惧或焦虑情绪程度小的对象或情境安排在前面暴露，恐惧或焦虑程度大的对象或情境安排在后面暴露。这里需要说明，针对特定对象的恐惧暴露有两种排序：一是对患者的多个恐惧对象进行排序，患者可能同时有多个恐惧对象，咨询师与患者对这些恐惧对象进行排序，把恐惧程度小的对象放在前面暴露，把恐惧程度大的对象放在后面暴露；二是对其中某个对象进行暴露时也需要以恐惧程度排序，通常而言，患者对于某个对象的恐惧程度也比较高，需要按照某种方法（如距离远近，数量多少，空间大小）区分出若干个恐惧程度不等的暴露情境，然后对这些情境的恐惧程度进行排序，并把恐惧程度小的情境放在前面暴露，恐惧程度大的情境放在后面暴露。

想象暴露与现场暴露：从恐惧程度为 30% 的情境开始暴露，鉴于咨询室不方便安排现场暴露，咨询师可以先在咨询室安排想象暴露，然后以家庭作业的形式让患者自行完成现场暴露。在暴露过程中患者需要放弃安全行为。通过现场暴露的结果来验证其威胁性认知（即担心的内容）为假，从而起到修正认知的作用。

4.5 特定恐惧症的咨询技术

特定恐惧症的咨询需要用到许多认知行为疗法的通用技术，这些技术在这里就不再介绍了，本书中有关惊恐发作、社交障碍、强迫症章节中提及的咨询技术也可以应用在特定恐惧症的咨询上，读者可以阅读这些章节的咨询技术，这里主要给大家介绍特定恐惧症的评定和暴露的方法。

4.5.1 恐怖情境评定技术

特定恐惧症指患者对特定对象和情境感到恐惧的一类症状。认知行为疗法处理特定恐惧症的主要技术是暴露技术，实施这个技术的前提就是确定患者对特定对象和情境在不同情形下的恐惧程度，然后从恐惧程度低的情形开始暴露，循序渐进，直到对恐惧程度最高的情形进行暴露。

心理咨询师为了解患者对特定对象的恐惧程度，可以让患者记录生活中其面对恐怖对象或情境不同状况时的恐惧程度，然后以此作为恐怖情境评定和排序的依据。但在许多时候，由于患者存在明显的回避行为，他们往往会绕开恐惧的对象或情形，这就使得通过客观记录的方式来评定恐惧情境变得比较困难。为此咨询师需要根据恐惧对象或情境，考虑不同的客观条件，列出多种具体的恐惧情境，然后让患者评定在这些情形下的恐惧程度（或称为主观痛苦指数）。

我们前面提到的朱迪害怕乘飞机，她不会去乘坐飞机，也就无法对恐惧情境进行评估；阿贵因为害怕开车，也同样无法对恐惧情境进行评估。下面给大家介绍如何通过改变恐惧对象或情境的若干条件来设置不同分值的恐惧程度的方法。

第一步，确定恐怖对象或情境，以及患者感觉最恐怖的情形。这个最恐怖的情形应当是有现实可能性或者过去曾经历过的。

第二步，根据恐怖对象或情境的特点，考虑多个影响恐怖程度的因素，并根据这些影响因素，设计多种不同的具体恐怖情境。设计这些具体恐怖情境的时候应当考虑现实可能性，不然无法进行现场暴露。

第三步，患者对所有罗列的恐怖情境进行评分，想象自己在这些情境中感到恐惧或痛苦的程度（用0~10分的标尺评估）。患者评估的时候可以参考自己过去经历这些情境时的痛苦感受，如果没有这样的感受，可以想象自己在这些情境中的体验，也可以通过对各个恐怖情境项目进行比较来评分。

第四步，把所有恐怖情境都按照评分从低到高排序，去除那些分值相同并且在现实生活中不太容易发生、不太容易安排现场暴露的情境，最后保留 6~10 项恐怖情境项目。

我们以个案阿贵对驾车恐惧的恐怖情境评估为例加以说明（见表 4-1）。阿贵恐惧的车型是小汽车，不是公交车或火车，因此，我们以恐惧驾驶小汽车为对象进行讨论，就不讨论其他车型了。接下来，咨询师询问患者感到最恐惧的场景是什么，他的回答是开车路过红绿灯时，行人多、车辆多、有电动车的时候，鉴于这个说法太笼统，就细化为根据他经常开车的路线，在什么路口、什么时间点会出现这样的情况，他说在晚高峰时间自己会开车经过人民路和新华路的交叉口，那里天天都是这样的情形。因此，咨询师把晚高峰开车经过人民路和新华路交叉口的情形确定为最恐怖的情形，评定其恐怖程度为满分 10 分。

表 4-1　阿贵先生驾驶汽车恐怖情境评定表

驾驶汽车情形描述	主观痛苦程度（0~10 分）
晚高峰下班回家路过人民路路口，车上有同事	10 分
晚高峰在高速公路上开车，车上有全家人	9.5 分
晚高峰在市内街道路口左转弯，车内没有其他人	8 分
晚高峰下班回家路过人民路路口，车上没有其他人	8 分
晚高峰在高速公路上开车，车上没有其他人	7 分
周末早上开车送妻子去值班，汽车开出小区胡同口，车上有妻子	6 分
早上开车上班，汽车行驶在省道上，车上没有其他人	5.5 分
早上开车上班，汽车开出小区胡同口，车上没有其他人	5 分
午间在高速公路上开车，车上没有其他人	4 分
早上开车上班，汽车驶入单位前的公路，车上没有其他人	3 分

然后，咨询师要与阿贵先生讨论影响他对开车感到恐惧的因素有哪些（例如，路上车辆有多少，行人有多少，车里是否有其他人，道路性质，行

驶情况），这些因素对驾驶汽车有何种影响。阿贵觉得，路上车多、人多、车里人多、便道或左转弯的情况下会令其感到更恐怖。为了进行现场暴露，也就是在现实生活中可能会遇到，就以行驶路段、行驶时间段和行驶任务作为恐怖情境的描述。行驶路段、行驶时间段和行驶任务包含前面讨论的路上人车多少等因素。咨询师与阿贵讨论了不同时段、不同行驶路线、不同行驶任务（与车上是否有人相关）的具体情形，就形成了典型驾驶汽车的恐怖情境，并要求他对这些情境的主观痛苦程度进行评定，评定完成后去掉了主观痛苦程度低于 3 分的项目，然后按照从大到小的顺序排序，表 4-1 就是评定并排序之后的结果。

4.5.2 特定恐惧症暴露技术

心理咨询师应用暴露技术来处理特定恐惧症有两个目标：一是缓解患者的恐怖或焦虑情绪，二是验证患者的威胁性认知为假。患者在反复暴露于恐怖情境的过程中，会逐渐适应特定的对象或情境，减少恐惧或焦虑情绪，这种情况用心理咨询的术语说就是"脱敏"，患者对这些对象或情境不再感到恐惧或者恐惧程度大大降低。在一次次的暴露中，患者意识到自己担心的事情或害怕的后果（即威胁性认知）并没有出现，没有得到证实，从而放弃原来的看法，意识到自己的担心的内容是歪曲的，不现实的，这就修正了患者的歪曲认知。从这里可见，暴露技术在特定恐惧症的咨询治疗中是非常核心的技术。

实施暴露技术的第一步是确定恐惧对象或情境，并按照恐惧程度（或主观痛苦指数）进行排序，然后按照恐惧程度从低到高进行暴露，先暴露主观痛苦指数为 3 分的恐惧情境（一般而言，低于 3 分的恐惧情境不用暴露），待这个 3 分的恐惧情境暴露达到预期成果后，再安排对后面的恐惧情境项目进行暴露。

（1）暴露的基本要求

为了实现预期的暴露目标，暴露持续的时间、暴露的频次需要达到一定的标准。

首先，每次暴露的时间需要足够长，太短的暴露时间无法达到暴露的目的。具体多长时间为宜，取决于患者认为需要多长时间其担心的事情才会发生。如果患者认为驾车出现心慌和手心出汗的症状的 10 分钟后就会出交通事故，那么暴露时间设定为 10 分钟以上就是适宜的，如果仅仅暴露 3~5 分钟就不太够了。

其次，暴露频率非常重要，只有多次的暴露才能实现恐惧情绪脱敏并且验证威胁性认知为假，一般而言，心理咨询师会要求患者每天暴露 1 次，每周暴露 5~6 次，一周可以安排一天休息日。

最后，在暴露过程中，患者需要放弃原有的安全行为，当然也要及时制止新的安全行为。面对恐惧情境时患者往往会有分心行为、过度保护行为和安全信号等行为表现。咨询师和患者需要能够敏锐地觉察各类安全行为。安全行为就是那些为了让恐惧或痛苦程度迅速降低或减轻而采取的行为，咨询双方可以按照这个标准去审视，患者面临恐惧情境前和面对时的所作所为是否是为了降低恐惧或痛苦程度。

（2）想象暴露

针对特定恐惧对象或情境的暴露最好是在现实生活中进行（即现场暴露），这样的暴露效果最好，也最能证明患者的担忧认知（或威胁性认知）是假的，现场暴露也是心理咨询或心理治疗效果的直接证据。因此，咨询师在应用暴露技术时应当优先考虑现场暴露。

现场暴露也存在一些局限，这些局限影响了暴露效果。一方面，患者可能无法忍受恐惧或焦虑情绪，受恐惧情绪的驱使而中途放弃暴露治疗，也可能会在中途使用安全行为，这样的现场暴露就没有取得成功。另一方面，现场暴露不容易实施，没有那么多机会或条件。例如，对飞机感到恐惧的患者，我们就不可能安排其进行每天 1 次或者每周 4~5 次的乘坐飞机的现场暴露，患者既不会有那么多时间做这件事，也没有那么金钱来做这件事情。

有鉴于此，想象暴露就是一个可行的选择。想象暴露就是通过患者想象恐怖的情境，在这个情境中让患者担心的事情发生，诱发患者的焦虑或痛苦水平升高。当患者的焦虑或痛苦的水平升高时，咨询师要阻止患者在想象中使用安全行为（如分心行为），让患者允许焦虑或痛苦水平升高，待在焦虑和痛苦情绪之中，等待其自然下降。

想象暴露中有两个关键的技术设计：一是让担心的事情发生，实际上在现实生活中它并没有发生，二是忍受焦虑，等待自然下降，而不是使用原来常用的安全行为。这样的设计其实有一个目的：让患者能够忍受焦虑（即使焦虑程度升高也能忍受），并在现场暴露中降低使用安全行为的冲动。从想象暴露中，患者也学到即使不采取安全行为，焦虑或恐惧情绪还是会慢慢降低的。

评估想象暴露的焦虑水平（或主观痛苦指数），咨询师可以让患者进入想象暴露的情境，在不安排担心的事情发生的情况下，让患者报告面对恐惧情境的焦虑程度（或主观痛苦水平）。

如果要评估想象暴露的效果，咨询师可以在想象暴露之前（前测），评估患者对特定恐惧情境的焦虑水平，在实施一定数量或次数的想象暴露之后再次评定（后测），通过前后两次想象暴露焦虑水平的比较，就可以看到想象暴露的效果，如果后测结果明显低于前测分数，就说明效果明显。

认知行为疗法治疗各类焦虑障碍、各类恐惧症时的主要技术就是暴露技术（以及"安全行为阻止"），在暴露技术的应用过程中，一般程序是先进行想象暴露，再进行现场暴露。主要原因是想象暴露可以在咨询室实施，在咨询师的指导下实施，成功的想象暴露增加患者对焦虑情绪的忍耐力，降低了安全行为应用的冲动，有了这些作为基础，患者就更有可能取得现场暴露的成功。

我们以个案阿贵为例来说明想象暴露技术的实施。

阿贵的主观痛苦程度为 3 分的情境是"早上开车上班，汽车驶入单位门前的公路，车上没有其他人"这个情形（表 4-1）。我们先安排想象暴露，与阿贵先生讨论这个恐惧情境中更为具体的情境，其担心发生的事情，然后根据提供的内容编成想象暴露的文本。

咨询师与患者要在想象暴露之前评估想象暴露的焦虑水平，也就是让阿贵想象自己早上开车正常驶入单位门前公路时的情形，要求他报告其想象到这个情境的时候的焦虑情绪。进入报告之前咨询师让他先做几个深呼吸，先想象一个平静的画面，如寂静的森林，然后再想象汽车驶入单位门前公路的情形，在他想象到这个画面的时候，让他口头报告其当下体验到的焦虑水平。想象暴露的焦虑程度的前测可以和想象暴露一起进行，也就是完成前测后直接进行想象暴露。下面是想象暴露的咨询师文本。

请闭上眼睛（暂停），做几个深呼吸，轻轻地吸进来，慢慢地呼出去（暂停）。现在请想象寂静的森林，这是一个清晨，动物们都还没有醒来，森林里一片寂静，你走进森林，在这里你连自己的呼吸和心跳的声音都能听到，你能想象这些情境吗？（待患者报告"能"后继续）

你现在的焦虑程度是多少呢？（患者报告为"0分"）

现在我们把对寂静森林的想象切换过来，想象你开着自己的小汽车上班，现在已经行驶至单位门前的那条公路上了，这条公路2千米长，你只要驶过这段路就到单位了。现在已经是8:30了，离上班时间也没有多久了，在这条路的路边时不时有三三两两的行人，每过几分钟就有汽车从你的对面驶来。（暂停）

你能想象这个情境了吗？（等待患者报告"能"）

你现在体验在这个情境中的焦虑程度（暂停）。告诉我你现在焦虑程度是多少呢？（患者报告为"3分"）

这个时候咨询师已完成了对想象暴露的焦虑程度的评估，评估结果为"3分"。接下来，咨询师继续让患者想象，进入想象暴露的主要阶段。

现在你继续想象自己在单位门前这条公路上行驶，你的车离单位也不到2千米了。就在你行进的过程中，道路左边突然有人横穿马路，从你行驶的车前跑了过去，你差点儿就撞上了她，你仔细想象这个场景，就像真的发生了一样。

你想象到了吗？（待患者报告"是"后继续）

你现在的焦虑值是多少呢？（患者报告为"5分"）

你的心情还没有恢复平静，右边有三个小学生在路上打打闹闹，没有注意到你的车开了过来，还有一个男孩跑向了马路中间，眼看你的车就要撞向这个男孩了，这时你紧急打方向盘，让汽车左转避让（暂停）。可不曾想对面正好驶来一辆车，你的车与对面的车正面相撞。那个男孩被你的车剐蹭，躺在了地上。现在想象这个场景。（暂停）

你想象到了吗？（待患者报告"是"后继续）

你现在的焦虑值是多少呢（患者报告为"8分"）

请你保持这个想象，忍受这个情境给你带来的焦虑，不断重复想象这个画面，等待焦虑程度下降（患者点头）。每当你的焦虑程度有所下降，你就口头报告自己的焦虑分值（患者点头）。

请你保持想象这个画面，你可以想象男孩受伤后的反应，对方司机受伤后的反应等。

（患者报告："焦虑7分"）

（患者报告："焦虑6分"）

（患者报告："焦虑4分"）

好，让我们结束这个想象暴露，把想象画面切换到寂静的森林，回到你刚才从森林中离开的那个场景。（暂停）

你想象到了吗？（待患者报告"是"后继续）

你现在的焦虑值是多少呢？（患者报告为"0分"）

好，现在做几个深呼吸，然后睁开眼睛。

患者在咨询室中至少需要重复练习想象暴露2~3次。在想象暴露的过程中，患者可以把咨询师读想象文本的声音录下来，带回家听录音继续进行想象暴露。患者每天需要进行1次想象暴露，一周至少进行5次想象暴露。

心理咨询师在咨询室连续进行3次想象暴露之后，可以评估想象暴露的效果，让患者想象其恐惧的情境（不包含担心的事情发生），让患者报告其焦虑水平。在咨询室进行 3 次想象暴露后，阿贵报告其对恐惧情境的焦虑值为 2 分（原来为 3 分），这说明想象暴露有了一定效果。这里需要说明，想象暴露初期，患者的焦虑值没有下降也是正常的。

患者回家进行一周的想象暴露之后再次回到咨询室，咨询室可以再次评估想象暴露的效果，如果患者对恐怖情境的焦虑值下降到 2 分以下，就到了安排现场暴露的时机。阿贵经过一周 5 次的想象暴露练习，报告其想象"驾驶汽车在单位门前公路上"这个情形的焦虑值只有不到 1.5 分。

（3）现场暴露

现场暴露的项目要与想象暴露的项目一致，阿贵想象暴露的项目是驾车在单位门前的公路上。为了做这样的现场暴露，由他的妻子或其他人在工作日的早上把车开到单位门前的公路上，然后下车由阿贵独自驾驶汽车开过最后这 2 千米路程。为了尽快取得成功，患者与咨询师商量后决定，他每天 8:00 前到达目的地，进行 3 次现场暴露，也就是说，当他独自把车开到单位门前后再开回来，再次从他家人站立的位置开到单位门前，如此这般重复 3 次（参见表 4-2）。

表 4-2　现场暴露记录表（示例）

现场暴露项目：驾驶汽车在单位门前的公路上（独自） 担忧内容：出现交通事故 担心的后果：行人受伤（甚至死亡）和其他汽车相撞					
日期/时间	次数	想法相信程度	焦虑程度	实际结果	想法相信程度再评
4月7日 8:12	1	100%	3 分	平安无事	90%
4月7日 8:21	2	90%	3 分	平安无事	85%
4月7日 8:33	3	90%	2 分	平安无事	80%

现场暴露的一个重要目的是向患者证明其担忧认知是假的。因此在现场暴露之前咨询师会要求患者明确其担忧的内容，并且评估其对担忧认知的相信程度。患者完成每次的现场暴露后，咨询师要考察患者担心的内容是否出现，并再次评估其对担忧认知的相信程度。

阻止安全行为确保威胁性认知为假的重要前提。阿贵暴露的时候可能会通过减速的方式来避免交通事故，一旦这么做，平安无事的结果就不能证明其威胁性认知为假，患者可能会将平安无事归因为减速驾驶。因此，咨询师应当鼓励患者采取正常速度行驶，尽早放弃安全行为。如果阿贵先生以慢速的方式通过，咨询师可以鼓励他重新以正常的速度行驶，只有以正常速度行驶才能算作一次现场暴露。

在恐惧对象或情境的暴露过程中，患者可能会出现一些躯体反应如心跳加快、呼吸急促、手心出汗、肌肉紧张等，他们会担心这些反应将导致车祸等危险后果，患者就可能停下来。出现这样的情况最好的策略是暂时离开，使用应对技巧（如呼吸技巧）之后，重新回到活动中去继续挑战，试图让自己坚持得更久一些（这部分的具体内容可参考第 3 章有关惊恐症状的暴露技术的相关内容）。

预见性是影响现场暴露成功的重要变量。如果患者在暴露之前预先就知道暴露的时候会发生什么，就会对即将发生的事心中有数，当这些预见的情形出现的时候恐惧或焦虑程度就会降低。因此，在实施现场暴露之前，心理咨询师或者相关人员应当告知其现场暴露的时候可能会出现什么情况，增强患者对于现场暴露的预见性。增强现场暴露的预见性的一个有效措施就是由他人先暴露，然后由他人告知患者其在暴露过程中的感受以及会遇到什么情况，然后再让患者亲自进行暴露行动。阿贵在进行现场暴露任务前，我们可以安排其家人或朋友开车经过这一段路程，让他坐在副驾驶上看到整个路况，路上有三三两两的行人，也有小孩子跑来跑去，也会出现汽车从对面驶来的情形，并且也能观察到其他司机遵守交规的情况，当他亲自驾驶的时候，他再遇到这些可能的情形就会淡定些，也就不会那么焦虑了。

（4）过度练习

认知行为疗法要求：在想象暴露的过程中，患者的焦虑症要从焦虑程度的峰值下降到 1/2 以下或者 20% 以下；在现场暴露的过程中，患者对于威胁性认知的相信程度要下降到 30% 以下，焦虑程度最终要下降到 20% 以下（当然这不是通过单次现场暴露就能达到的）。

如果单次的想象暴露或现场暴露没有达到预定的目标，我们就需要增加暴露次数以便进行重复暴露，直到达到预期目标。实际上，心理咨询研究发现，当患者的暴露达到预期目标（情绪程度下降到20%，威胁性认知的相信程度降到30%及以下）后，继续增加暴露的次数会有助于巩固暴露的成果，减少反弹的力度和概率，这个做法被称为过度练习。

第5章
社交焦虑障碍

5.1 社交焦虑障碍的表现与诊断

5.1.1 社交焦虑障碍表现与诊断

社交焦虑是一种很常见的心理问题，有不少人都为自己在别人面前的表现而烦恼，与人打交道或者在公众面前发言时会感到紧张，因而回避参加必要的社交活动或其他活动。根据美国流行病学方面的研究，社交焦虑的患病率为3%~13%。

这里先介绍两个社交焦虑障碍的个案，然后再给大家介绍社交焦虑障碍的诊断标准，用以判断患者是否是社交焦虑障碍。

个案1　为开会发言感到焦虑

克平，40多岁男性，已婚，在本市某区政府部门任职，因自己常为开会发言而紧张、焦虑，前来咨询。

克平先生自一年前从副处长升职为正处长之后，就一直因为要在员工面前开会发言而感到非常紧张和焦虑。他担心自己发言时会说错话，也担心别人会看出自己的紧张，担心自己的发言被认为是没有水平，他人会看破自己的无能。他认为，在他人面前表现完美是非常重要的，若自己给人留下了不好的印象，就会被人看不起，作为领导自己的工作就难以展开。

由于会感到紧张和焦虑，他就尽量避免发言，一般情况下他只是坐在主席台上，把发言的任务尽量安排给其他人做。但有些时候为了说明会议的重要性，他必须出面发言，此时他就会感到非常紧张和焦虑。发言之前做非常多的准备，他会先把讲稿写好，在家里对着镜子练习，如果妻子在家，他会让妻子当听众，聆听自己的发言。总体说来，发言之前他要做足各种准备，尽量让自己的发言完美。尽管如此，他在开会的前一天还是会紧张和焦虑；在发言的过程中也仍然能感到焦虑和心跳加速、脸发热等躯体症状；在发言之后会反思发言的过程，常常对自己的发言感到不满意。

除了在公众面前感到紧张焦虑之外，克平先生与单位同事、下属以及朋友交往时却没有类似的紧张或焦虑的问题。

个案 2　担心自己的目光有问题

豫浩，男，17 岁，某重点高中学生，目前已经休学在家近一年了。

去年刚开学不久，他偶然用余光看了一眼前桌的女同学，发现这个女同学正歪着半个身子靠在桌边写字，期间还摸了一下自己的耳朵。豫浩认为这个女同学的举止和自己有关，因为女同学从他的眼光里看出了"问题"，才侧着半个身子写字，同时对方摸耳朵是在警告自己。自那之后，只要在余光范围内有人，特别是异性，豫浩就会很紧张，无法集中注意力。他起初只是怕见到异性，后来发展到与同性、与老师交往时也不敢使用目光，怕人们看出自己的目光有问题。

渐渐地，豫浩不再与同学来往，很少参加集体活动。他感觉学校里没有人了解自己，没人能够信任自己，孤独感和自卑感时时刻刻笼罩着自己。情绪很不稳定，时而抑郁，时而焦虑，痛苦至极。由于精力难以集中，学习成绩也急剧下降，他便不再上学，休学在家。

社交焦虑障碍是恐惧症的三种类型之一。恐惧症主要依据患者恐惧或害怕的对象分类，场所恐惧症主要是指对某些特定场所感到恐惧，这类患者主要担心自己在这些场所中出现惊恐发作；而特定恐惧症主要是对特定对象或情境感到恐惧，这类患者主要担心特定对象或情境存在危险，可能伤害自己；而社交恐惧症主要是对人与人互动的社交场景感到恐惧，担心自己表现不好，被人贬低、不喜欢或拒绝，等等。

社交恐惧症和社交焦虑症（或者社交焦虑障碍）是同一个疾病的两种不同的名称，只是用词习惯不同，如果说这两个词有区别的话，在习惯上我们把比较严重的社交焦虑障碍称为社交恐惧症，这类患者会严重回避社会交往的情形，就像上面的个案，豫浩已经休学在家回避社会交往了。症状比较轻一些的社交焦虑障碍被称为社交焦虑症，也就是说，患者还能维持社会交往，但在交往中感到非常紧张和焦虑。

上面两个案例是非常典型的社交焦虑障碍的案例。患者具备什么样的症状可以被诊断为社交焦虑障碍呢？我们还是来看，DSM-5[①]对社交焦虑障碍的诊断标准的描述。

第1条 个体由于面对可能被他人审视的一种或多种社交情况时而产生显著的害怕或焦虑。例如，社交互动（如对话、会见陌生人）、被观看（如吃、喝的时候）和在他人面前表演（如演讲时）。

第2条 个体害怕自己的言行或焦虑症状会导致负面评价（被羞辱或尴尬，被拒绝或冒犯他人）。

第3条 社交情况几乎总能激发患者的害怕或焦虑。

第4条 存在主动回避社交情况，或者带着强烈害怕或焦虑去忍受社交场合。

第5条 这种害怕、焦虑与社交状态和社会文化环境所造成的实际威胁不相称。

第6条 这种害怕、焦虑或回避通常会持续至少6个月。

第7条 这种害怕、焦虑或回避引起了具有临床意义的痛苦，或导

---

① 美国精神病学会.精神障碍诊断与统计手册［M］.张道龙，等，译.北京：北京大学出版社，2014：101-102.

致社交、职业及其他重要功能的损害。

第8条 这种害怕、焦虑或回避不能用其他精神障碍的症状更好地解释，如惊恐障碍、躯体变形障碍或孤独症（自闭症）谱系障碍。

第9条 如果存在其他躯体疾病（如帕金森氏症、肥胖症、烧伤或外伤造成畸形），那么这种害怕、焦虑或回避是明确与其不相关或过度的。

DSM-5 关于社交焦虑障碍有 9 条标准。

① 明确了患者感到焦虑或恐惧的对象是社交情形，如社交互动、被观看和在他人面前表演，这是区别其他类型恐惧症的鉴别症状（第 1 条）；

② 说明了社交焦虑障碍的具体表现，认知上担忧他人的负面评价（第 2 条），情绪体验为害怕或焦虑（第 3 条），行为表现为回避或忍受情境（第 4 条），这些认知、情绪和行为表现与其他恐惧症类似，只是认知上与其他恐惧症的担忧内容不同，但他们的认知都是威胁性认知；

③ 这种焦虑或恐惧正常与否的判断标准同环境和文化不相称，也就是多数人在这种情境下都不会感到焦虑，或者焦虑程度没有那么高（第 5 条）；

④ 病程标准要求持续 6 个月以上（第 6 条）；

⑤ 严重程度标准要求导致患者的主观痛苦，或者社会功能受损（第 7 条）；

⑥ 最后两条（第 8 第与第 9 条）是鉴别诊断标准，这种症状不能归因于其他精神障碍或躯体疾病。

我们以前面介绍的两个个案来说明社交焦虑障碍的诊断。对于克平先生来说，令他感到焦虑的是开会发言，这个恐惧对象属于社交情境，符合社交焦虑障碍的第 1 条标准。他有关大会发言的认知、情绪和行为表现也符合诊断标准，他担心被人贬低，情绪体验是紧张与焦虑，存在行为回避或过度准备，这样的表现显然与一般的领导干部的表现不同，属于不正常的情况，这符合第 2 条至第 5 条的标准。此外，他的病程有 1 年并且可以感到主观痛苦，符合第 6 条与第 7 条标准。最后，克平先生并不存在第 8 条与第 9 条标准所罗列的精神障碍或躯体疾病，我们故此将其诊断为社交焦虑障碍。

对于豫浩同学来说：① 让他感到恐惧的对象是老师和同学，这符合社交焦虑障碍的恐惧对象的标准，焦虑恐怖来自于社交互动；

② 他与人交往过程中的认知、情绪和行为表现也符合诊断标准的第2条至第4条，认知上他怕人们看出其目光有问题，情绪上体验到紧张情绪，行为方面表现为回避；

③ 这样的体验和反映与实际情境和文化传统不相称，也就是与多数人的反应有显著差别（符合第5条）；

④ 持续时间一年以上符合病程标准（第6条）；

⑤ 患者感到痛苦，并且休学在家，这严重影响其社会功能（第7条）；

⑥ 患者不存在第8条与第9条所列的其他精神障碍或躯体疾病。

基于上述分析，豫浩同学被诊断为社交焦虑障碍。

5.1.2　回避型人格障碍

共病在社交焦虑障碍中比较普遍，患者在罹患社交焦虑障碍的同时，一般还存在其他障碍，比较常见的是抑郁障碍和物质滥用。在通常情况下，抑郁障碍和物质滥用是社交焦虑障碍的激发症状，也就是说，患者出现社交焦虑障碍后，有时还会由它再引发患者的抑郁和物质滥用症状。

研究发现，有超过50%的社交焦虑障碍患者同时存在人格障碍，最常见的就是回避型人格障碍。事实上有56%的社交焦虑障碍患者符合回避型人格障碍患者的诊断。

共病会影响治疗效果，也会增加治疗的复杂度。鉴于咨询师容易在鉴别诊断焦虑障碍和人格障碍时遇到困难。在这里，我们介绍回避型人格障碍的诊断，并简单说明两种诊断之间的区别。

我们还是来看DSM-5对人格障碍和回避型人格障碍[①]的诊断标准说明。下面是回避型人格障碍的诊断标准说明。

---

① 美国精神病学会.精神障碍诊断与统计手册［M］.张道龙，等，译.北京：北京大学出版社，2014：277，282-283.

回避型人格障碍表现为一种社交抑制、能力不足感及对负面评价非常敏感的普遍心理行为模式；始于成年早期，存在于各种背景下，表现为以下症状（4项或更多）。

- 因为害怕批评、否定或排斥而回避涉及人际接触较多的职业活动。
- 不愿意与人打交道，除非确定自己会被喜欢。
- 因为害羞或怕被嘲弄而在亲密关系中表现拘谨。
- 具有在社交场合中会被批评或被拒绝的先占观念。
- 因为能力不足的感觉而在新的人际关系情况下受抑制。
- 认为自己在社交方面笨拙，缺乏个人吸引力或低人一等。
- 因为可能令人困窘，非常不情愿冒个人风险参加任何新的活动。

下面是DSM-5对人格障碍诊断的共同标准。

第1条 明显偏离了个体文化背景预期的内心体验和行为的持久模式表现为以下2项（或更多）症状：

- 认知（即对自我、他人和事件的感知和解释方式）；
- 情感（即情感反应的范围、强度、不稳定性和恰当性）；
- 人际关系功能；
- 冲动控制。

第2条 这种持久的心理行为模式是缺乏弹性的，是广泛的，涉及个人和社交场合的诸多方面。

第3条 这种持久的心理行为模式引起临床意义上的痛苦，或导致社交、职业及其他重要功能方面的损害。

第4条 这种心理行为模式在长时间内是稳定不变的，发生可以追溯到青少年时期或成年早期。

第5条 这种持久的心理行为模式不能用其他精神障碍的表现或结果来更好地解释。

第6条 这种持久的心理行为模式不能归因于某种物质（如滥用的药物等）的生理效应或其他躯体疾病（如头部外伤）。

在解释这些诊断标准之前，我们介绍一个回避型人格障碍的个案。

个案3 拒绝晋升的修理工

松蔚，男，35岁，汽车修理工，其母亲因为其拒绝担任维修部主任而带他来咨询。据松蔚说，他的业务能力非常强，经常得到同事和客户的称赞，领导前些日子告诉他，说准备升他为维修部主任，负责管理整个维修部。对松蔚来说，他就需要管理其他做着同样工作的几个人，他不知道该如何管理他们，便拒绝了领导。他回家后与母亲聊到此事，母亲感到非常生气，母亲受够了松蔚的害羞和腼腆。而且儿子松蔚30多岁还没有交过女朋友，结婚生子的事情更是遥遥无期。他母亲说，松蔚每天下班回家后就躲在自己的房间玩游戏，平时也不出去和朋友玩，也没有见过他有朋友上门。

据松蔚自己说，他上一份工作是在一家汽车维修店，他辞去那份工作就是因为自己需要在前台接待员不在的时候，临时接听电话或接待客户。他觉得自己处理不了客户的抱怨或要求，他在汽车底下工作时特别担心电话响起或者有客户进来。他受不了店主这样的安排，自己只想修车，不想管客户接待的事情，就辞职了。

松蔚回忆说，他从记事起与别人交谈时基本上就是紧张的，不敢主动和别人说话交流，特别是在陌生人面前更不敢说话，他留给他人的印象是害羞、腼腆。他在校期间的学习成绩还不错，处于中等偏上，但不知道与人交往时该说什么，因为怕别人说他很天真幼稚，所以他回避参加学校的所有文娱活动、体育活动或其他志愿者活动。

现在我们结合这个个案来说明回避型人格障碍的诊断。

① DSM-5强调回避型人格障碍需要在7个诊断症状中包含4个或更多。就松蔚先生而言，他不愿意担任部门领导，不愿意接听电话，不愿意接待客户，不交女朋友，也不出去和朋友交往，这些表现符合回避型人格障碍症状标准中的5项（因为害怕被批评、否定或排斥而回避涉及人际接触较

多的职业活动；不愿意与人打交道，除非确定自己能被喜欢；具有在社交场合中被批评或被拒绝的先占观念；认为自己在社交方面笨拙，缺乏个人吸引力或低人一等；因为可能令人困窘，非常不情愿冒个人风险参加任何新的活动）。

② 回避型人格障碍作为人格障碍的一种类型还需要符合人格障碍的诊断标准。前面回避型人格障碍所要求的符合4个或更多症状，仅仅是人格障碍内部分类的需要，实际上最主要的还是要符合人格障碍的诊断标准。人格障碍的第1条标准要求患者的内心体验和行为模式要与正常的社会文化环境表现出至少2个方面的偏差。在松蔚这个案例中，患者具体表现出了认知、情感和人际关系功能方面的偏差，具体来说，患者对自我评价低，对他人有偏见，这是其认知方式有问题；与人交往时感到紧张，这是情感体验上的偏差；不愿意晋升，不愿意交朋友，不恋爱，这是人际关系功能上的偏差。松蔚的这些表现符合人格障碍诊断的症状标准，即心理行为模式与正常文化背景存在显著偏差。

③ 心理行为模式影响的范围，这是人格障碍和焦虑障碍一个重要的区别，焦虑障碍的影响是部分的，而人格障碍的影响是广泛的，涉及个人和社交场合等多方面，松蔚先生害怕他人贬低自己和回避社交行为的模式所造成的影响是全面的，不仅影响工作，也影响社会交往，甚至影响亲密关系的建立。

④ 严重程度标准，这种持久的心理行为模式会引起临床意义上的痛苦或导致社交、职业及其他重要功能方面的损害，这条标准基本上是诊断心理障碍的通行标准。松蔚先生的表现符合这一点。

⑤ 病程标准，这种心理行为模式在长时间内是稳定不变的，最早可以追溯到青少年时期或成年早期。这是人格障碍与其他心理障碍的重要区别。人格障碍要求的病程比较长，一般心理障碍往往要求数周或数月即可，人格障碍要求是数年，至少可以追溯到成年早期。松蔚先生从记事时起就说话紧张，表现腼腆和害羞。

综合上述分析，我们可以诊断出松蔚先生的心理问题是回避型人格障碍。

5.1.3 社交焦虑障碍与回避型人格障碍

社交焦虑障碍与回避型人格障碍的区别主要表现在三个方面。

★ **病程和影响范围**：社交焦虑障碍病程要求持续 6 个月以上，而人格障碍病程要求更长，且能追溯到成年早期。就心理问题的范围来说，社交焦虑障碍要求更小，个体被他人审视而焦虑的情形是一种或多种即可；而回避型人格障碍的要求则更为广泛，涉及个人和社交场合的方方面面。克平先生的焦虑紧张只集中在大会发言上，在其他社交场合并没有焦虑，因此症状来源范围小；虽然几乎所有人都能引起豫浩的紧张与不安，但其发病的时间也只有一年左右。克平先生和豫浩同学在病程上均不符合人格障碍的要求。松蔚先生几乎回避所有人际关系（除家人外）并且问题可追溯到多年前，这符合人格障碍的要求。简单来说，人格障碍要求患者的心理问题同时具有广度（心理问题涉及面广）和深度（心理问题来源久远）两个方面。

★ **问题起因**：社交焦虑障碍的发作往往有具体的诱因事件，而人格障碍则是从幼年时期缓慢发展而来，并且不太有明显的诱因事件。例如，克平先生对于大会发言感到紧张焦虑是从他一年前被晋升为正处长开始的，升职的竞争比较激烈，克平先生成功晋升后，其他竞争失败的人对此结果并不满意，认为克平的能力不行，自己才是正处长最合适的人选。豫浩同学的社交回避开始于一个特定的事件——看前桌女同学而这位同学侧着身子写字并摸耳朵。松蔚先生的人格障碍就没有明显的生活事件诱因作为病程的起点。

★ **症状的核心**：社交焦虑是一种具体的认知观念——担心他人对自己有负面认知或评价，被羞辱或尴尬，被他人拒绝或怕自己的行为冒犯他人。而回避型人格障碍则是一种具有概括性的信念——患者往往具有无能感，他人比自己优越或有敌意等。回避型人格障碍患者认为自己的社会性不足，社会交往时表现笨拙，害怕被拒绝、被批评、被反对，对他人拒绝和批评的信号高度敏感，可能会过度地解读或误解他人对他们的看法，结果就是患有可能会回避参加社会或职业交往，避免结交新朋友。

前面我们提到，社交焦虑障碍与回避型人格障碍存在共病的可能性，而且有约 56% 的社交焦虑障碍患者同时患有回避型人格障碍。那么这两种心理障碍之间有什么关系呢？实际上，我们可以这样理解，有回避型人格障碍的患者，在被某个社交生活事件诱发时，就可能出现社交焦虑障碍，患者就同时具有回避型人格障碍和社交焦虑障碍。如果患者并没有回避型人格障碍，但在社交生活事件的诱发下，出现社交焦虑障碍，就不存在共病的情况。简单来说，患者可以在回避型人格障碍的基础上发展出社交焦虑障碍，但不会在社交焦虑障碍的基础上发展出人格障碍。

5.1.4 害羞与内向

人们经常把害羞和内向混在一起，以为害羞的人一定是内向的，内向的人也一定是害羞的，其实害羞和内向是不同的，它们之间并没有内在的必然联系。

害羞通常是社交焦虑症的一种表现。害羞的人会过分关注外界的消极评价，在人际交往中，经常表现出退缩与回避的行为，他们想与别人接触和交流，又担心别人对自己有不好的看法和评价，常常处于内心冲突中，这种内心冲突会影响个体的社会适应性行为，影响其与他人建立关系，影响其团队合作和领导力的发展，影响其学习、工作和婚姻生活等方面，影响其人生目标的实现。

内向的人并没有社会交往方面的问题，与人交往时没有恐惧焦虑，不会表现出退缩与回避的行为，他们与外界的人交往时是和谐的，能与他人进行正常交流，也能建立必要的人际关系。与害羞的人不同，他们不会放大外界的批评，别人的评价也不会影响他们与别人的交流和自我评价。内向的人可以表现为善于交际，与陌生人打交道也没有问题。

内向实际上是与外向相较而言的，内向和外向的主要区别是个体愿意把自己的精力和能量投注到外部世界还是内心活动上，把精力和能量投注到外部世界的人是外向的，而把精力和能量投注到内部世界的人是内向的。其实一个很简单的问题就可以大致区分内向还是外向："如果你有闲暇时间，你最愿意做什么？"如果你把闲暇时间用来约会、饭局、和别人一起游玩，那么你就是外向的；如果你把闲暇时间用来读书，收拾家务、思考问题，愿意一个人或与家人相处，你大致就是内向的。

和外向的人相比，内向的人并不太享受与外部世界的交往和参加各种社交活动，他们更享受独处或与亲密的人相处。这并不意味着他们与其他人打交道就有问题，他们也可以和其他人和谐相处，只是他们不希望有那么多朋友，不希望有那么多的社交活动而已。

这里之所以分析害羞和内向的区别，是希望大家能够对此有清醒的认识。如果你的孩子过于害羞，你应当重视，避免其发展成为社交焦虑症，及早纠正孩子的害羞对孩子成长有着重要的作用；如果你本人或周围的朋友比较害羞，对此也应当重视，及早纠正，才能维护身心健康发展。

总体来说，害羞是一种心理问题，是社交焦虑症；内向是一种性格特征，是人和人的个体差异，没有好坏之分。

5.2 社交焦虑障碍的 CBT 解释

5.2.1 社交焦虑障碍的习得

患者面对社交情境的时候感到焦虑或者恐惧，根据经典的条件反射的观点，社交情境与焦虑或恐惧之间形成了一种条件联系，这种条件联系是中性刺激与无条件刺激的结合形成的。换句话说，社交焦虑的形成是一个习得的过程。患者早年在某个特定情境下经历了创伤性的或者让人窘迫的社交互动，这导致其习得了焦虑、窘迫或羞辱的条件性反应。

有一位学生曾经在课堂上读课文，由于读错字音，同学们都觉得很好笑，全班哄堂大笑起来，这让他觉得很尴尬，后来他就不敢在课堂上读课文了。在这个情境中，让这位学生感到尴尬的是同学的大笑，同学的笑声引发了尴尬反应。这个反应是在他人在场的情景下发生的，同学大笑和他人在场这两个刺激结合，原本是同学大笑引发了尴尬反应，就变成了他人在场引发尴尬反应。患者认为让他感到尴尬的是他人在场，于是担心在社交情境中再次出现尴尬，他参加社交活动时体验到焦虑情绪，这便是社交焦虑情绪的习得过程。

患者在某一情境中产生的条件反射（条件联系），经过泛化机制扩展到更多的社交情景中，更多类似的社交情景也会引发患者的焦虑或者恐惧情绪，这样一来，广泛的社交情境就都会引起患者的焦虑恐惧情绪。豫浩同学的社交焦虑障碍发展过程就说明了这一点，他的社交焦虑起源于和一个女同学的互动，这一次的互动让他感觉紧张慌乱，他人在场与紧张慌乱便形成了条件联系。这种条件联系后来发展到面对异性时，甚至面对同性和老师时也是如此。

有许多社交焦虑的患者，都在早年有着类似的创伤性经历，如被老师公开责骂、被他人羞辱、被人欺负、被人取笑等。这说明患者对社交情境的焦虑和恐惧情绪，在早年通过条件反射的方式形成了社交情境与恐惧情绪之间的连接。

条件反射方式是社交焦虑习得的直接途径，患者通过亲身经历得以形成社交焦虑，此外，患者也可以通过观察学习的方式形成焦虑。看到自己的兄弟姐妹或者同学被他人欺负，患者也可能会产生社交退缩行为，我们通过临床访谈可以发现，患者经常能回忆起许多被养育者或同伴拒绝的尴尬经历。如果父母有社交焦虑症状，通过潜移默化的影响，孩子也容易习得社交焦虑。

5.2.2 社交焦虑障碍的认知中介因素

（1）假想观众

社交焦虑患者与他人互动时会去思考他人怎么看待他，并根据自己对他人想法的揣度来产生情绪体验和调整人际行为。前面提到的那位学生在课堂发言时读错字音，同学们的大笑被他解释为同学们是在嘲笑他、看不起他，他便产生了尴尬的情绪体验和回避课堂发言的行为。

社交焦虑患者参加各种社交情境时，他们的心中都有一个"假想观众"。不论是一对一的交往，还是参加大型集会时只做一个听众，他们都会觉得有人在盯着他，关注着他，评价着他的一举一动。"假想观众"是患者凭空想象出来的，并不是真实存在的。

患者心中的"假想观众"始终盯着他的举动，评价着他的社交表现，相关研究者总结了患者对假想观众的看法，患者往往认为：

- 有观众在观察自己的行为；
- 观众对自己的赞同有很高标准；
- 自己却没有能力达到这个标准；
- 自己不能控制焦虑，这又会让人注意到并且导致更多的负面评价；
- 若被观众做出消极评价，代价会很高。

（2）自我否定与消极预期

社交焦虑患者心中的"假想观众"对自己有着高要求或高标准，患者觉得自己无法达到这样的要求，无法让他人满意和看得起自己。事实却可能是相反的，患者看轻自己在先，然后觉得他人看不起自己。患者在童年与重要他人的互动过程中，经历了一系列事件，逐渐形成了关于自我和他人的负性核心信念，例如，他们认为自己是无能的、不可爱的、坏的，他人是全能的、坏的等。

在这些核心信念的基础上，患者遭遇了某个创伤性的社交体验（如在课堂上读错字音，同学们大笑）后，便激活了这些负性核心信念。他们把自我意识（自己是无能的、不可爱的或坏的）看成是别人对他的看法。

当他们对自我持否定看法时，便会对社会交往活动持有消极的预期。在社交活动之前，他们对于将要发生的事情有着负面的、灾难性的预期。他们会担心自己表现不好，试图让自己表现得更好一些，为此进行大量的练习和准备。在社交过程中，由于消极预期的存在，他们便会选择性注意那些与自己预期一致的信息，患者会注意自己的内在体验，监控自己的表现，并且特别关注焦虑的信号，包括身体的症状。他们会把注意力集中在与社交任务无关的事情上，可能会导致社交任务完成得不理想，这又会强化患者原来的消极预期。在社交活动后，患者在头脑中一遍又一遍回忆这个事件，评价自己的表现。由于患者存在的选择性注意的影响，他们会更多关注自己表现不好的方面，他人的负面反应等方面，受事前和过程中的偏见所影响，反思的结果会加强他们的消极偏见，增强患者对下次社交事件产生相同或更大的焦虑的预期。

（3）青少年的社交恐惧症与性心理有关

社交恐怖障碍往往发生在青少年身上，这是一种严重程度高的社交焦虑。对社交感到恐惧的患者除家长外和其他人基本不交往，尽可能回避所有社交活动。一般而言，发生在成年人身上的社交焦虑障碍往往稍轻一些，他们依然会保有一定的社会交往，更多表现为社交过程中的焦虑与紧张的情绪，就像克平先生一样，虽然他对大会发言很焦虑，但他还是能够发言。但豫浩同学的社交恐惧症就不同了，他休学在家，没有任何社会交往活动。

实际上，青少年的社交恐惧症与性心理有关。当个体从儿童期进入青春期后便产生了性心理，意识到自己是男人或女人，由于生理发育，便有了性需求，对异性有了兴趣，会更多地关注异性。这本是正常的发展表现，但有些孩子还未建立起正确的性别观念，其关注被异性发现或被嘲笑之后，他们便会感到自己被看穿了，无脸见人。他们起初可能只是不敢与异性交往，后来逐渐发展到难以与同性及更为广泛的人群打交道，最后只好把自己藏起来。

许多青少年的社交恐惧症个案的临床访谈都证明了这一点。豫浩同学的个案就非常典型。他的社交恐惧症首先产生于自己看了前桌女同学一眼，但这个女同学偏着半个身子靠着桌子写字并摸了一下自己的耳朵。实际上，这应该是这位女同学的无意识行为，与豫浩同学一点关系也没有。但豫浩却认为对方在警告他。他错误地认为如果别人知道自己喜欢女性的话，就会看不起自己，说自己坏。不仅女同学会这么看待自己，他认为男同学、老师甚至其他人也会这样说自己。他认为自己的目光会出卖自己——让别人从目光中看出他的"下流无耻"，便不敢与他人交往，最后只好休学在家。

5.2.3 社交焦虑障碍的维持因素

（1）负强化与安全行为

社交焦虑患者在社交情境中体验到焦虑情绪后便采取某种行为来避免

焦虑情绪，比较常见的行为就是回避，回避面对类似的社交情境，当你认为自己在课堂上的发言会被大家嘲笑时，你可能就会避免在课堂上发言，这样你就不会再次经历被大家嘲笑引起的尴尬了。患者会回避引发焦虑情绪的情境，使得焦虑情绪降低，这样的结果又会反过来使患者面对在社交情境时，更愿意采取回避行为，这实际上是负强化机制。

社交焦虑患者回避社交情境主要是因为担心自己的表现不好被他人看破，进而看不起自己。如果患者无法回避社交情境又必须面对的话，他们就会想办法来防止自己的表现被他人看破。例如，参加集体活动时，他们会避免表现自己，避免被别人关注或注意到，坐在不被人注意的角落，与人交谈时低着头，避免看着对方的眼睛等。此外，为了避免自己紧张与焦虑的情绪的生理反应被他人发现，他们会采取一些举措，例如，为了防止手抖而抓住一个杯子，为了解释脸红的表现而故意喝点酒或者做出刚跑步的样子（如果有人说他脸红，他可以将其解释为喝酒或跑步）。

社交焦虑患者为了避免在社交情境中体验焦虑情绪而采取的回避行为和其他行为，被称为安全行为，安全行为旨在保护患者避免尴尬或失败的情境。虽然安全行为让患者暂时免除了焦虑情绪的体验，却强化了患者关于社交情境的威胁性认知（他人会看出自己的紧张焦虑，会看不起自己）。患者使用安全行为就无法检验自己的威胁性认知是否真实，这样长期固守威胁性认知，社交焦虑障碍也就只能长期存在了。

（2）社交技能缺乏

社交情境中的创伤性体验实际上与患者缺乏相应的社交技能有关。因为社交技能的缺乏，使得他们难以应对社交情境的需要，自然就难以满意自己的表现，他们对自己的表现感到不满，也就容易认为他人对此有相同的看法，他人也认为自己不行。

与陌生人聊天，对于有社交焦虑的患者而言，是一个艰巨的任务，他们往往不知道该说些什么，找不到话说，即使对方提起某个话题，自己也难以给出恰当的回应，让会谈难以继续下去，这样的人常常被认为是话题终结者。

对社交焦虑患者而言，表达请求或者拒绝他人往往是很难的一件事，他们缺乏相应的技能，不知道自己该怎么开口向他人求助（如借钱），说话时也没有考虑对方的心理，常常因表达问题而得罪他人。另外，当他人向自己提出请求，但自己并不想答应对方时，自己又找不到合适的话语回应，担心自己拒绝对方会得罪对方，两个人的关系没法维持，就违心答应了，内心却不情愿，有时还会指责对方不应该提出如此不合理的要求。

也有研究者认为患者其实具备正常的社交能力，只是由于自身心理因素妨碍了其表现。患者的认知（低估竞争力，高估焦虑体验）以及情绪体验（社交表现被焦虑抑制）会影响到自己的社交技能表现，影响其社交情境的应对。在社交焦虑的临床访谈中，心理咨询师经常发现患者在自我表露、处理他人的批评与冲突、与他人发展友谊、发展亲密感和相互信任等方面存在技能缺陷，不知道如何去处理，有相当一部分患者从小就缺乏这些方面的技能。

5.3 社交焦虑障碍的治疗原理

认知行为疗法治疗社交焦虑障碍时是围绕情境、认知、情绪和行为四个要素展开的。基于认知行为疗法的环路模型（见图 2-1），情境引发认知（即自动思维），认知导致个体产生某种情绪，情绪又驱使个体采取某种行为，而行为的后果（如问题得到解决、问题持续或者问题恶化等情形）又构成了新的情境。

在社交焦虑障碍中，情境就是社交情境，引发的认知是威胁性认知（即患者认为他人会看轻自己，瞧不起自己），这种认知导致个体产生焦虑或恐惧情绪，为了减少这样的情绪体验，个体会采取安全行为（回避或采取其他行为）。个体采取安全行为虽然会暂时降低负面情绪，但却使问题持续。持续存在的问题又构成了新的情境，继续着原来的循环，患者的社交焦虑问题也就持续下去了。

5.3.1 暴露与安全行为阻止

认知行为疗法认为，在这个循环中认知和行为是改变的关键点，一旦患者改变了对社交情境的威胁性认知，认识到他人并没有看不起自己，自然就不会体验到焦虑情绪，也就不用使用回避等安全行为了。当然如果患者不采取安全行为而是直面社交情境，可能就会发现自己的担心是多余的。如果患者学习了社交技能来应对社交情境，也可以恰当地应对社交情境。如果能做到这样，面对社交情境，患者的焦虑情绪也就不会产生了，社交焦虑障碍也就治愈了。

克平先生面对当众发言的情境时，产生了威胁性认知，认为发言说错话、表现紧张会被人认为是没有水平和无能的。在这样认知的影响下，他在发言时会体验到焦虑情绪，并在焦虑情绪的驱使下过度准备，在家里反复练习。在克平先生的案例中，咨询师如果能够让他认识到其担心是多余的，他也就不会体会到焦虑情绪，不会在发言前做过度的准备了。

豫浩同学面对女同学、男同学、老师或者其他人的情境时，产生了威胁性认知，即认为他人可能会认为自己目光有问题，进而认为自己不是好人，于是感到紧张与焦虑，在情绪驱使下产生回避行为——休学在家。在这里，如果咨询师能够让豫浩认识到，他的担心是多余的，人们并未从他的目光中看出他有什么问题，他也就不会那么紧张了，不用再休学，也不用回避与老师同学的交往了。

在社交焦虑障碍（以及其他焦虑障碍）的心理咨询或治疗中，矫正患者对于社交情境的威胁性认知是重要的咨询目标，这是因为，威胁性认知一旦被修正，患者的焦虑或恐惧情绪就能得到根本改善，安全行为也就没有必要维持了。但要让患者认识到威胁性认知为假并不容易，光靠心理教育是不够的，咨询师还需要证明给患者看。为此，患者需要对原有的应对情境、处理情绪和行为方式三个方面做出调整。患者需要面对情境，若自己没有在社交情境中的经验，就无法证明威胁性认知为假了。社交情境必然会引发患者的焦虑情绪，焦虑情绪又会导致患者采取安全行为。但正如我们在前面所说的，如果患者采取了安全行为，威胁性认知就无法证明为假了，患者会认为自己担心的事情没有发生的原因是其采取了安全行为。因此，患者还需要阻止安全行为，忍受或接受威胁性认知所引发的焦虑情绪。简而言之，要证明威胁性认知为假，患者就需要面对社交情境，忍受或接受焦虑情绪，并阻止安全行为，如此三管齐下才能实现目标。这种咨询技术被称为"暴露与安全行为阻止"技术。

一本有关认知行为疗法的书中讲了这样一个故事，非常形象地说明了为什么要使用"暴露与安全行为阻止"技术。有一个人在巴黎的大街上挥舞手臂并念念有词，有路人很好奇，便问他在干什么，那人回应说自己在驱龙（龙在西方文化中是邪恶的象征，会喷火毁人房屋和伤人等）。路人感到更奇怪了，自言自语地说："但这儿没有龙呀！""对呀，正是因为我的驱赶才没有龙呀！"这个挥舞手臂的人大声地说。

这个故事很形象地说明了焦虑障碍患者与正常人的差异，在正常人看来，这里是安全的，没有什么威胁，没有龙出现，但在患者看来，因为自己采取了安全行为——挥舞手臂和念咒语，才得到了平安。如果我们要让这个挥舞并念咒语的人像正常人那样想，认识到此地是平安的，没有龙出没，我们要怎么办呢？我们需要让他待在这个情境中并停止挥舞手臂，当然这么做会使他体验到焦虑情绪，但他要忍受这种情绪。当他在这里待上一天，发现龙并没有来，这个结果就可以动摇他原来的想法。当然，仅仅一次的暴露是不够的，他还需要更多次地待在这里，不做任何安全行为，忍受焦虑情绪和阻止安全行为，才能积累更多的证据来说明原来的认识是错误的，在这么多的事实面前，威胁性认知就得到了修正。

豫浩同学因为担心他人认为自己目光有问题，最后休学在家不再与他人交往和互动。当他躲起来，他的威胁性认知——他人认为自己的目光有问题——就无法被证伪了。因此，心理咨询师需要鼓励他走出来，直面社交情境并与他人互动，在与他人的互动过程中也要避免安全行为（如低头不敢看他人的眼睛等），忍受这个过程中的焦虑情绪。并在互动结束后询问他人，是否觉得自己的目光有问题。他人最可能的反应是并未觉得豫浩的目光有什么异常（重要的是他人看不出患者担心的"自己的目光有问题"）。在这样的结果面前，患者原来的认知——他人会认为自己的目光有问题——

被动摇了。经过更多次"暴露与安全行为阻止"实验，豫浩同学的威胁性认知就会被修正了。

5.3.2 社交技能训练

"暴露与安全行为阻止"技术主要解决患者的认知问题。一旦认知发生改变，患者的情绪和行为也就能够得到改变。如果患者存在社交技能欠缺的问题，即使他放弃原来的安全行为，也可能存在自己无法应对社交情境的实际情况，也就是说，患者在社交情境中没能完成社交任务，造成了挫折的社交经验。为此，在必要的情况下，我们需要对患者进行相应的社交技能训练，让患者掌握必要的社交技能，顺利完成各项社交任务。例如，学习自我表露、处理他人的批评与冲突、与他人发展友谊、发展亲密感和相互信任等方面的技能。

当患者具备相应的社交技能时，就能较好地应对各种社交场合，这会让患者在社交情境中产生更多的正面经验和情绪体验，有助于患者建立人际关系，同时对患者的深层信念修正也有促进作用。

5.4 社交焦虑障碍的咨询方案

5.4.1 社交焦虑障碍的咨询目标

社交焦虑障碍患者在社交场合感到焦虑或恐惧，从而回避特定社交场所或者在社交场合中忍受焦虑情绪并采用一些安全行为来降低自己的焦虑体验。因此，社交焦虑障碍的心理咨询的目标主要是针对患者在社交场合中的焦虑与恐惧情绪、安全行为和引发这些情绪行为的威胁性认知修正等具体症状。具体来说，社交焦虑障碍的咨询目标包括如下六个方面：

- 对社交场合不回避，能够在社交场合进行正常的人际交往；
- 在社交场合中能够完成人际交往的具体任务，如表达请求、发表演讲等；

- 降低对社交情境的恐惧或焦虑的程度，达到能够忍受的水平及其以下；
- 消除面对社交场合的回避行为和其他在社交场合中的安全行为；
- 学习必要的社交技能，如自信训练、沟通技能、社交技能；
- 修正对社交情境的威胁性认知及其歪曲的认知方式。

我们以克平先生和豫浩同学的个案来说明如何制定咨询目标。

克平先生的社交焦虑障碍表现比较单一，仅是在公开发言上存在紧张与焦虑情绪，在其他社交情境中（如与下属谈话，在外面公开发言）均不存在焦虑情绪。因此，心理咨询的目标围绕其在公开场合发言紧张这个问题而制定，具体目标如下：

- 能够完成本单位会议中的发言工作，正常履行领导角色的职责并完成相应的任务；
- 降低开会时的焦虑与紧张情绪，达到偶尔紧张和紧张情绪可控的水平；
- 减少或消除开会发言前的过度准备工作，达到适度准备的程度；
- 修正对于开会发言的威胁性认知，如别人能看出自己的紧张，认为自己发言没水平等。

豫浩同学的社交焦虑障碍相对而言就比较严重，他已经完全脱离了外部的社交关系，仅与家人有互动，他就需要恢复与家人外的其他人的正常交往，并且回到学校正常学习。因此，豫浩同学的咨询目标就包括如下项目：

- 恢复在校的正常学习生活，完成学校的各项学习任务；
- 能够与老师和同学（男女同学）正常交往，正常参加学校的各项集体活动；
- 放弃原有的安全行为，如回避行为、低头、沉默寡言等；
- 学习必要的社会交往技能，如自我表露，与他人发展友谊；
- 降低社交情境中的紧张情绪，达到能够忍受的水平及以下；

- 修正对于社交互动的歪曲认知和认知方式，如"他人认为自己的目光有问题"的认知，以及消极预期、灾难化等认知方式。

5.4.2 社交焦虑障碍的咨询计划

　　下面讲解的社交焦虑障碍的咨询计划，仅仅是针对患者存在的社交焦虑障碍症状规划的，如果患者存在其他问题或者有中间信念和核心信念方面的问题，可以在下面这些计划完成后再安排（咨询计划以小节为单位，每小节包含 2~4 次咨询会谈）。

第 1 小节：个案评估与适应治疗

　　个案评估：通过对患者进行访谈和问卷测评的方式，了解令患者感到恐惧或焦虑情绪的具体社交情境类别、患者对这些情境的认知内容以及采取的行为方式，评估社交焦虑所带来的社会功能的影响和患者的主观痛苦程度等，对患者的心理问题进行综合评估，结合 DSM-5 的诊断标准，判断患者是否为社交焦虑障碍，是否同时存在其他精神疾病（如抑郁、物质滥用、人格障碍）。

　　激发动机：有些社交焦虑障碍患者的病程比较长，认知行为疗法应用暴露技术会给患者带来一定程度的痛苦，患者可能会因为痛苦而中途放弃咨询。因此，咨询师在咨询开始之前需要激发患者的动机，坚定患者对心理咨询的决心和信心，与患者讨论心理咨询的代价收益，让患者明白心理咨询所带来的长期收益。

　　心理教育：在进行正式治疗前，咨询师应当对患者进行社交焦虑障碍方面的心理教育，告知患者 CBT 对社交焦虑障碍成因的解释，CBT 的治疗原理和心理计划安排等内容（这些内容可以参见本章相关部分）。

第 2 小节：认知概念化和挑战威胁性认知

　　认知概念化：作为认知行为疗法的第一步，患者需要对其引发焦虑的社交情境、自动思维、情绪和行为进行识别并记录。患者需要记录各种社交情境中的想法（即自动思维），评估恐惧或焦虑情绪的强度（或主观痛苦指数，一般用 0~10 分的情绪标尺来评估），并识别自己采取的安全行为（如回避、过度保护、分心、安全信号等），把这些内容记录在包含上述内容的表格中。需要特别说明，患者可能会有意或无意回避一些社交活动，这些社交活动应被记录下来。

挑战威胁性认知：通过概念化了解到患者对于社交情境的自动思维（即威胁性认知）、情绪体验和行为反应之后，咨询师可以通过预言验证的方式来挑战患者的威胁性认知，要求患者进入社交情境之前，写下患者担心的内容和具体的结果，事后再将实际结果与预测内容进行比较，通过实际结果来纠正患者的认知。另外，在进入社交活动之前或之后，患者也会产生自动思维，对于这些自动思维，咨询师可以应用控辩方、可能区域、代价收益等认知技术来处理。

放松训练：患者在进行社交活动之前可能会长时间处于焦虑状态中，有患者对于未来一周甚至时间更远的活动会感到非常焦虑（特别是公开演讲之类的活动），严重的焦虑情绪及其生理唤醒会明显地影响其日常生活和社会功能，所以咨询师要教授患者放松技术（如渐进性肌肉放松训练、呼吸训练）就非常必要了。

第 3 小节：社交情境暴露计划

在本小节，我们需要挑战威胁性认知与放松练习活动，并为社交焦虑障碍做好相应的准备工作，以便在下一节具体实施暴露。

社交情境的焦虑程度评定：咨询师要求患者填写"焦虑日志"，记录所有引发焦虑情绪的社交情境或社交活动。填写焦虑日志的时候，患者应当记录社交具体情境或社交活动的内容，患者体验到的焦虑情绪的强度，是否回避（即回避的频率）等相关内容。焦虑日志可以采取表格形式，也可以用文本段落的方式记录。

暴露情境排序：在前述工作的基础上，对所有引发焦虑的社交情境按照焦虑程度从小到大排序，把焦虑程度低的社交情境放在前面先进行暴露治疗，焦虑程度高的社交情境放在后面。

暴露计划：社交焦虑暴露应当从评分为 30%（或 3 分）的焦虑值的社交情境开始，一般情况下低于 30% 焦虑值的社交情境就不用暴露了。每个焦虑情境都应当反复暴露，直到患者对社交情境的焦虑值下降到 20%（或 2 分）以下，并且患者愿意挑战下一个社交情境暴露项目。在挑战新的社交情境的过程中，所有已经完成的暴露项目仍要继续暴露，尚未安排暴露的社交情境则不必。

第 4 小节至第 6 小节：社交情境暴露与社交技能训练

本小节是整个社交焦虑障碍咨询的主体部分，它由两个部分组成，一是社交焦虑情境的暴露，二是必要的社交技能训练。这二者就像两条平行线，每次会谈都应包含社交焦虑障碍的暴露项目，以及社交技能的训练。

暴露与社交技能训练安排原则应当是"先暴露再训练"。对某个社交焦虑情境应当先安排暴露，暴露过程中患者应放弃原有的安全行为，面对令其感到焦虑的社交情境或社交活动，忍受这个过程中的焦虑情绪，通过现场暴露的结果证明患者的威胁性认知为假。当患者认识到自己的威胁性认知为假之后，再安排社交技能训练，心理咨询师可以通过示范、角色扮演等方式传授这个社交情境中的相应技能。通过社交技能的学习，患者的社交表现会更好，患者对自己就会更加满意，这也就是增强患者的正面经验和积极的情绪体验。

社交情境暴露：这主要用来减少患者对社交情境的条件反射性恐惧反应，让患者反复暴露在令其恐惧的社交情境中，直到焦虑减轻。暴露可以是想象的，也可以是现实的，还可以采用角色扮演的形式。患者在咨询室进行了想象暴露、角色扮演等形式的暴露后，就要在真实生活中的相应社交情景中进行现场暴露。患者如果在现场暴露中有困难，咨询师可以陪同或者安排其家人或朋友协助。

社交技能训练：社交技能训练是基于患者缺乏社交技巧假设而提出来的。社交技能训练内容随着训练项目的不同而有很大的变化，通常包括以下技巧，如自我介绍、选择合适话题、积极倾听、共情、自我暴露、发起社交活动、建立和维持友谊、表达不同的意见、提出主张、公众演讲。咨询师通过提供具体的指导、示范、角色扮演、反馈，让患者在治疗之外练习等形式，来提高其社交技能。

5.5 社交焦虑障碍的咨询技术

社交焦虑障碍是焦虑障碍的一种，许多应用在焦虑障碍中的技术也可以应用到社交焦虑障碍的咨询治疗中，比如我们在前面提到的焦虑障碍的暴露技术在这里也是适用的，其他认知行为疗法的通用技术也可以在这里使用，这里我们介绍社交焦虑障碍活动中比较常用的技术。

5.5.1 社交焦虑认知修正技术

（1）社交活动三环节的认知概念化

社交焦虑障碍患者的认知概念化分为特定社交活动之前、过程中和之后三个环节。在某次计划的社交活动之前，对于这个即将进行的社交活动，患者会产生自动思维并体验到某种情绪；社交活动进行过程中患者也会产生自动思维并体验到某种情绪；社交活动结束后，患者往往会回顾自己在社交活动中的表现，也会产生自动思维和情绪体验。

在社交活动之前、过程中和之后，患者的自动思维和情绪体验是不同的，认知矫正处理所应用的技术也有差异。因此，心理咨询师在对患者的认知进行概念化的时候需要有所区分，分别概念化患者在社交活动之前、过程中和之后的自动思维和情绪体验。

根据上级领导的安排，克平下周一要向全体员工传达会议精神，要做主要报告人，克平先生为此感到紧张和焦虑。他担心自己的发言不够理想，会被人认为是没有水平，为了避免这样的事情发生，他采取了过度准备的方式，即花更多的时间准备，撰写发言稿，反复练习。尽管如此，对于即将到来的发言任务，他还是感到焦虑。

单位开会的时间终于来了，克平先生也坐在主席台上，当主持会议的书记宣布由他给大家传达上级会议精神的时候，他感到自己心跳得很厉害，手心出汗，说话声音有些颤抖，他觉得大家看出了他的紧张和不自在，他们一定会看不起自己。为了避免发言的紧张，他低着头读发言稿，不敢看台下的听众，故意把稿子念得铿锵有力，遮掩发抖的声音，用力攥紧发言稿不要让手发抖。一句一句地读发言稿，一个小时过去了，自己也终于念完了稿子，松了一口气。

下班回家吃完晚饭后，克平先生终于闲了下来，他便回想起今天下午的会议发言，他认为自己表现得不理想，自己搞砸了今天的演讲，自己原本不用这么紧张，可以更加自然一些。克平先生看不起自己，他相信经过今天的发言，大家会更加看不起他了。

患者一旦知道自己即将面临某个不可避免的社交活动，通常会产生社交活动的消极预期，认为自己会表现不好，被人看不起，从而体验到焦虑不安的情绪，个体可能为了避免糟糕的表现而过于努力地准备，就像克平先生花很多时间来准备发言稿一样。但在某些时候，患者可能并没有什么需要准备的，患者陷入无所事事的焦虑状态中，分心常常是其行为表现。

患者处于社交活动过程中时，会把自己的注意力集中在自身的生理反应和他人的反应上，这种选择性的注意，就是为了验证自己的消极预期，一旦患者把自己的注意力集中在这些负面信息或证据上，患者就会变得更加焦虑和不安，这会让患者的表现更不理想，这样就强化了患者原有的消极预期。

社交活动结束后，患者常常会回顾自己在社交活动上的表现，但更多关注自己的负面表现，忽略正常表现或者积极表现等，最终对于自己的表现不满意，并否定自己。这样负面的结论会增强患者对于未来社交活动的消极预期。

（2）预言验证

对社交焦虑障碍的认知干预，可以从社交活动前的认知概念化开始。在社交活动前了解患者对于本次社交活动的预期，邀请患者把预期当作一个预言，然后通过实际结果来验证自己的预言是否正确。通过预言验证的方式，我们就可以修正患者在社交活动前的消极预期。为了便于验证患者的消极预期是否为真，咨询师应当要求患者明确说清楚一旦消极预期为真会发生哪些客观的、可观察的实际结果或表现。

克平先生在周一开会发言之前"担心自己的发言不够理想，会被人认为是没有水平"，正是这个消极预期让他焦虑和过度准备。咨询师与克平先生讨论把他的担心变成一种预测或预言，然后与他讨论在大会发言中出现了哪些情形就可以说明这个预言被验证，而哪些情形就可以说明预言被否定。

排除某些含义模糊的结果（如稀稀拉拉的掌声，哄堂大笑，私下交谈，有人退场等）既不能说明预言为真也不能确认预言为假后，咨询双方同意如果出现下列情形，就说明预言为真：

（1）其他领导在发言中明确表示，刚才自己的发言有不准确的地方，他要做个补充（或纠正）；（2）会议结束后听到有同事议论，说自己发言没水平；（3）发言过程中有人敲桌子吹口哨，表示不满或抗议。如果出现下列情绪，就说明预言为假：（1）上级领导表扬自己的发言很好；（2）发言结束后听众给予热烈掌声（不仅声音大且持续时间也比较长）；（3）与自己同级的同事在事后称赞自己的发言好，而且能具体指出好在哪里（见表5-1）。

表 5-1　预言验证项目表（示例）

预言证实的表现	预言证伪的表现
（1）其他领导在发言中明确表示，刚才自己的发言中不准确的地方，他要做个补充（或纠正） （2）会议结束后听到有同事议论，说自己发言没水平 （3）发言过程中有人敲桌子吹口哨，表示不满或抗议	（1）上级领导表扬自己的发言很好 （2）发言结束后听众给予热烈掌声（不仅声音大且持续时间也比较长） （3）与自己同级的同事在事后称赞自己的发言好，而且能具体指出好在哪里

明确具体的预言及其结果标准之后，患者就可以带着检验自己的预言是否能被验证的心态参加社交活动，并在社交活动结束后，评估社交过程的客观结果，看这些结果是证明还是否认自己之前的预言。通过客观的结果来修正患者的消极预期。

克平先生抱着验证预言的心态，参加周一的会议并发言。发言结束后他回顾了预言要验证的各个项目，在发生的项目后划"√"，未发生的项目后面划"×"，结果见表5-2。

表 5-2　预言验证项目表（示例）

预言证实表现	预言证伪表现
（1）其他领导在发言中明确表示，刚才自己的发言中有不准确的地方，他要做个补充（或纠正）——×（未发生）	（1）上级领导表扬自己的发言很好——×（未发生）
（2）会议结束后听到有同事议论说，自己发言没水平——×（未发生）	（2）发言结束后听众给予热烈掌声（不仅声音大且持续时间也比较长）——×（未发生）
（3）发言过程中有人敲桌子吹口哨，表示不满或抗议——×（未发生）	（3）与自己同级的同事在事后称赞自己的发言好，而且能具体指出好在哪里——√（发生）

通过收集会场的客观结果，克平先生发现自己担心的结果（即预言证实的表现）并未出现，相反还出现了否定自己预言的证据（预言证伪表现）——有同事说自己的发言很好，很有激情。这让克平先生认识到自己的担心是多余的。

（3）行为实验

除了通过预言验证的方式来验证威胁性认知的正确性以外，咨询师还可以让患者在社交活动中做出自己担心的行为，以此观察他人的反应，并通过他人的反应来证实或证伪自己的威胁性认知。如果患者故意做一些有可能导致其担心结果的行为，但实际上担心的结果没有发生的话，这就比患者正常情况下所做的预言验证更具说服力。

豫浩同学担心在与人互动的过程中，别人会认为自己的目光有问题。咨询师就豫浩的自动思维"别人会看出目光问题"设计了行为实验。

咨询师：你做什么举动，会导致对方一定认为你的目光有问题。这样的动作是你平时不会做的？

豫浩：一直盯着对方的眼睛看，或者说话时左顾右盼，眼球来回转动。

咨询师：如果你盯着对方眼睛看或是眼球来回转动，对方又认为你的目光有问题的话，你觉得对方会有什么反应？或者说，对方做出什么反应就能证明他认为你的目光有问题？

豫浩：当我这么做的时候，对方会生气、不想和我说话，甚至离开。

咨询师：我们来做一个行为实验来检验你担心的"他人会认为你的目光有问题"。

豫浩：怎么做呢？

咨询师：你可以故意做出这些行为，实际上你平时不会做出这样的行为，你做出这些行为后，观察对方的反应，看对方的反应是否如你的预期：生气、不说话，甚至离开。

豫浩：如果对方真的做出这样的反应怎么办？

咨询师：你觉得这样处理好不好？你给对方一个解释，说明你在做实验，目的是希望这样的行为反应会帮你验证一些事情。然后感谢对方参与实验，如果有必要你可以送些小礼物以表示感谢。

豫浩：可以。

咨询师：你觉得谁可以作为你的实验对象呢？

豫浩：宇轩吧，他是我最好的朋友，我先找他试试。

咨询师：好的。但你还需要找到更多的实验对象才能验证你的想法是否正确。

豫浩：好的，我再找一些人吧。

在接下来的会谈中，豫浩提供了家人和朋友的名单，让他在接下来的一周中，对同一个人做 3 次实验（如果在试验过程中，需要给对方解释实验目的，后续未进行的实验就要取消），看对方有什么反应。结果豫浩一共成功进行了 8 次实验，他发现对方对于他的行为只是感到奇怪或好奇，询问他怎么啦？并没有出现生气、不说话和离开的情形。通过这样的结果，豫浩对"别人会认为自己的目光有问题"这个想法的相信程度下降，而且担忧的情绪也有所下降。

（4）通用的自动思维技术

对于在社交活动之前、过程中和之后的自动思维，我们还可以使用通用的自动思维技术来处理和应对。比较常用的技术包括发散性思维技术、控辩方技术、可能区域技术、代价收益技术、应付卡技术，等等。

★ **发散性思维技术**：社交活动过程中或完成后，患者非常有可能把对方的言语行为解释为对自己的不满或敌意，从而验证自己的消极预期。例如，克平先生在大会发言的时候，若有人中途离场，他就有可能把这个表现解释为对自己报告的不满意。咨询师可以应用发散性思维技术让他认识到中途离场的原因有很多，例如，上厕所，有人找，也有可能是身体不适等。

★ **控辩方技术**：若患者对他人的反应做出了不利于自己的解释，往往就会产生自我否定，这个时候咨询师就可以应用控辩方技术来纠正。例如，当克平先生认为有人中途退场是对自己表示不满意，认为自己是无能的时候，他可以应用控辩方技术，考虑那些相反的想法（别人对自己的报告很满意，认为自己是有能力的）及支持的证据（还有那么多的人在专心听自己的报告或记笔记等）。

★ **可能性区域技术**：在社交活动之前，患者对即将进行的社交活动感到悲观，想到糟糕的可能性。这时我们可以应用可能性区域技术讨论即将到来的社交活动的可能性区间：最糟糕的结果、最理想的结果、最现实可能的结果，结合过去的社交经验，对即将到来的社交活动做出比较合理的预期，并可以采取"面对糟糕，争取最好"的行为策略。

★ **代价收益技术**：这项技术可以用在社交活动之前、过程中和之后各环节，但要在患者已对威胁性认知产生了质疑，在已有证据的情况下，咨询师可以应用代价收益技术与患者讨论选择相信新旧认知的好处和坏处。通过讨论，患者会发现相信旧的认知（即威胁性认知）弊端多，而相信新的认知（即替代原有想法的认知观念）益处多，就会选择相信新的认知，并试图按照新的认知行事。克平先生担心别人从他的发言中看出自己没水平和无能，但经过多次预言验证，甚至行为实验之后，他发现自己的想法并没有得到验证，反而从这些经验中可以得出一个新的结论（即新认知）——大家认可自己的发言，多数人都不认为自己是无能的。相比这两个认知，如果相信原来的认知，他就会感到非常焦虑和不安，如果相信新的认知，自己就会比较放松，并且发挥得更好。经过代价收益的分析，克平先生愿意选择相信新认知。

★ **应付卡技术**：咨询师与患者一起讨论面临社交活动中的某种情形时，患者应当怎样想和怎样做，并记下做成提示卡片。它用于帮助患者正确应对社交中的意外，旨在转危为安，化险为夷。对克平先生而言，公开发言时出现的生理唤醒（心跳加快、手心出汗、声音颤抖等）让他非常不安，咨询师和他讨论，他认识到这不是焦虑或即将失败的信号，即使带着这些生理唤醒他也是可以完成会议发言任务的。通过讨论，在咨询师的帮助下，他写下了应付卡，如图 5-1 所示。

> 当我在会议发言之前或发言期间出现生理唤醒（心跳加快、手心出汗、声音颤抖等）的时候——
> - 就对自己说，这只是生理唤醒，它是身体对即将发言所做的能量动员，它不会影响我的发挥，即使带着这些生理唤醒，我也能完成发言任务。
> - 并且，随着我进入发言状态，我不再关注生理唤醒，生理状态就会逐渐恢复平静。
> - 我现在要做的事情是把注意力集中在当下的任务上。

图 5-1　应付卡（示例）

5.5.2　社交焦虑的角色扮演技术

角色扮演是心理咨询中经常被使用的咨询技术。在社交焦虑障碍的咨询治疗中，应用角色扮演技术可以达到如下目的：识别和修正社交活动中的自动思维；进行社交焦虑暴露，增强患者对焦虑状态的适应能力；处理患者在社交活动中的生理唤醒。

（1）识别和修正社交活动中的自动思维

有时候患者可能并不会报告自己在社交活动之前、过程中和之后的自动思维，心理咨询师设计模拟的社交活动就非常有必要了。通过让患者参加这个模拟的社交活动，咨询师就可以询问患者在参加这个活动之前、过程中和之后的自动思维。

豫浩同学担心和他人交流时别人会认为其目光有问题。心理咨询师安排了一个角色扮演项目，让他与女老师请教数学题，女老师由心理机构的女性工作人员扮演。一旦确定角色扮演任务并准备好相关素材后，心理咨询师就开始询问他的情绪体验和自动思维，豫浩说自己比较紧张，担心老师认为其眼神不对，认为他看了不该看的地方。然后正式进入角色扮演环节，在向女老师请教数学题的过程中，豫浩低着头不敢看老师。这时咨询师说暂停，立即让豫浩报告其情绪体验与自动思维，豫浩报告说自己非常紧张，对于老师的好多话，他都没有听进去，他觉得老师说话的语气比较强硬，不喜欢自己向她请教问题，好像给她带来了麻烦。角色扮演完成后，咨询师让他回顾整个角色扮演的过程，并询问他这个时候的自动思维和情绪体验，豫浩同学报告说自己很自责，觉得自己表现不好。

识别了患者各环节的自动思维后，咨询师可以应用前面介绍的通用自动思维技术对其自动思维进行处理，得到替代的思维（即新认知）。接下来，咨询师会建议患者再次进行相同的角色扮演，不过这次按照新的认知进行扮演。一旦患者在模拟社交活动之前、过程中和之后能够按照新的认知进行思考，就能产生新的体验。

经过与患者讨论并且邀请女老师的扮演者来反馈对豫浩同学的印象，这让豫浩认识到老师并没有认为他的眼神有问题，也没有指责他给自己带来麻烦，老师也没有认为他表现不好。豫浩在咨询师的引导下得出新的思维：①角色扮演之前：老师喜欢学生向其请教，不会认为我的眼神有问题；②角色扮演过程中：老师希望听到我的反馈和对问题的理解，愿意我在必要时看着老师的眼睛；③角色扮演之后：我表现还好，老师对我挺好。得到新的认知后，咨询师再次安排豫浩进行角色扮演，在这个扮演过程中要求豫浩按照新的认知进行。在社交活动之前、过程中和之后三个环节中，只有豫浩调整了认知且情绪体验改变了之后，才能进入下一个环节。

最后，咨询师与患者进行回顾和分享，比较前后两次角色扮演的感受差异。通过这样的对比，患者就能意识到新的认知对自己有效和有用。在此基础上，咨询师可以嘱咐患者在现实生活中按照新的认知去思考和行动。

（2）社交焦虑暴露，增强焦虑忍耐力

体验焦虑情绪是社交焦虑障碍的重要症状，患者为了避免体验到社交焦虑情绪，往往会回避社交情境，这样就会影响患者正常地发挥社会功能。心理咨询师可以通过角色扮演的方式帮患者进行暴露。这种方式既非想象暴露，也非现场暴露，它是对现场暴露的预演，如果角色扮演暴露取得了成功，它就会对患者的现场暴露有着促进作用。

除了安排想象暴露之外，如果有可能，我们可以安排角色扮演方式的暴露。角色扮演的主要目的和想象暴露一样，旨在增强患者对焦虑情绪的忍耐力。因此，角色扮演暴露需要等到患者的焦虑情绪出现明显下降时才能停止。我们还是以豫浩向女老师请教数学题为例说明。

心理咨询师安排豫浩同学进行角色扮演，具体的社交任务是向女老师请教数学题。整个活动持续时间是 10 分钟，在这段时间里，他需要看老师的眼睛至少 10 次，每次停留时间不能少于 2 秒，如果他迟迟没有看老师的眼睛，咨询师就要敲一下桌子以提示他。女老师由心理机构的女性工作人员扮演。一旦确定角色扮演任务并准备好相关的素材后，心理咨询师就会询问他的焦虑情绪分值，豫浩报告为 4 分（满分 10 分）。

正式进入角色扮演环节，在向女老师请教数学题的过程中，时间已经过去了 2 分钟，他还是低着头不敢看老师，这时咨询师说暂停，询问他的焦虑强度。他报告为 8 分。然后，继续进行角色扮演，时间又过了 1 分钟，咨询师敲桌子提示他看老师的眼睛，他看了，咨询师问他焦虑值分数，他报告为 9 分。咨询师让他继续请教，每隔 1 分钟敲一下桌子以提示他看老师

的眼睛，每次看完老师的眼睛后，他都要报告焦虑分值。第一次角色扮演，他一共看了老师的眼睛6次，焦虑分值从4分升到9分，结束时回落到7分。

经过几分钟休息和回顾，咨询师又有安排了4次角色扮演，第二次豫浩的焦虑值最高为8分，最后回落到6分；第三次的焦虑值最高为6分，最后回落到4分；第四次的焦虑值最高为6分，最后回到了3分。

（3）应对社交活动中的生理唤醒

在社交活动中，患者的焦虑情绪会引发生理唤醒，如心跳加快、呼吸急促、脸红、手心出汗、手抖、脚软、尿频等。一方面，这会让患者感到更加焦虑；另一方面，患者也会认为他人能够发现自己的焦虑，并据此看扁自己。此外，当患者把注意力集中在生理唤醒方面，会让患者在社交活动中表现欠佳，而糟糕的社交表现又会反过来强化患者对自己的否定评价。

心理咨询师可以通过角色扮演的形式来处理患者在社交活动中的生理唤醒问题。处理生理唤醒时有两个不同的目标：一是向患者证明其生理唤醒表现并不会被他人看出来，二是患者在社交活动中应当把注意力从关注生理唤醒转移到关注社交任务上，让自己有更好的社交表现。

对于第一个目标，咨询师要向患者证明生理唤醒并不容易被他人看出来。主要的做法是让患者进行角色扮演，让他人观察表现，角色扮演结束后，邀请他人客观报告其是否有发现患者的异常反应。整个角色扮演过程要被录下来，扮演结束后，让患者本人亲自回看录像，看自己能否从录像中看出自己的焦虑。为了达到更好的效果，我们还可以邀请患者故意夸大或关注他们通常试图隐藏的焦虑症状，这样做的结果就是让他们知晓：①人们不可能注意这些，或者即使注意到了后果也微乎其微，自己能够承受；②他们的实际状况要比他们想象的好，很多自身的不适应表现并没有他们想象中的那么明显。

对于第二个目标，第一步，在第一次角色扮演过程中，患者可以按照原来的习惯进行，也就是在这个过程中患者可以更多关注自己的生理唤醒表现。扮演结束后，邀请观察者报告观察印象，然后让患者观看角色扮演录像，了解自己的表现。第二步，患者要关注社交任务，努力接受自己的生理唤醒，不在意生理唤醒，尽量把注意力集中在社交活动上并尽力完成社交任务。再次要求观察者报告印象，患者观察录像了解自己表现。第三步，反复进行角色扮演，练习接受生理唤醒，把注意力集中在社交任务上，经过多次练习患者就能更好地掌握这个技巧，并且在观察者的报告中和回顾录像时发现把注意力集中在社交任务而非生理唤醒上能够让自己有更好的表现。

5.5.3 社交技能训练

社交焦虑障碍理论认为，患者对于社交活动中的消极预期是假的，如果患者缺乏社交技巧或者因为社交焦虑情绪的抑制作用，他们在社交情境中表现欠佳也是有可能的。因此，在社交焦虑障碍的咨询治疗过程中，一方面，我们要处理患者的威胁性认知，即患者对社交活动的消极与负面的看法；另一方面，如果患者欠缺社交技能，我们还要进行相关的社交技巧训练，帮助患者在社交活动中表现得更好。

社交技能训练包括两个方面内容，一是患者需要掌握哪些社交技能或技巧，二是如何进行社交技能训练。

广义的社交技能只是人与人之间沟通交流所涉及的技能，它包括倾听、说话、自我介绍，选择合适的话题、积极倾听、自我暴露、发起社交活动、建立和维持友谊、表达不同的意见、拒绝他人、提出主张、公众演讲等方面内容。

例如，说话技能训练。当患者表达自己的感受和想法时，咨询师要教授他们使用第一人称"我"来陈述，就是以"我"开头的句子："我认为……""我感到……""我想要……"典型的第一人称陈述句是"当你做……时候，我感到……，因为我认为……"看一个例句："你现在还不去写作业，我感到非常生气，因为你的拖延会搞得大家都不能按时睡觉。""我"陈述句是相对于"你"陈述句而言的，许多人习惯于用"你"来陈述，这种以"你"开头的句子，往往是指责性的，会激发对方的敌对反应，例如，"你怎么还不去写作业，你这样拖下去，会搞得大家都不能按时睡觉。"当患者学会用"我"来陈述之后，就可以避免敌对，同时能传达自己的观点和感受。此外，咨询师还可以教授患者在肯定对方的情况下再提出建议等。

社交技能训练程序包括如下几个步骤。

第一步，评估：咨询师需要评估患者的社交技能缺陷和程度，才可能决定患者需要学习哪些方面的社交技能。通常评估的方式是角色扮演或情境模拟，咨询师可以进行现场评估。

第二步，排序：对于需要学习的众多社交技能，咨询师和患者可以按照由易到难或从前到后的顺序进行，因此在训练之前应当先排序。例如，我们可以先进行网络文字沟通，然后是面对面的寒暄，接下来学习赞美他人，向他人询问信息。一旦掌握了这些基本技巧，患者就可以开始学习一些综合技能，如邀请某人一起外出，如何建立友谊等。

第三步，讲解与示范：咨询师教授某个技能时先要讲解相关知识，然后在模拟情境中进行示范，通过讲解和示范患者才能了解正确的社交技能是如何应用的，做到心中有数。

第四步，模拟演练：对于每个社交技能，咨询师都应当创设模拟情境，让患者在这个情境中练习技能。在练习过程中，咨询师对患者的表现要进行及时反馈，对做得正确的地方要予以肯定，对做得不到位的地方，要指出来并再次示范。在模拟情境中，患者反复练习，直到掌握得熟练、流畅、自然。练习过程可以被录下来，患者就可以通过录像看到自己的实际表现，也能通过录像的对比，看到自己在练习中的进步。

第五步，实践练习：咨询师邀请患者在现实生活中应用所学的技能，在实际社交情境中检验自己社交技能的掌握程度和应用程度，在更多的社交情境中巩固和熟练应用，提高自己在社交活动中的表现，取得更好的社交活动效果。

第6章
强迫症

6.1 强迫症的表现与诊断

6.1.1 强迫症

强迫症是大众很熟悉的心理疾病。有不少人从网络上阅读了有关强迫症的描述之后，就觉得自己得了强迫症。普通人缺乏心理疾病诊断方面的知识，所以他们容易给自己贴上强迫症、焦虑症、抑郁症等标签，但实际上自己并没有患上这样的疾病。我们来看一下真正患有强迫症的个案。

个案1 晓东的强迫症

晓东，28岁，未婚，与咨询师一见面就要求治疗其强迫症。咨询师很好奇他为什么认为自己有强迫症。晓东说这是精神科医生告诉他的，这位医生还给他开了药，但是他根本没有吃。

晓东常会做许多强迫性的重复动作，并且重复数百次。他要求自己做某个动作时（如穿衣服、刮胡子等）要一气呵成，如果不连贯或有停顿就要重做，这种重复往往有几十次。晓东在某个时期特别在意一些动作，需要不断重复，追求一气呵成，过了一段时间，当他更在意新动作的时候，如给数码相机更换电池，以前希望一气呵成的动作可能就不太在意了。另外，他还会因为在做某个动作的过程中出现了"坏"的想法而重做这个动作。

晓东还担心自己在坐飞机或坐汽车的过程中会受伤，也担心家人死亡等，他不允许自己有这些想法，一旦有这些想法，他就觉得这些事情真会发生，他总是试图压制这样的想法，或者利用新的想法来对抗这样的想法。因为有这样的一些想法，所以他会回避乘坐地铁、汽车和飞机，也会回避他曾经出现过强迫思维的街道，回避任何与飞机失事有联系的文字和影像等。

个案2　春阳的自述

那年我高考在即，学习相当紧张。有一名同学去学校附近的池塘游泳，却淹死了。这件事在学校引起了轩然大波。大家都很紧张，特别是到了晚上都很害怕。几天后，学校会在晚上连续放映几场电影，有传言说这是为了驱赶那个学生的鬼魂，大家听后都很害怕。

高考前夕，许多人都睡不好觉，我也一样，常不到起床时间就早早醒了，不自觉地想到那个学生鬼魂的事情。我以为这是因为害怕，也就没当回事。以后连续几天晚上都是如此，后来白天也必须想那件事。我想此事已经过去了，我也不害怕了，怎么还老是想呢？就克制自己，结果越克制想得越厉害。

我觉得它快来的时候就会马上去想别的事。有时候觉得这个办法也不行，就任其发展，但是这让我很难受，想到这样发展下去会如何，是不是会出现什么不好的结果，所以又想了其他办法。办法用了很多，却始终不行。

之后，症状就逐渐加重了，我对其他事物也开始有了强迫想法。没有什么固定的事情和东西，什么都可以。当我想某个问题时就必须想清楚，想不清就会一直想（很烦躁，但是又无可奈何）。

经过一段时间后，我发现很多问题都可能造成我产生强迫想法，尤其是对数字、回忆某个事情、词语解释、一句话的分析等。有时候，我对某个问题一会儿想，一会儿又不想，难以控制，心里一直不舒服。

在前面的章节中，我们介绍了抑郁障碍（即抑郁症）、广泛性焦虑障碍（焦虑症）、惊恐发作、场所恐惧症、特定恐惧症和社交焦虑障碍，这些心理疾病都以情绪体验为主要症状。抑郁障碍是以抑郁的情绪体验为主要症状，而广泛性焦虑障碍、惊恐发作、场所恐惧症、特定恐惧症和社交焦虑障碍是以焦虑或恐惧情绪为主要症状。

强迫症则是以行为表现为主要症状的心理疾病，强迫症的核心症状就是被迫地、过度地重复某个固定行为，这个行为可以是外部可见的操作，也可以是隐藏在内心的操作。晓东先生穿衣服时追求一气呵成，反复把衣服脱了穿、穿了脱，这个穿脱衣服的行为是外部可见的操作，春阳先生为了不去想同学死亡的事情，就反复用想其他事情去克制，这个想其他事情的做法是隐藏内心的操作。从行为主义的观点来看，这二者都是行为反应，是行为的两种形式，一种是外部行为，一种是内在行为。

我们理解强迫症先要抓住它是一种行为反应，行为反应有两种形式，一种是外部行为，被称为强迫行为，另一种是内部行为，被称为强迫思维。然后，我们还要理解"强迫"一词的含义，它主要包含两个含义：① 被迫的，并不是个人随心所欲的，并不是想做就做，不想做就不做的，它是不想做也要去做的，当然这不是因为他人命令你去做，而是由内心的冲突或焦虑不安的情绪驱使的；② 过度重复，也就是行为反应的次数过多，远远超出客观的需要。患者之所以做出过度重复的行为反应，并非源自客观要求，同样也是由其内心冲突或焦虑不安的情绪所驱使的。

在了解强迫症的核心症状就是被迫地、过度地重复某个固定行为后，我们来具体看看强迫症的诊断标准，下面是 DSM-5[①] 对强迫症的诊断标准。

第 1 条 具有强迫思维、强迫行为或者两者皆有。

强迫思维的定义如下。

① 在某些时段内，个体感受到反复的、持续性的、侵入性的和不必

---

① 美国精神病学会.精神障碍诊断与统计手册 [M].张道龙，等，译.北京：北京大学出版社，2014：113-114.

要的想法、冲动或意向，大多数个体都会为此出现显著的焦虑或痛苦。

②个体试图忽略或压抑此类想法、冲动或意向，或用其他一些想法和行为来应对它们（例如，通过某种强迫行为）。

强迫行为的定义如下。

①重复行为（如洗手、排序、核对）或精神活动（如祈祷、计数、反复默诵字词），个体感到重复行为或精神活动是作为应对强迫思维或根据必须严格执行的规则而被迫执行的。

②重复行为或精神活动的目的是防止或减少焦虑及痛苦，或防止出现某种可怕的事件及情况；然而，这些行为或活动与所涉及的预防情况缺乏现实的连接，或者明显是过度的。

第2条 强迫思维或强迫行为是耗时的（如每天耗时1小时以上）或这些症状引起了具有临床意义上的痛苦，或导致社交、职业及其他重要功能方面的损害。

第3条 强迫症状不能归因于某种物质（如滥用药物等）的生理效应或其他躯体疾病。

第4条 该障碍不能用其他精神障碍的症状来更好地解释。

虽然被迫地、过度地重复某个固定行为是强迫症的核心症状，但有许多情形都可能导致患者进行这样的行为，例如，因担心外貌而反复照镜子或过度修饰（躯体变形障碍），持续囤积没有价值或用处的物品（囤积障碍），反复拔自己的毛发（拔毛症），反复抓挠皮肤（抓痕症）。强迫症特指由"想法、冲动或意向"或者"必须严格执行的规则"所引发的被迫的、过度重复的固定行为（或意识行为）。

强迫症的第1条诊断解释了强迫症的症状表现。在这里，它区分了两类症状，分别是强迫思维和强迫行为。在强迫思维的描述中，"想法、冲动或意向"引发了患者的被迫行为反应，其反应方式有两种，一种是忽视和压抑，另一种是对抗，用其他想法或行为来对抗。春阳先生在高中时只要想到同学的死亡与鬼魂，就会马上想其他事情，结果还是会反复想，无法克制。在这里，引发因素是一种"想法"——有关同学死亡和鬼魂的想法，引发的反应是试图忽视或压抑。晓东先生也有类似的症状，例如，他会担心家人死亡。他的头脑中会时不时出现家人死亡这样的念头，但他总是试图压抑这样的想法，或者用家人非常健康长寿的想法与此对抗。

关于强迫行为症状的描述，一方面，说明了强迫行为的具体表现是外部可见的重复行为，如洗手、排序、核对等，也包括内部行为——精神活动，如祈祷、计数、反复默诵字词。另一方面，引发患者这样行为的原因有两种情形，第一种情形是按照规则必须如此，春阳先生对每个问题都必须想清楚，"有些事情必须解释到能给自己交代才罢休"就是引发其穷思竭虑的规则。第二种情形是对强迫思维的应对措施。晓东先生在做某个动作的过程中如果出现坏想法就需要重做该动作，例如，自己从房间的一个位置走到另一个位置，开关电脑、打印照片等。这些重复行为是为了对抗头脑中出现的"坏想法"而产生的。

强迫症的第 2 条诊断标准是严重程度标准，即上述强迫思维和强迫行为给患者带来了有害的结果，一方面它是耗时的（因为过度重复所致），另一方面它可能会引发患者痛苦的情绪体验，甚至导致社交、职业及其他功能损害。本条标准的基本意思是患者被迫的重复行为（无论是强迫思维还是强迫行为）造成了过多的时间消耗（例如，明明洗一遍手花几分钟即可，但患者却要洗上十几遍，耗时四五十分钟），因为被迫从事这样的重复行为往往会给患者带来痛苦，也会影响患者的社会生活（例如，耽误做其他事情，回避某些事情，影响人际关系，等等）。

这里需要提示大家，在这条诊断标准中并没有病程标准，也就是说，没有规定患者的强迫症状需要持续多久才能将之诊断为强迫症。一般的心理疾病都有病程标准，例如，我们前面讨论的焦虑障碍通常是以 6 个月为诊断标准的。在临床实践中，强迫症患者的病程往往有数年之久，不会是只有几天或几周的病程。

第 3 条与第 4 条是鉴别标准，也就是患者出现强迫症状也可能是由其他原因造成的，如果因为其他方面的原因出现强迫症状，我们就不能将之诊断为强迫症状了。第 3 条所陈述的不能归因于某种物质或其他躯体疾病，也就是说，如果患者罹患某些躯体疾病或使用某些物质（精神药物）而出现强迫症状的话，就不能算强迫症了。第4条是指精神疾病之间的鉴别了。

6.1.2　与强迫症相关的障碍

除强迫症外，还有一些心理疾病与强迫症相似，这些疾病的患者也会表现出被迫的、过度重复性的行为。在DSM-5的诊断中，有躯体变形障碍、囤积障碍、拔毛症、抓痕症等。

（1）躯体变形障碍

这种障碍的患者执着于想象的或夸大的外表缺陷，尽管他们可能是漂亮的，但他们坚持认为自己的外表是丑陋的或畸形的。和强迫症患者一样，他们无法停止去关注自己的外表或身体的相应部位。一般而言，女性倾向于关注她们的皮肤、臀部、胸部、腿部，男性会坚持认为自己矮小、缺少肌肉等。由于其存在对自己躯体及外表缺陷的先占观念，他们每天都会花3~8小时思考他们的外表，也会被迫进行一些行为，最普遍的被迫行为就是照镜子或躲着镜子、和其他人比外表、寻求他人对自己外表的肯定、想办法改变外表或把不满意的部位遮掩起来。

（2）囤积障碍

这种障碍的患者喜欢收集物品，最大的问题是他们拒绝与物品分开，就好像他们与物品形成了依恋关系一样。即使一些东西明显看起来没有价值，也没有纪念意义，将来也用不着，但他们还是无法抛弃或处理掉。囤积的后果非常严重，积累的物品可能都要把家掩埋了。有研究发现，有1/3的囤积障碍患者的家里非常脏，腐烂的食物发出阵阵恶臭；有1/3的患者也收集动物，他们把自己视为动物拯救者，他们收养的动物数量远远超过了他们的能力。曾经有一个囤积障碍患者在100平方米左右的房子里收养了100多只动物，大部分动物都营养不良，居住过于拥挤且患有疾病。

（3）拔毛症

拔毛症的患者的主要表现就是无法克制地、反复地拔身体上的毛，如头发、睫毛、眉毛、体毛等。有时候患者会通过戴假发、围巾或粘假睫毛以掩盖损害部位。他们虽然想停止拔毛但有心无力，拔毛行为常常会让其产生愉悦感。感觉刺激（如触摸、感受到毛发）在拔毛行为中有重要作用。

（4）抓痕症

抓痕症又名皮肤搔抓障碍，主要症状就是无法克制地、反复骚抓皮肤而导致皮肤损伤。皮肤骚抓可能导致生理毁容，伤疤、感染和皮肤损伤。诊断这个疾病除了反复骚抓皮肤造成皮肤损伤以外，还需要满足两个条件：其一，患者无法克制搔抓行为；其二，造成某些形式的社交和职业损害，也就是说带来某些后果。

把这些心理障碍和强迫症区别开来的是引发患者被迫的、过度重复的行为的情境。躯体变形障碍是由对身体外表的扭曲看法引起的，囤积障碍是由无法抛弃物品引起的，拔毛症是由无法克制拔毛行为引起的，抓痕症是由不能停止骚抓皮肤引起的，而强迫症则是由难以克服的"想法、冲动或意向"或"必须严格执行的规则"引起的。

6.1.3 强迫型人格障碍

强迫症患者中可能有一部分会被诊断为也存在人格障碍。早年的研究发现被诊断为强迫症的患者有 25% 同时具有强迫型人格障碍，近期的研究估计这个比例可能高达 30%。

由于强迫症和强迫型人格障碍都有"强迫"两个字，许多心理咨询师和普通读者都会对这两种疾病诊断存在困扰。两种疾病都有"强迫"这个词，就说明二者之间存在共性，在这两种疾病中，患者的行为都存在"被迫"和"过度"的特点。两种疾病的第一个不同是引发强迫的原因不同，强迫症患者的强迫是由"不必要的想法、冲突或意向"或"必须严格执行的规则"引起的，而强迫型人格障碍的强迫则是由"次序、完美以及精神和人际关系的控制"引起的，这种对次序、完美和某种控制的追求实际上也是患者对自己和周围的人与事所坚持的一种"必须执行的规则"。

我们还是来看 DSM-5 关于强迫型人格障碍[①] 的诊断标准。

---

① 美国精神病学会.精神障碍诊断与统计手册［M］.张道龙，等，译.北京：北京大学出版社，2014：283-284.

一种沉湎于有次序、完美以及精神和人际关系上的控制，而牺牲灵活、开放和效率的普遍心理行为模式；始于成年早期，存在于各种背景下，表现为下列4项（或更多）症状：

①沉湎于细节、规则、条目、次序、组织或日程，以至于忽略了活动的要点；

②表现为妨碍任务完成的完美主义（因为不符合自己过分严格的标准而不能完成一个项目）；

③过度投入工作或追求绩效，以至于无法顾及娱乐活动和朋友关系（不能被明显的经济状态解释）；

④过度在意道德、伦理或价值观念，小心谨慎，缺乏弹性（不能用文化或宗教认同来解释）；

⑤不情愿丢弃用坏的或无价值的物品，哪怕这些物品毫无情感纪念价值；

⑥不情愿将任务委托给他人或与他人共同工作，除非他人能精确地按照自己的方式行事；

⑦对自己和他人都采取吝啬的消费方式，把金钱视作可以囤积起来应对未来灾难的东西；

⑧表现为僵化和固执。

我们分析强迫型人格障碍的这8条症状描述后就可以发现患者会给自己设立必须执行的规则，其中第1条背后的规则就是"有序"，第2条、第3条、第4条背后的规则是"完美"（高要求、高绩效、高道德），第5条与第7条背后的规则是"囤积"，至于第6条所呈现的是不能相信他人，第8条说明的是对规则严格执行的性格表现——僵化和固执。

除了上述的关联性之外，强迫症和强迫型人格障碍的区别是非常明显的，这也是区别这两种疾病的关键。强迫症患者的强迫主要是针对生活中的部分侧面，给患者造成困扰的"不必要的想法、冲动或意向"，也只是一些特定的想法、冲突或意向，不会是所有的想法、冲动或意向都会造成痛苦，患者必须要执行的规则也是特定的，不是广泛存在的，并不是所有问题都要想清楚的，遇到树都必须要数清楚的，等等。而人格障碍则不一样，它是广泛的，它普遍存在于患者的生活中。在强迫型人格障碍的诊断标准中有明确说明：它是"一种沉湎于有次序、完美以及精神和人际关系上的控制，而牺牲灵活、开放和效率的普遍心理行为模式；始于成年早期，存在各种背景下。"总之，强迫症的症状是具体的、特定的，而强迫型人格障碍是广泛的、普遍的。

6.2 强迫症的 CBT 解释

6.2.1 强迫症的焦虑习得

虽然强迫症是以被迫、过度重复行为为核心症状，但强迫症的情绪体验和其他焦虑障碍（广泛性焦虑障碍、社交焦虑障碍、惊恐发作、场所恐惧症、特定恐惧症等）一样，也是焦虑情绪。生活中我们发现，焦虑症患者因为常常会体验到焦虑情绪而误认为自己有焦虑症。

实际上，强迫症患者的强迫思维和强迫行为都是在患者焦虑情绪驱使下做出的。例如，强迫洗涤，患者之所以反复多次洗涤，不是因为患者觉得没有洗干净，而是一旦停止洗涤，他就会感到焦虑，当他忍受不了焦虑时，他就会再次洗涤或者继续洗涤，反复多次洗涤之后，患者的焦虑情绪会减轻，也就不会有洗涤行为了。又例如，强迫性穷思竭虑也是如此，如果患者对某个问题没有想清楚，就会感到烦躁不安，这种烦躁不安就会驱使患者继续思考下去，直到筋疲力尽或者想出一个结果来。可见，焦虑（有时表现为害怕、担心或恐惧）是患者的强迫行为或强迫思维的动力。

那么强迫症的焦虑又是怎样得来的呢？为什么有人洗一遍手不会感到焦虑，而强迫症患者会感到焦虑呢？为什么有人想不清一些问题却不会感到心烦，而强迫症患者会感到心烦呢？

对于这些问题，认知行为疗法是从巴甫洛夫的经典条件反射的观点来解释的。无害和中性的事物、情境、想法或想象等本身并不会引起焦虑，但它们与能激发焦虑的事物或刺激同时发生，这导致了它们也可以引起焦虑或恐惧。一旦这些事物 / 情境 / 想法 / 想象与引发焦虑的事物建立了连接，它们单独也能引发焦虑情绪了。

就拿强迫性洗涤来说，患者对洗涤的焦虑并不是先天的，而是生活中其他引发焦虑的情境与洗涤结合后形成的。例如，有患者在洗涤的时候，若正在因工作（或是其他）压力体验焦虑情绪，就有可能使得原本由工作引发的焦虑变成由洗涤引发的了。在这里，工作压力与焦虑情绪是原有的情绪联结（工作压力——焦虑情绪），但因为洗涤与工作压力结合（工作压力 + 洗涤——焦虑情绪），就使得洗涤也能引发焦虑了（洗涤——焦虑情绪）。

从这里我们可以看到，强迫症患者的焦虑常常是在面临巨大压力的期间形成的。患者往往会把生活中面临的工作压力、生活压力、人际关系的压力，通过刺激结合（如工作压力与洗涤的结合）的形式，转变成强迫症的焦虑情绪了。春阳先生第一次穷思竭虑地去想同学死亡和鬼魂的事情正是发生在高考备考压力最大的时期。这种把生活压力带来的焦虑转换为强迫症焦虑的行为是无意识的，如果患者能够意识到这一点的话，就不会形成强迫症的焦虑了。所以，强迫症患者往往不能清楚地说明焦虑情绪的来源，如果我们能确定强迫症首发的时期，就可以发现他们当时往往正承受着压力。

6.2.2 强迫症的行为维持

认知行为疗法认为，焦虑情绪驱使行为。患者在焦虑情绪的驱使下，通常会做出过度重复的行为或者回避行为。患者为什么在焦虑情绪的驱使下会做出过度重复或回避行为而不是其他行为呢？

对于这个问题，认知行为疗法应用斯金纳的操作条件反射原理来说明。患者在体验到焦虑情绪之后，他们就会被迫做出一些行为来降低焦虑，一旦发现这样的行为能够降低焦虑。患者未来面对相同情境的时候就更愿意做出这样的行为。按照操作条件反射的原理，行为的后果是行为的决定因素，患者发现自己采取某种行为能够降低焦虑之后，再面临相同的焦虑情境时就更愿意采取这样的行为，这是操作条件反射的负强化机制。

负强化机制在生活中非常常见，也非常容易理解。例如，婴儿在哭闹，让家长很烦，这个时候，如果你给婴儿一个奶瓶让他吃奶，婴儿就停止了哭闹，下次当婴儿再次哭闹的时候你很可能会用同样办法去应对婴儿的哭闹。这是因为婴儿吃奶时就会停止哭闹，你不再感到心烦，你的心烦因为你的行为消失了。你的心烦的消失就增强了未来你用奶瓶应对婴儿哭闹的可能性。

强迫症患者感受到焦虑情绪之后，他们才采取某个行为来消除这个焦虑情绪，但是他们发现单次行为只能让焦虑下降一些，于是他们就多次重复这样的行为，经过多次重复，患者的焦虑会彻底缓解。经过这样多次重复的行为，患者的焦虑情绪得到缓解。这样，患者就找到了一个面对某个情境所引发的焦虑的方法，可以通过过度重复的行为来降低焦虑。由于患者经常面临这样的焦虑情境，患者就会反复启动这个过度重复的行为来应对，如此一来，患者的强迫思维和强迫行为也就维持下来了。

我们继续以强迫性洗涤和强迫性穷思竭虑为例来说明。当患者在洗涤的时候感受到焦虑情绪，他可能会把这种焦虑和不安解释为"担心没有洗干净"（关于这个部分我们后面解释），于是他就再洗一遍，结果焦虑有所减轻，但还是焦虑；接着再洗一次，焦虑又有所减轻，但还是有焦虑；他又洗一遍……经过多次重复洗涤，他的焦虑程度终于得到缓解，于是他心安了。但是让他觉得不干净的情形是很多的，都会引起他的焦虑，他便启用过去曾成功应对焦虑的办法——过度重复地洗涤。如此一来，强迫性洗涤的症状也就得以形成和维系下来了。

至于强迫型穷思竭虑的维持，与强迫型洗涤的维持是一个道理。当患者觉得某个问题没有想明白的时候，便会感觉焦虑，尽管这个焦虑实际上与问题没有想明白无关，是由其他因素引起的。但患者在遇到问题没有想明白时，他们便要对焦虑进行解释，他们可能将其解释为"问题没有想明白会带来不可知的后果"。体验到焦虑后，他们便继续想，但问题还没变想明白，焦虑依然在，他们便继续想，直到他们找到一个合理答案，焦虑便缓解了。可能过了一会儿，他们又觉得答案不妥，于是又产生了焦虑，那么他们就只好继续想答案了。总之，患者要是没有得到明白的答案，便会体会到焦虑，得到答案以后焦虑就会缓解。如此一来，遇到问题，穷思竭虑就成为习惯而维持下去了。

由于经常遭遇引发焦虑的情境，患者就会以过度重复的方式加以应对，在不断应对的过程中，患者往往会形成习惯性的重复模式。例如，对于强迫性洗涤的患者而言，他们可能每次洗手都要洗 12 遍，多洗一遍少洗一遍都不行；对一些强迫性计数的患者，他们可能会认为必须从左数到右，不能从右数到左；有些患者穿衣服脱衣服都必须有固定顺序，如果违反这个顺序就必须重来。我们把患者这种固定的、仪式化的重复行为称为仪式行为。

此类情境总能够引发患者的痛苦和过度重复的行为，这会给患者带来实际生活的影响。如果有可能避免引发焦虑的情境，患者还是愿意避免。也就是说，强迫症的行为反应除了过度重复行为之外，还有回避行为。

例如，有个患者在方格地砖上行走的时候，如果脑子里出现不好 / 不吉利的想法，他就必须要退回来，重新走三遍，多一遍少一遍都不行。如果无法重复（如与人同行的情况下），他会非常难受，然后找机会重新走三遍。为了减少或避免这样的痛苦发生，他尽量回避在方格地砖上行走。有强迫洗涤的患者会尽量避免接触门把手、纸币等物品，尽量不邀请朋友到家里做客，因为这些都会带来细菌和脏的东西。

6.2.3　强迫症的认知中介因素

（1）对焦虑情绪的认知解释

对于强迫症患者来说，面对某个情境体验到焦虑情绪时，他们就需要对焦虑情绪做出合理的解释，实际上这个焦虑情绪是条件联系的结果，这个焦虑情绪并不是由当前情境引起的，而是另有原因，这一点我们在前面对强迫症的焦虑习得的分析中已经阐明。

焦虑情绪往往意味着"不安""不可知的危险"和"失控"。对患者而言，他们经常会对自己的焦虑情绪进行合理化解释。当患者在洗涤的时候体验到了焦虑，他们往往就会把焦虑合理化，认为自己这样做是因为"担心洗不干净"。患者在走路的时候头脑出现了坏想法时，体验到焦虑，他们就将其解释为"担心坏想法有可能成真"；当患者遇到一个问题想不明白的时候，体验到了焦虑时，他们就会解释为"想不明白会带来不好的后果"。

尽管他们想解释自己的焦虑是什么，很多时候患者无法合理化解释自己的焦虑。不知道自己为什么要焦虑，咨询师询问患者其在焦虑的时候担忧什么，他们有时答不上来。至于为什么会这样，我们在强迫症的焦虑习得中已经交代得非常清楚：焦虑与当前情境无关，而是与其他情境相关。

从认知的观念看，患者对于特定情境的解释是引发焦虑和强迫行为的直接原因。在强迫症的焦虑习得过程中，如果患者能够正确认知焦虑的来源，并认识到中性刺激并不意味着危险，中性刺激不是焦虑的来源，那么患者就不会焦虑了，也就不会有强迫行为了，当然就没有强迫症了。

例如，患者在洗涤的时候，承受着巨大的工作压力，这个工作压力引发他能否完成业绩以及是否会被辞退的焦虑，这个时候中性刺激（洗涤）就和工作压力结合，原来是工作压力引发的焦虑，就变成中性刺激（洗涤）引发的了。如果患者在这个过程中能够认识到洗涤并不会带来危险，也就不会把洗涤与工作压力的焦虑结合了。

（2）对焦虑情境的认知解释

患者对于特定情境的认知解释是非常重要的中介因素。就强迫症患者对于强迫症情境的认知来讲，有研究发现：① 他们会高估危险的可能性，高估后果的严重性，低估自己对消极事件的应对能力和忍受灾害的能力，换句话说，危险很可能发生，而且后果很严重，自己能力不行，既不能阻止发生，也无法承受灾难后果；② 闯入性的想法是不好的、危险的，90%的非强迫症患者报告自己曾经有过类似强迫症症状的闯入性想法。强迫症患者往往会认为这样的想法是不好的，而其他人往往认为这是正常的，不以为意。例如，当你对某个家人很不满、很愤怒的时候，你可能会在头脑中浮现一个念头"他要是死了就好了"。对于正常人而言，我们知道那只是一个想法，并不是我们真的要他去死，他也不会因为我这样想，他就死了。但对于强迫症患者而言，他们会认为这个想法是不好的，不应该这样想。

（3）对自我责任感的认知信念

对于情境的认知解释是强迫症患者认知的一个方面，对于自身角色的认知是另一个方面。强迫症患者往往有着过度的责任感，他们认为自己有责任防止这样的事情发生，需要阻止其发生，事情一旦发生，就是自己的责任。有研究者列举了反映强迫症患者夸张的责任和自责信念的五个功能失调性假设（即中间信念）：

①想某个动作就等于做这个动作；

②我没能成功阻止自己和他人受到伤害，就等同于我伤害了自己或他人；

③责任不能因为其他因素而减轻；

④对闯入性想法不抵抗就等同于希望闯入性思维涉及的伤害真的发生；

⑤一个人应该（也能够）能控制他的思想。

（4）强迫症患者的核心信念

从认知行为疗法的观点来看，过度责任感实际上是一种补偿策略，它是努力策略的一种表现形式，补偿策略一般用来掩饰负性核心信念。心理咨询师可以从患者的自动思维出发，通过箭头向下的技术找到患者的核心信念。经过众多案例的临床访谈，我们发现强迫症患者的负性核心信念往往是"我是坏的"，当然也存在其他的核心信念（我是无能的，我是不可爱的）。

有个患者每天睡觉前都要反复检查厨房煤气阀有没有关好，门窗有没有关好。为什么有这样的强迫行为呢？她说自己担心煤气阀没有关好会漏气，漏气就会使家人中毒而死；门窗没有关好，就会有小偷进来偷东西，还有可能杀死家人。咨询师接着问，如果担心的事情发生了（家人因为煤气中毒或小偷入室杀人而死），对她自己意味着什么？她心情沉重地回答，这意味着她没有尽到自己的责任，没有保护好家人。咨询师又问，那么没有保护好家人对她意味着什么呢？她说这意味着"自己是不好的"。

"自己是不好的"与"我是坏的"意思相近，患者在童年时期形成了"我是不好的"核心信念的时候，就一直在想办法让自己成为别人心中的好人。他们可能会发现，操心／关心／控制他人（兄弟姐妹、同学、长辈等）就是成为好人的方式和途径，这样过度责任感的模式就形成了。基于过度责任感的模式，患者就有责任避免家人死亡和财产被盗的风险。

6.3　强迫症的治疗原理

　　认知行为疗法治疗强迫症是围绕情境、认知、情绪和行为四个要素展开的。这四个要素之间的关系见图 2-1，在这里，情境是产生认知、情绪和行为的基础，个体处于某种情境中时便会产生某种认知（即自动思维），认知导致个体产生某种情绪，情绪驱使个体采取某种行为。行为的后果（如问题得到解决、问题持续或者问题恶化等情形）又构成新的情境，再次驱动认知、情绪和行为的循环。

　　强迫症患者的焦虑和强迫行为也是在一定情境下发生的。强迫洗涤的患者在手摸了门把手（情境）后，就会觉得手被弄脏了，不洗干净的话会生病（认知），因此会立刻体验到焦虑情绪，在焦虑情绪的驱使下便去反复洗手（行为）。对于穷思竭虑的患者而言，突然意识到某个问题（例如，人为什么有两只耳朵、两只眼睛、两个鼻孔，而只有一张嘴呢）就是情境，情境引发了他的认知"必须要想清楚，不想清楚不好"，立刻就体验到焦虑情绪，在焦虑情绪的驱使下反复思考，不断做出解答，又不断否定自己的答案（行为）。

6.3.1　暴露与反应阻止

　　认知行为疗法认为，在这个环路中认知改变是关键，一旦患者改变对于情境的认知，不再认为这个情境是危险的（即威胁性认知），患者自然不用体验焦虑，也就不用有过多的重复行为或回避行为了。这样的话，患者的强迫症也就不存在了。

　　多年来，强迫症一直被认为是很难治疗的。有心理学家根据 CBT 的基本治疗思想，提出了暴露与反应阻止技术（Exposure and Response Prevention，简称 ERP），成功地治疗了强迫症。ERP 程序引起了轰动，不仅对于强迫症，而且对于其他焦虑症，ERP 的效果也得到了验证。ERP 技术成为治疗强迫症的金标准。"金标准"是指临床医学界公认的诊断疾病的最可靠、最准确、最好的诊断方法。

ERP 技术的核心思想是让患者反复暴露在他们的强迫思维中，同时阻断他们采取反强迫的仪式行为反应。

ERP 程序有两个重要目标，一是通过暴露来增强患者对焦虑情绪的忍耐力，患者反复多次直面引发焦虑的情境，对焦虑情境就会脱敏，变得不那么焦虑，一旦患者能够忍受焦虑或焦虑程度降低，患者采取强迫行为的冲动就会降低。二是验证威胁性认知为假，当患者反复暴露于焦虑情境，并且阻止仪式行为（即安全行为）的情况下，患者发现自己担心的事情并没有发生，这就说明患者原有的认知是无效的，需要修正，根据实际的结果提出更为有效的认知观念。

一位母亲还在儿子非常小的时候，有一天因为孩子哭闹不停，让她很心烦，就突然冒出一个念头——"把儿子抛下楼，摔死得了"，那个念头一闪而过，当时她并没有为此多想，事后她再次回想，便非常自责，作为母亲怎么能害自己的孩子呢？自己不应该这样想，她越是试图克制这样的想法，这样的想法反而出现得越频繁。

在这个案例中，当她意识到"把儿子抛下楼，摔死得了"这个想法（情境）时，就会感到非常焦虑（情绪），常需要通过新想法来与之对抗，她在头脑里想："我是爱孩子的，我愿意为孩子牺牲自己，如果上天要让我们母子二人牺牲一个的话，我愿意牺牲自己，让儿子活下来。"产生这个想法本身就是一种行为。在这里患者的威胁性认知是什么呢？通过询问，她回答说："一旦这么想，有一天我就可能真的这么做了。要是这样的话，他人就会指责我不是母亲，不是人。"

如果应用 ERP 来处理的话，咨询师就会让患者故意去想这个想法"把儿子抛下楼，摔死得了"这个想法，同时阻止她使用对抗性的想法——"我是爱孩子的，我愿意为孩子牺牲自己，如果上天要让我们母子二人牺牲一个的话，我愿意牺牲自己，让儿子活下来。"这样的话，患者的焦虑程度立刻就会上升，在这个过程中患者会持续面对这个想法并持续忍受焦虑，随着时间推移，患者就会发现，她的焦虑开始经历一个先升后降的过程。这就让她认识到，第一，自己不采取对抗性的想法，焦虑也是可以下降的；第二，即使面对这个想法，也不会导致自己担心的事情发生，尽管自己感到焦虑，可自己也没有把孩子摔死的冲动和行动。

6.3.2 正常化与接纳

引发强迫症患者的想法、冲动或意向，其实是大多数人头脑中都会存在的，是正常的反应。这些想法、冲动或意向，与大脑中存在的想法、冲动和意向一样，都是人脑对客观现实反应的结果。人受到外部世界事件的影响后，我们就会产生各种各样的想法、冲动或意向，所有的这些都是自然的，是正常的。

当你看到有人帮助他人时，你会产生这人真好，好人应该有好报之类的想法，也许你也有帮助他人的冲动；当你看到有人欺负他人时，你可能会想，这人真坏，坏人就应该遭到报应，甚至你有可能想上去揍对方的冲动。可见，人在与外界的互动过程中，自然会产生各种各样的想法、冲动或意向，它们有些是好的、积极的，有些可能是不好的、消极的。

无论如何，它们都是自然的，是我们人性的一部分，我们的态度是接纳这些想法、冲动和意向，而不是拒绝它们。正常人会以这样的态度来接纳这些想法、冲动或意向，无论它是好的还是不好的。但对于强迫症患者而言，他们只允许自己有好的想法，不允许自己有不好的想法，他们只允许外部世界按照自己的意志行事，不允许外部世界自行其是。

头脑中出现的不好的想法、冲动和意向，和外部世界的不规则，并不是强迫症患者问题的根源，因为人性和世界本来就是这样的，患者不允许自己出现这样的想法、冲动和意向，不允许外部世界不规则才是问题的核心。

既然世界本来就是这样的，最好的态度不是和它对抗，采取反强迫的行为或思维，而是接纳它，就像我们接纳生命中美好的东西一样。如果这些东西是不好的，你不按照这些想法、冲动和意向去做就可以了。

因此，在强迫症的咨询中，正常化患者面临的客观世界，建议患者采取接纳而不是对抗的态度，患者自然会体会到焦虑情绪。俗话说，人生不如意十有八九，焦虑、抑郁、快乐、痛苦等本身也是人生的常态。我们应采取接纳的态度，接纳自己的焦虑情绪。一旦患者接纳外部世界，接纳自己的焦虑情绪，放弃自己的对抗，就是放弃原来的过度反复的行为或回避行为。患者最终就会发现，接纳比对抗更有效，也更有用。

6.3.3 深层信念改变

正常人都有闯入性想法、冲动或意向，强迫症患者为什么不能接受它，反而要尽力拒绝它呢？究其原因，这是由患者的更深层的认知观念决定的。

强迫症患者比正常人有更多的"责任认知模式"和"危险认知模式"。患者注意到闯入性想法后，便会激活"危险认知模式"，把这个想法看成是危险的，而普通人并没有将之当回事；患者意识到危险后也会激活"责任认知模式"，患者认为自己有责任消除这个危险，必须要为此而做点什么事情，于是反强迫的仪式性行为反应就出现了。

除了强迫症患者存在的责任和危险认知模式外，你还可以经常看到他们有追求完美、道德自律、对事情充满怀疑和不确信，存在僵化的为人处世方式等情况。所有这一切其实是由一个更深层次的信念所影响的。这个信念就是关于自己是什么样的人的认知。强迫症患者的核心信念往往是："我是不好的 / 坏的 / 有错的 / 不可爱的。"

要从根本上消除强迫症（也就是说不再发作），认知行为疗法认为，不仅要处理当前强迫症中存在的自动思维（威胁性认知），还要处理导致强迫症出现的深层次的心理机制——责任和危险认知模式（中间信念）和"我是坏的 / 不可爱的"图式（核心信念）。

6.4 强迫症的咨询方案

6.4.1 强迫症的咨询目标

强迫症的主要症状是焦虑情绪和强迫行为（包括强迫思维），引起这些情绪和行为的是威胁性认知，而威胁性认知又是由患者的深层信念造成的。根据认知行为疗法对症治疗的原则，强迫症的治疗目标包括如下几个方面：

① 减轻焦虑情绪和躯体焦虑症状；

② 显著降低强迫意念引起的痛苦程度；

③ 消除强迫动作；

④ 避免原有的回避行为；

⑤ 认识闯入性想法是正常的，接纳闯入性想法；

⑥ 认识强迫观念并不危险，焦虑是可接受的；

⑦ 改变危险和责任的认知模式（或其他认知模式）；

⑧ 减少强迫症导致的社会功能损害（如人际交往、学习工作等方面）；

⑨ 矫正导致强迫症的负性核心信念（图式）。

6.4.2 强迫症的咨询计划

下面这份强迫症的咨询计划是针对患者存在的症状和深层信念的修正而规划的，整个计划大约需要 20 次左右的会谈，严重的强迫性症状则可能需要更多的治疗次数（咨询计划以小节为单位，每小节包含 2~4 次咨询会谈）。

第 1 小节：个案评估与适应治疗

个案评估：对患者进行访谈、问卷测评和自我检测等以便搜集强迫症状的相关资料，评估强迫症所带来的社会功能的影响和患者的主观痛苦程度等，对患者的心理问题进行综合评估，结合 DSM-5 的诊断标准，判断患者是否为强迫症，是否同时存在其他精神疾病。

激发动机：强迫症患者的病程往往比较长，认知行为治疗应用暴露技术会给患者带来一定程度的痛苦，患者可能会因为痛苦而中途放弃咨询。因此，在咨询开始之前咨询师需要激发患者的动机，坚定患者对心理咨询的决心和信心，与患者讨论心理咨询的代价收益，让患者明白心理咨询所带来的长期收益。

心理教育：对患者进行正式的认知行为治疗前，咨询师应当对患者进行有关强迫症的心理教育，告知患者 CBT 对强迫症成因的解释，**CBT** 的治疗原理和心理计划安排等内容。给患者介绍强迫症的时候，有几个关键的内容要强调：①有不愉快的闯入性想法是正常的；②患者通常使用的策略实际上会让焦虑变得更严重（例如，回避这些想法或以仪式抵抗想法）；③在不采取仪式的情况下容许自己的这些想法存在，他们的焦虑、观念出现的频率及仪式化驱动力反而会减少。此外，咨询师还应该告诉患者认知行为治疗可以使强迫症获得实质性的好转，能够提高其生活质量。但是一些患者会存在残留症状，遭遇压力时会出现反弹，这是很正常的情况。这样做既能给患者希望，又避免了不现实的预期。

考虑药物治疗：虽然强迫症无须药物也能得到有效的治疗，但是所有患者都有权利选择药物治疗作为他们治疗方式。咨询师应当客观介绍药物治疗的作用机理和治疗效果等客观证据，方便患者对是否需要药物治疗做出自己的判断。

第 2 小节：认知概念化和挑战威胁性认知

认知概念化：咨询师要求患者记录下强迫意念闯入后、在仪式化冲动之前，或者焦虑增多时出现的所有想法。咨询师要求患者记录这些想法被触发时的详细情形，描述并评定他们所经历的焦虑，描述并评估自动想法的内容和相信程度，以及自己所采取的仪式行为（即安全行为）。把这些内容记录在包含上述内容的表格中。

挑战威胁性认知：通过概念化了解患者对于社交情境的自动思维（即威胁性认知）、情绪体验和行为反应之后，心理咨询师可以通过尝试接纳、允许回想、扰动仪式行为、认知重构等方式来证明患者的威胁性认知是无效的。

第 3 小节至第 5 小节：ERP 与认知干预

在取得一定成果的基础上，我们就可以着手实施 ERP 程序了。每次会谈，一方面我们要通过 ERP 让患者对强迫情境引发的焦虑进行脱敏；另一方面要通过 ERP 和其他技术的应用对患者进行认知干预。

强迫症状排序：实施前，ERP 咨询师要对暴露对象或情境根据其引发的恐惧（或焦虑）程度排序，把引发恐惧或焦虑情绪程度小的对象或情境安排在前面暴露，恐惧或焦虑程度大的对象或情境安排在后面暴露。从恐惧程度为 30% 的情境开始暴露。

ERP：鉴于咨询室内不方便安排现场暴露，咨询师可以先在咨询室安排想象暴露，然后以家庭作业的形式让患者自行进行现场暴露，要求患者在暴露过程中放弃仪式行为。通过现场暴露的结果来验证其威胁性认知（即担心的内容）为假，从而起到修正认知的作用。

认知矫正：咨询师在认知挑战的基础上继续进行认知干预，在 ERP 程序的配合下，讨论患者在每个暴露情境中的威胁性认知，修正威胁性认知，借助于认知歪曲模式的相关知识，让患者了解自己的认知歪曲类型，并认识到自己存在高估消极结果可能性，低估应对灾难结果的能力等倾向。咨询师还可以应用箭头向下技术，揭示隐藏在自动思维背后的认知模式（功能失调性假设）和图式（核心信念）。在这个过程中，患者会发现自己有危险和责任的认知模式，意识到自己承担了太多的责任意识，并倾向于把世界看成是危险的，意识到自己倾向于把强迫症看成是个人薄弱和不道德的标志，自己应当为不能控制的事情承担责任。

第 6 小节至第 8 小节：信念修正与社会功能修复

经过 ERP 程序，患者的强迫症状会得以缓解，因为过度重复或回避行为所造成的社会功能会逐渐恢复，由于强迫症的威胁性认知是由更深层的信念所决定的，为了达到更好的咨询效果，避免或减少将来强迫症复发的可能性，还需要对患者的信念进行修正。

社会功能康复：当患者的强迫症状有显著好转的时候，摆在患者面前的是现实生活中的具体问题，这些问题可能是学业或职业方面的，也可能是婚姻家庭或人际关系方面的。在这个过程中，咨询师主要应用认知技术帮助患者处理自动思维，并教会患者应用相应的行为技术来解决具体问题。另外，患者信念的修正也有助于患者应对工作和生活中的各类实际问题的解决。

信念修正：在识别患者的中间信念和核心信念的基础上，咨询师应用中间信念和核心信念等相关技术来修正患者在强迫症中暴露出来的信念问题，具体技术方法和相关流程可参阅本丛书中的《认知行为疗法进阶》。

6.5 强迫症的咨询技术

6.5.1 治疗强迫症的正念方法

强迫症患者对于头脑中出现的一些"坏"的想法、意向或冲动，不接受并试图对抗或消除它，结果反而使得这样的想法、意向或冲动更加强烈和突出，不仅如此，强迫症患者还不能接受焦虑等负性情绪，把焦虑情绪视为危险信号，试图采取某种行为消除焦虑情绪。这些就是强迫症患者和非强迫症患者的重要区别。

如果患者能够像正常人那样，接受头脑中出现的那些"坏"想法、意向或冲突，接受自己体验到的焦虑，对于一些并没有实际危险的情绪采取接受的态度，自然就没有必要采取回避行为或过度重复的行为了，患者的强迫症自然就好了。

作为强迫症治疗的重要组成部分，心理咨询师需要通过心理教育的形式让患者了解和认识这一点，患者需要接纳"坏"的想法、意向和冲动，需要接纳焦虑（以及其他负性情绪），因为这本身就是生活的一部分，也是人的正常表现。

活在当下，接纳当下是认知行为疗法中正念疗法的重要思想。在治疗强迫症的时候，正念疗法的有些说法有助于对患者进行心理教育，帮助患者更好地接纳自己的想法、意向、冲动和情绪等。正念疗法中有一个很重要的理念，就是要把自己与自己的想法、情绪、感受、行为区分开来，把我视作"观察性自我"，也就是在审视着我的想法、我的情绪、我的感受和我的行为。把"我"和我的一切区分开来，主要是为了避免自己被想法、情绪、感受或行为所操控，能够更好地主导自己的想法、情绪、感受和行为。

心理咨询师对患者进行心理教育时，下面这些要点对咨询师也许有用：

①告知患者，根据研究有些强迫观念是正常的，绝大多数人都有，他们不能控制令他们烦恼的想法；

②帮助患者理解强迫观念是强迫症的症状，强迫意念并不是他们所能

控制的，也不反映他们的价值观，不意味着他们是坏人或罪犯，讨论这些想法不会使其变成现实；

③列举出一些别人报告过的想法的实例，询问患者他们是否有相同的想法；

④向患者指出，绝大多数人都会对那些违反他们价值观的想法感到烦恼，他们发现了自己的想法是那么令人不愉快，其实这就意味着这些想法更不可能成为现实（而不是更容易变成现实）。

正念疗法中有些说法[①]能够帮助患者接纳，而不至于被其所控制。

（1）想法只是想法，不是威胁

强迫症患者与非强迫症患者之间最大的区别并不是想法的内容，而是他们看待想法的角度。如果你认为一个特定的想法本身是坏的，那么这个想法对你来说就会成为一个问题。当你处于放松状态时，一些不好的想法不会引起你的特别关注，在焦虑状态下同样的想法就像噩梦来临前的征兆，你把它视为危险，于是要把它驱逐出去。如果你能正常地看待这些想法：它就只是头脑中出现的想法而已，不是事实也不会有危险，它只是刚好出现了而已。

（2）想法只是字词

把想法看成仅仅是一个客观的东西，一个比较好的方式，就是把它看成几个字而已。例如，一个患者头脑中突然产生一个念头——自己会不会早死、意外死亡，他对这个念头感到害怕，于是他用幻想"自己是神仙，不会死"来对抗。但这样做的结果是他越来越频繁地产生"会早死、意外死亡"的想法。如果患者把这个想法看成不过是几个字，就不会恐惧，也没有必要去对抗它了。

（3）情绪只是情绪，不是事实

情绪是对生理状态的躯体感受，如果你嗓子堵、胸闷、掌心出汗、口干，你将这些表现解释为内疚，那就是内疚。一旦你觉得内疚，强迫症又

---

① 赫什费尔德.强迫症的正念治疗手册 [M].北京：中国轻工业出版社，2015：5-13.

促使你去解释内疚的存在，而不是接受它，你努力想弄明白是什么罪过导致了这样的内疚，直到你终于想出事情来责怪自己的内疚。焦虑也是一样，它是对心慌、出汗、震颤或发抖、肌肉紧张的感受，当患者感受到焦虑情绪的时候，就会洞察焦虑的来源，即危险是什么。实际上，情绪就是情绪，不是事实，只不过是对躯体体验的想法。

6.5.2 治疗强迫症的 ERP 技术

ERP 技术是在治疗强迫症过程中提出来的，目前被认为是治疗强迫症的非常有效的方法。这个技术有两个技术要点，一是暴露，包括现场暴露和想象暴露两种形式，二是仪式行为阻止，也就是要阻止患者的安全行为，即回避行为或过度重复的行为。实施 ERP 的第一步是明确暴露的情境，并对需要暴露的情境进行排序，再做出计划；第二步是实施暴露并阻止仪式行为。

ERP 实施前准备

ERP 实施前的准备工作有四项内容。

（1）明确暴露情境并评估痛苦程度

成功实施 ERP 的前提就是取得患者强迫症状的足够信息。尽管我们可以通过标准化的强迫症心理测评问卷和相关表格搜集信息，但安排患者监控并及时记录自己的强迫症状这件事是非常有必要的。从心理咨询的角度说，监控自己的症状表现本身就具有治疗效果。一旦患者监控自己的强迫症状，就有可能从客观的角度观察自己的认知、情绪和行为，这为摆脱症状奠定了基础。

有关强迫症状的具体信息应当包括：

- 引发强迫症状的具体情境；
- 患者感到痛苦情绪的强度；
- 患者的行为反应及其测量；
- 患者的认知内容。

对于上述信息，我们可以先收集前两条信息，其他信息安排在后面搜集。心理咨询师先要求患者记录在生活中"引发痛苦、回避和仪式行为的情境"，并记录自己在这些情境中的痛苦程度。明确强迫症症状的情境有三个线索。

- **痛苦**：痛苦情绪是强迫症的情绪指标，痛苦情绪是最容易被患者觉察和识别的，但患者感到痛苦的时候，就要看看是什么引发了自己的痛苦，是外部的客观情境，还是内心中突然出现了某个想法、冲动、画面。
- **回避**：回避是患者面对令其痛苦的情境时优先的行为反应。患者可能会在感到痛苦之后回避，也可能会有意无意地回避某种情境或从事某个活动而不用感到痛苦。
- **仪式行为**：如果无法回避，患者就只能面对。患者的面对方式就是仪式行为，也就是过度重复的行为，这些行为可能是外部可见的操作，如强迫洗涤或反复检查，这些行为也可能是内心的操作，如转移注意，用相反想法或画面对抗等。

避免遗漏引发痛苦的情境非常重要，需要让患者理解各种痛苦情境就很有必要了。常见的引发患者感到痛苦的情境：进入或处在某个情境（超市、桥上）、看见或听到什么（奇数、花圈、刀刃）、手摸到什么（门把手、钱）、意识到什么想法 / 冲动（会早死，想杀人）、头脑中出现什么画面（乱伦、亵渎神灵）等。

评估痛苦程度时通常用主观痛苦指数（SUDs）来描述，主观痛苦指数通常用 0~10 分的分值标尺来描述，也有人喜欢用 0~100% 的标尺来描述，还有人用情绪温度计（0~8 级）来描述。在这些评估标准中，0 表示没有一点痛苦，最高分（10 分，或 100%，或 8 级）表示感受到最大程度的痛苦。患者需要用 0~10 的数字来说明对当前情境的痛苦程度。

在明确了引发痛苦的情境和痛苦程度后，我们就可以进行排序工作了，由于暴露过程中涉及仪式行为阻止，我们就需要在 ERP 实施前获取这方面信息，另外，ERP 程序现场暴露有一个目的——验证威胁性认知为假。因此，我们还需要获取患者在引发痛苦的情境中，他的行为反应是什么，并针对其制定策略，还需要知道他的想法（威胁性认知）是什么。

表 6-1　强迫症状记录表

日期 / 时间	情境	痛苦程度	威胁性想法	安全行为

我们可以在前面记录的基础上，安排患者回去继续监控，在之前记录表格的技术上增加想法和行为方面的内容（见表 6-1）。在患者觉察到痛苦的时候，咨询师要求患者思考在这个情境中自己担心或者害怕发生的事，并把它简单记录在"威胁性想法"中，面对这种情境，患者做了什么反应，患者的反应可能是回避，或者其他重复的行为（即仪式行为），如果是仪式行为，还需要注明持续时间（或次数）。

我们举几个例子来说明表格的填写（见表 6-2）。3 月 15 日上午 9:47，患者进入单位卫生间的时候，用手碰了门把手，立刻感到不舒服，评估为 5 分，这时她的想法是："别人碰过门把手，我摸了可能会被传染疾病。"她进入卫生间后用随身携带的消毒纸巾擦手，用了 5 张纸巾。3 月 16 日下午 5:50，患者开车回家，在路口遇上堵车，突然出现"全速启动冲撞前面的车"的想法，她为这个冲动感到难受，评估为 7 分，这时她的想法是："我疯了吗？"于是她反复念叨："阿弥陀佛，佛祖宽恕我。"念叨了 8 分钟，直到路面恢复畅通。3 月 16 日晚 11:25，她躺在床上没有睡，脑子中突然想到自己可能命不长了，为此感到伤心，评估为 6 分，她的想法是："我可能命不长。"于是和老公说话转移注意。当晚共出现这个想法 5 次，她都采用了转移注意的方式来应对。

表 6-2　强迫症状记录表（示例）

日期 / 时间	情境	痛苦程度	威胁性想法	安全行为
3 月 15 日 9:47	手碰了单位卫生间的门把手	5 分	会被传染疾病	消毒纸巾擦手，5 次
3 月 16 日 17:50	全速启动冲撞前面车辆	7 分	我疯了	念叨 "阿弥陀佛，佛祖宽恕我"，8 分钟
3 月 16 日 11:25	我可能命不长了	6 分	可能真的如此	转移注意，5 次

（2）对暴露情境按照痛苦程度排序

通过一周或更长时间的监控，我们就可以了解引发患者痛苦的各种情境，以及患者对于这些情境的痛苦程度。有了这些资料，我们就可以按照患者的痛苦程度，对强迫症状的各种情境按照从小到大的顺序进行排序。

（3）制定暴露方案

实施 ERP 时，需要选择合适的起点，对于选择痛苦程度的哪个分值为合适的起点，不同的专家有不同的看法，大多数专家的建议在 3~5 分（满分 10 分）。从增强患者的信心来说，前期的成功非常重要，我们不建议起点过高，选择 3 分的情境作为暴露的起点是合适的。除非患者求助动机强烈，我们没有必要选择更高的分值情境作为起点。另外，为了保障患者并没有使用仪式行为，首个暴露应该选择安全行为为可见行为的项目，如洗手、反复检查等。

ERP 的暴露需要反复实施，直到患者对情境的痛苦程度降至能够忍受的水平或者不再有痛苦。因此，在暴露过程中，患者需要对当前的正在暴露的情境进行反复多次的暴露，一般要求患者每日都进行暴露。患者对当前情境的暴露达到目标——痛苦降低和放弃仪式行为后，就可以选择排序在后的情境继续实施暴露，直到所有项目暴露完成。

为了巩固暴露的成果，增强患者继续暴露的信心，必要时安排对已经完成的暴露项目进行复习是必要的。通过复习患者可以看到自己的进步，也愿意继续前行，挑战更困难的项目。

（4）社会支持

强迫症的咨询治疗主要依靠患者回家后独立实施，无论是想象暴露还是现场暴露。如果能够有家人和朋友陪伴或提供支持，对患者成功完成暴露的家庭作业非常重要。

家人或身边的朋友可能已经习惯了患者的强迫行为，如果患者要放弃强迫行为，他们通常也需要做出相应的改变。患者要做出改变时，需要对相关人员做出解释，希望他们配合做出相应的改变。这可能是有难度的，尤其是当他们不想让患者这么难受的时候，他们很难改掉多年来迁就患者的这些回避行为或仪式化行为的习惯。尽管如此，我们还是希望患者身边的人能做到两点。

★ **停止效仿患者的仪式化或回避行为**。若患者有强迫性洗涤行为，患者不仅会要求自己这样做，也会要求家人这么做，一旦患者要放弃强迫性洗涤，家人也需要放弃这样的方式。

★ **必须停止为患者的强迫性担心提供任何保障**，许多患者的安全行为往往就是家人的行动，如家人的陪伴、家人的承诺、家人替患者去做，等等。例如，患者问："我是不是把煤气阀关了？"家人不能说："我可以肯定你已经关了。"家人应该告诉患者：承诺或保证本身就是一种安全行为，对治疗没有帮助，反而会妨碍治疗。

除了这些，如果有个家人或朋友在治疗过程中提供一些支持，能够帮助患者走得更远和更好，这可以提高咨询的成功率，在患者困难的时候提供一些陪伴和鼓励是非常有必要的。患者需要找到合适的人来承担这个角色，这个朋友应该是这样的人：

- 能理解患者正在做的事情，也是希望能够提供帮助的人；
- 需要的时候能够有时间提供帮助，如果一个人不是总有时间，可以多找几个人；
- 对治疗计划抱有乐观的态度，不要找悲观者来帮你；
- 能够陪伴、督促和鼓励患者完成暴露任务。

ERP 要素与实施

ERP 的实施包含三个技术要素：想象暴露、现场暴露和仪式行为阻止。在这里，我们先分别说明这三个方面的内容，然后再说明实际中它们是如何统一起来实施的。

（1）想象暴露

暴露是从想象暴露开始的。这么安排主要有两个原因，一是患者在想象中暴露，可以增强其对焦虑的忍耐力，在实际的现场暴露中就能承受焦虑，也就能够减少仪式行为的冲动；二是有些恐怖情境只能在想象中进行，无法实施现场暴露，例如，伤害自己所爱的人，烧坏自己的家。

想象暴露的第一步是**编写剧本**。

从暴露计划中选择即将暴露的情境，对这个情境进行丰富的编写，形成一个剧本。想象暴露的剧本应当以患者过去的实际经验为基础。为了让想象剧本更为生动形象，剧本可以先描绘外部自然环境，周围是否有人和在干什么，然后再描述患者本人，患者在干什么，想什么，体验到什么情绪，有什么样的躯体感受等内容。

这些内容只是想象暴露的基础内容，最重要的内容是在此基础上，增加让患者感到更加痛苦或恐惧的材料，也就是说，剧本要让患者担心的事情发生（事实上不会发生），其目的是增强患者的痛苦程度。在故事描述中列入令人害怕的灾难性后果使患者有机会减少对这些潜在后果的恐惧。

需要注意的是，想象暴露的剧本应当尽量用患者的语言，用患者实际担心发生的内容，不需要用文学性或艺术化的语言，不能用咨询师认为恐惧的后果作为剧本。

例如，我们为前面患者躺在床上出现"自己可能命不长"的想法编制想象暴露的剧本。

晚上 10 点多了，你该上床睡觉了。你开始做睡觉之前的洗漱工作（暂停），当你忙完这一切，躺上床的时候，你看见了床头的闹钟，你看见床头的闹钟了吗？现在是几点？（待患者回答后继续）你躺在床上，你老公已经早早上床了，现在躺在你旁边，他正在看手机。你现在不太有睡意，在床上翻了身，你现在是什么睡姿呢？（待回答后继续）然后你又改变了睡姿。

你有许多想法来来去去（暂停），突然一个想法冒出来："我可能命不长。"你可以在心里默念这个想法，就像这个想法真正出现在你头脑中一样，当你能够真切地意识到这个想法的时候点头示意我（待患者点头继续）。现在感受这个想法给你带来的影响，当你想到这个想法的时候，你在想什么？（暂停）你在想自己真的可能活不长，或许连50岁都活不过去，这时候你的心情是什么？身体有什么反应？（暂停）你发现心情很沉重，胸部感到非常压抑，有点喘不上气，身体也没力气。你感受到这些了吗？（待患者回答后继续）现在你把自己陷入其中，心中默念这个想法"我可能命不长"，同时去感受你的心情和躯体反应（暂停）。

现在我们继续想象，想象你担心的事情真的发生了，你真的不到50岁就去世了。想象你在医院的ICU病房里，你知道自己即将告别人世，前来给你送别的有你的丈夫和孩子，还有你80多岁的母亲，他们都泣不成声，母亲尤其悲痛欲绝。你想象到这个情境了吗？（待患者回答后继续）请你待在这个情境中，想象他们与你告别的情形，他们都对你说了什么，你都是怎么回应他们的（暂停）。请允许自己陷入这种想法和情境中，不要试图转移你的想象内容。请你告诉我你现在想到的内容是什么。

请你继续想象这个情境，直到我让你停下来为止。

表6-3　想象暴露记录表

暴露情境：							
日期/时间	次数	痛苦程度评估值					备注
		评估点1	评估点2	评估点3	评估点4	评估点5	

想象暴露的第二步是**在咨询室实施暴露**。

在剧本编写好以后，咨询师和患者就可以在咨询室中进行想象暴露了。暴露的时候，由心理咨询师读事先编写好的剧本，患者闭上眼睛听从咨询师的引导想象相应的情境。为了解患者想象的情形，必要时需要与患者进行手势或者言语的互动。在咨询师的逐步引导下，随着想象情境的变化，患者的痛苦程度不断上升，咨询师需要及时评估患者的痛苦程度（要求患者口头报告痛苦程度的分值），患者需要允许痛苦程度上升，不采取转移想象、停止想象或者自言自语的暗示等方式降低痛苦程度。当痛苦程度达到高峰时，就停留在那里等待痛苦程度下降，下降到痛苦程度最高值的一半或以下时就可以停止。

对于评估痛苦程度的变化，咨询师可以让患者每隔30秒报告一次焦虑，也可以在剧本情节的关键点处设置评估点，让患者在那个时点报告焦虑值。在上面这个想象暴露文本中，我们可以设计这几个评估点：评估点1——躺在床上辗转反侧；评估点2——冒出想法并体验到身体反应的时候；评估点3——想象自己躺在ICU病房中的情境；评估点4——想象家人逐一告别的情形；评估点5——结束想象的时候。这里需要说明，患者的痛苦值达到峰值后，就停留在那里，每当分值下降，患者就要主动报告，这些可以不用记录在表格中，我们只记录结束时的分值就可以。将想象暴露的痛苦程度的变化填写在表6-3中，在这个表中，在暴露情境一项填写暴露的项目，备注一栏则填写暴露过程的总用时和其他情形。

暴露结束后，咨询师需要和患者讨论想象暴露过程中的清单以及患者的感受。讨论过程中心理咨询师要注意两点：① 患者在没有使用安全行为，忍受焦虑的情况下，焦虑值自然下降，就说明治疗起作用了，用以增强患者对治疗的信心；② 咨询师需要对患者忍受焦虑的努力给予充分的肯定，适当表扬也是可行的。例如，"你做得很好！""我真为你感到自豪！""这次你的焦虑下降得更快了，这就意味着你变得越来越强大了，你的强迫症变得越来越弱小了。"

想象暴露需要重复，以便让患者看到进展。患者在完成某个情境的首次想象暴露之后，应当再进行两三次暴露，让患者看到暴露的进展：焦虑值的峰值变低或者下降更快。咨询师只需要重复原来的暴露程序并记录即可。

想象暴露的第三步是**自我实施想象暴露**。

仅有咨询室的暴露是远远不够的，患者还需要完成想象暴露的家庭作业。回家后继续进行想象暴露。想象应当每天进行，一周需要完成5~6天的想象暴露作业。关于想象暴露的家庭作业有几点需要了解。

第一，为了方便患者进行想象暴露，咨询师需要对想象暴露进行录音，这个故事的录音应当在3分钟左右。患者自我实施想象暴露时，就不存在咨询师与患者互动的情形，因此在录音时可以省略文本相关的互动内容。

第二，事先录制好的想象暴露录音不可能等待患者的焦虑值下降再停止，因此在录音结束的时候，其焦虑值很可能还没有下降到目标位置。对于固定时间长度的想象暴露来说，采取多次重复的方式更可行。患者需要反复听想象暴露的录音，直到想象暴露中焦虑情绪的峰值下降到原来的一半。通常患者需要重复很多次，通常情况需要1~2小时的时间。

第三，患者自己实施想象暴露时无法记录暴露过程中焦虑值变化的详细信息，只需要记录焦虑的峰值和录音结束时的焦虑值即可（如果录音停止在最焦虑的时候，那么这两个值就是相同的）。每天坚持进行自我想象暴露，并把每天所做的各次想象暴露的焦虑值记录在表6-4中。

表6-4 自我想象暴露记录表

暴露情境：					
次数＼日期					
1					
2					
3					
4					
5					
6					
……					

咨询师通过患者自我想象暴露的结果评估想象暴露的进展，解决想象暴露中存在的问题，决定是否继续进行相同的想象暴露，还是安排患者进行现场暴露阶段。

（2）现场暴露

想象暴露并不是 ERP 技术中的必需环节，但使用想象暴露会有助于现场暴露，现场暴露才是暴露技术的关键。一方面，想象暴露的成效需要通过现场暴露来检验；另一方面，现场暴露是缓解强迫症症状的直接手段——降低面对强迫症状情境时的焦虑（或痛苦）的情绪体验，阻止安全行为。一旦患者面对曾经的强迫症状情境，不再体验到焦虑情绪，也不再使用安全行为，我们就可以说患者的强迫症被治愈了。

成功实施现场暴露对治疗效果非常重要。现场暴露要取得成功需要注意以下几点。

★ **如果事前安排了想象暴露，现场暴露的项目应当与想象暴露一致。**也就是说，先对某个项目实施想象暴露后再安排现场暴露。对没有实施过想象暴露的项目，就不要进行现场暴露，那些强迫症状清单排序后面的项目不用干预，患者可以沿用以前的方式处理。

★ **和想象暴露一样，现场暴露也需要持续暴露和反复暴露。**这样做的目的在于增强患者对于情境的焦虑或痛苦的忍耐力，随着暴露次数的增加，患者对情境的焦虑或痛苦程度有所减轻，直到对情境"脱敏"为止。

★ **仪式行为阻止。**安全行为（包括回避和仪式行为）既是强迫症的症状表现，同时安全行为的存在也会妨碍患者认识到自己的威胁性认知为假。在现场暴露过程中，患者不能放弃仪式行为，这样的暴露就没有多少意义，也没有必要。心理咨询师和患者要认识到"无阻止，不暴露"——不阻止仪式行为，就不进行现场暴露。

★ **检验威胁性认知。**在实施现场暴露之前，心理咨询师应当帮助患者明确其威胁性认知，并明确威胁性认知是否为真的检验标准，而后通过现场暴露的结果来验证威胁性认知是否为真。咨询师可以通过患者对威胁性认知的相信程度的改变来说明咨询效果。

★ 有时候为了说明威胁性认知为假，我们还可以设计一些极端的情形。例如，有强迫洗手的患者担忧自己摸了门把手、纸币后会生病，我们甚至可以让患者在摸了这些东西而不洗手的情况下直接用餐。如果患者在这些极端的情况下，威胁性认知都没有被验证，这样就要比寻常情境更有说服力了。

现场暴露实施之前，咨询师和患者需要在咨询室明确暴露项目（即需要暴露的具体情境），患者在这个情境中的威胁认知（这个内容可以从患者之前的检测记录中查找，也可以通过想象这个情境中担心的内容来确定），以及对威胁性认知被验证的方法（即担心结果），并把这些内容填写在表6-5中。

在这里，比较有难度的是担心结果的确定，有些患者的担心只会在遥远的未来发生，这样的结果就无法通过当下的现场暴露后果来验证。因此，我们需要把这个遥远的后果转化为现场即刻能得到的后果。我们需要让患者明白一个短期无法验证的后果并不是一个好假设。例如，患者担心自己会早死，不到50岁会死亡，这个想法就不是一个好假设。因为，现在无法证明这个假设，我们也可以相信自己会长寿，反正当下是不会死的。甚至我们还可以应用代价收益的方式与患者讨论，相信自己会早死以及相信自己寿命长的利弊，让患者选择一个更为有利的想法去相信。

要让一个想法能够被验证或证伪，就需要选择一个现场暴露后可以用来验证的证据，否则这个担心或威胁性认知就是没有意义的。所有的严重后果都是由当初的改变逐步累积的。所谓"差之毫厘失之千里"，我们现在要做的是，明确当前所谓"毫厘"的改变是什么。如果没有这个毫厘的改变，就没有未来千里的差距了。例如，在担心自己会早死的情形中，我们就可以思考，如果自己真的这样想会有什么样的改变，这个改变是外部环境的改变，还是自己身上的改变呢？和患者讨论这些问题对于咨询治疗也是有意义的。假如经过讨论，患者同意把"白发增多"或"脸上皱纹增多"作为寿命不长的证据，那么我们就可以将白发或脸上皱纹是否增多作为危险认知是否为真的证据了。

表 6-5　现场暴露记录表（示例）

暴露项目：自己可能命不长

威胁认知：活不过 50 岁

担心结果：白发增多、脸上皱纹增多

日期	次数	相信程度（暴露前）	焦虑峰值	实际后果	威胁认知真/假	相信程度（暴露后）
4月12日	1	90%	7	未发生	假	90%
4月12日	2	90%	7	未发生	假	85%
4月12日	3	90%	6	未发生	假	80%
4月12日	4	80%	6	未发生	假	75%

这里需要给提示大家一下，强迫思维和强迫行为的现场暴露有些不同。对于强迫行为，我们可以主动安排或设计相关的暴露情境。例如，强迫洗涤，我们可以让患者去摸门把手，一次次重复这样的行为进行暴露。但强迫思维却有些不一样，它是无法主动去设计相关情境的，因为它是在头脑中自然产生的，例如，一些患者无法接受的想法、冲动和意向，等等。对于强迫思维，我们就需要等待它的自然发生或出现，当它出现的时候，我们就进行现场暴露。没有出现就不进行现场暴露。或许有人说，我们可以主动产生这样的想法、冲动或意向，当你这么做的时候，实际上你在做想象暴露而非现场暴露。

（3）仪式行为阻止

仪式行为既是强迫症的症状，也是证明患者威胁性认知为假的关键因素。在前面我们已经说明，不阻止仪式行为（或安全行为）就没有必要进行现场暴露。可见阻止仪式行为对于强迫症的咨询治疗非常关键。

仪式行为阻止的第一步是**识别仪式行为**。

心理咨询师可以从患者的强迫症状记录表（见表 6-1）中获得患者在面临特定情境中所应用的仪式行为（安全行为）。要做到完整正确地识别仪式行为，我们就需要掌握仪式行为（安全行为）的意涵和常见的表现形式。

安全行为是面对某个引发焦虑或痛苦情绪的情境时做出的降低焦虑或

痛苦情绪的行为，也就是说，安全行为由焦虑或痛苦情绪引起，目的是降低患者体验到的焦虑或痛苦情绪。咨询师和患者可以通过患者在面临引发痛苦情绪的情境时做了什么，这么做是否使痛苦情绪降低，就能判断出患者是否使用了安全行为。

安全行为和仪式行为这两个概念比较相似，在焦虑障碍的治疗中，通常使用安全行为这个概念，但在强迫症的治疗中曾习惯用仪式行为概念。实际上，安全行为这个概念包含仪式行为概念，但我们在实践中往往并不会仔细区别它们。在强迫症的症状中，患者的安全行为有两类。

- **仪式行为**：患者过度地、重复地做某个动作，这个动作可以是外部可见的行为，也可以是内心的操作。由于强迫症患者往往会以固定次数或固定程序进行这套动作，因此我们把这类过度重复的动作称为仪式行为。这些行为的目的是为了预防患者担心的事情发生，我们常常把它称为反应预防行为。例如，过度洗手、过度打扫房间、重复检查、排序分类、脑子里重复某个单词或数字、回忆某事让自己安心、想"好"的想法或画面、对抗"不好"的想法或画面、寻求反复保证或承诺等。
- **回避行为**：避免面对引起焦虑或痛苦的情境。鉴于 ERP 技术要求暴露，患者就必须面对痛苦的情境。尽管患者必须面对痛苦的情境，但他们还是可能使用其他方法来回避情境。比较常见的方法就是分心，患者可以在这个情境中通过把注意力集中在其他事情上来分心，此外，患者还可以避免直视恐惧刺激等。

仪式行为阻止的第二步是**实施仪式行为的停止**。

为了更好地帮助患者阻止仪式行为，研究者总结了几个策略来帮助患者进行仪式反应阻断，有的在治疗初就可以使用。

- **治疗程序的第一步是建立治疗动机**：让患者认识到长痛不如短痛，巩固咨询治疗的决心和增强面对痛苦情境的勇气。
- **增加对仪式行为的觉察**：邀请患者在体验到痛苦情绪时观察自己都做

了什么样的反应，这样的反应是否降低了痛苦的情绪，使其明白自己的仪式行为不过是由痛苦情绪所驱使的。

- **让家庭成员参与进来提醒患者摈弃仪式行为**：他人的参与对于仪式行为的阻止非常有帮助。
- **采取针对某些行为的改变策略**：如目标达成后的奖励和对仪式行为没有抵抗的反应代价（惩罚）。这对帮助患者坚持进行 ERP 是有用的。

仪式行为阻止的第三步是**处理仪式行为中出现的问题**。

对于患者来说，在进行仪式阻断的过程中出现一些失败是很常见的。患者应当持续地记录所有的仪式行为，咨询师应当在每次治疗小节中询问有关失败的情况，寻找仪式阻断失败的原因，包括导致当时阻断失败的想法，同时应当考察持续地进行仪式行为的优缺点。患者通常会逐渐意识到，仪式行为会增强强迫思维的出现，而仪式阻断实际上会减少强迫思维。如果患者不经意间又采取了仪式化行为，可以继续进行现场暴露，甚至可以增加现场暴露次数作为惩罚。

发现隐蔽仪式行为。如果患者的强迫意念是由特殊的思维或景象构成，而他们的仪式是隐蔽的精神动作，外人就不容易发现患者的仪式行为了。咨询师就需要通过患者自我报告来了解，患者减轻他们的痛苦时，采取的所有隐蔽的内心操作都是仪式行为，正确地识别隐蔽仪式行为可以增强行为治疗的效率。

出现新的仪式行为。当患者被禁止仪式行为的时候，他们可能会产生新的仪式行为来对付痛苦的情绪体验，例如，产生新的想法如"仅仅是咨询师让我那样做罢了"。咨询师指出，这是仪式行为的一种表现，并且再次复习了暴露的利弊。

（4）实施前的心理教育

心理咨询师可以这样对患者解释 ERP。

我们想帮助你控制强迫症，使你在面对过去让你感到痛苦的情境时不再感到痛苦。

当你面对某个情境时，你感到焦虑或痛苦，这个时候你会认为一定有什么危险会发生，有时你甚至都不知道危险到底是什么，尽管你找了一个可能存在危险的理由，但仔细分析起来，我们都会发现这个理由或者危险可能非常牵强。

当一个情境并不存在危险但你却感到了焦虑，犹如房间并没有着火或存在大量烟雾，但报警器不断鸣叫一样。在没有真实危险的时候体验到焦虑，就是"虚假火警"，它促使你采取不必要的仪式行为，因为危险不存在，你的焦虑和仪式行为也就是不必要的。

为了让你对自己的焦虑不再担心，你就必须不断去听火警的警报，从而明白这些警报没有什么了不起，也就是说，你需要经常去面对让你感到焦虑的情境，不断地体验焦虑。我们把这个方法称为暴露。一旦你反复去面对令你感到焦虑的情境，你就会适应焦虑，焦虑就会越来越小。

这就像你把脚放到冰凉的游泳池里，起初你的脚趾感到非常冷，但过了几分钟以后呢？你的身体就会逐渐适应水温，并开始感到舒适。在治疗中，我们将会提出一系列使你感到焦虑的情形，我们从对你来说最容易的只会引起你一点点焦虑的事情开始，在你对这些事情的焦虑适应之后，再去适应难度更大一些的情形。就像进游泳池时我们的身体要适应水温一样，我们会先用脚趾去适应，然后让水淹至膝盖，感到舒服后再进得更深一些，直到完全达到预期的目标位置。

在适应不同焦虑程度的情境时，你需要停止原来采取的仪式行为。你的仪式行为原本是用来应对危险的，我们知道我们的焦虑是"虚假火警"，并不存在危险，所以仪式行为是不起作用的，也是不必要的。只有你放弃了仪式行为，你才能真正明白危险并不存在。打个比方，当你听到房间火警响时，你以为房间着火了，就急急忙忙地关闭电源、关闭煤气，用灭火器对着家具喷射一通。事后，你发现家里并没有发生严重的火灾，你认为这是自己采取了果断措施的结果，实际上根本没有漏电、漏气、没有着火。你需要停止这些行为，你才能认识到，这只是虚假火警而已，你不需要紧张，也不需要做出反应，它就是一个噪声而已。

（5）实施程序

ERP 实施程序包括这些步骤：①选择实施 ERP 强迫症症状项目（即引发患者痛苦和仪式行为的情境或情形）；②实施想象暴露；③实施现场暴露；④巩固暴露成果。

第一步，选择实施 ERP 强迫症症状项目。

为了保障首个 ERP 暴露取得成功，最好选择仪式行为为外部可见的行为（强迫行为），如洗手、检查之类，不要选择患者内心的操作（强迫思维），如用"好"想法去对抗"不好"想法，这是因为强迫行为要比强迫思维容易观察和控制一些。在强迫症症状的痛苦程度排序清单中，选择分值为 3~4 分的项目作为起点，最好不选择 3 分以下的项目，因为不太有挑战性。

首个项目 ERP 流程完成之后，就选择在清单中排序在后的项目进行暴露，按照痛苦程度从低到高的顺序进行。如果两个项目的痛苦指数相同，都需要进行暴露，也就是说，所有让患者感到痛苦的情境都需要暴露。

第二步，实施想象暴露。

尽管在 ERP 程序中，想象暴露并不是必需的，如果有可能我们还是建议先进行想象暴露，然后再进行现场暴露，我们在前面已经说明了具体理由。

对于选定的暴露项目，我们需要先进行想象暴露。想象暴露应当先在心理咨询室实施，心理咨询师与患者讨论想象暴露的剧本，这个剧本把患者担心的后果包括其中就非常重要，在想象暴露的时候，患者需要忍受不断增强的焦虑情绪，并且不能采取转移注意、分心或者停止想象的安全行为方式，患者需要等待焦虑症下降才能停止想象。

接下来，患者还需要把这个项目的想象暴露作为家庭作业，回家后继续进行想象暴露。由于患者自行实施想象暴露时没有咨询师在旁，因此，我们通常会把想象暴露的文本录制成音频文件，音频文件长度为 3~4 分钟。患者在想象暴露时，需要反复循环聆听录音，直到焦虑程度下降到预定水平。

第三步，实施现场暴露。

现场暴露是 ERP 的核心部分。完成想象暴露之后，我们就可以着手安排相同项目的现场暴露。患者需要主动、积极创造现场暴露的条件，争取更多的暴露机会。现场暴露和想象暴露一样，成功的关键之一就是持续、反复的暴露。

仪式行为阻止是现场暴露的必备条件，不能阻止仪式行为，现场暴露没有意义。当患者没有做到阻止仪式行为的时候，咨询师可以和患者讨论原因，而后再继续挑战，只有阻止仪式行为的暴露才能算作一次成功的暴露。有时心理咨询师不在现场，患者可以邀请家人或朋友作为社会支持，协助其进行现场暴露，但这里需要注意他人在场不能是这个暴露的安全行为。

现场暴露还有一个重要的目标就是验证威胁性认知为假，因此在现场暴露之后，咨询师需要与患者讨论威胁性认知的真实性，患者对威胁性认知的相信程度等内容。

如果患者对于这个暴露项目的主观痛苦指数下降到 2 分及以下，并能停止仪式行为，就说明现场暴露达到了预期目标。我们就可以结束这个项目的暴露任务，选择其他暴露项目来实施 ERP。

第四步，巩固暴露成果。

当某个项目暴露完成时，我们就可以继续执行主观痛苦指数分值更高的项目。当我们挑战难度更高的项目的时候，我们有必要巩固原来的暴露成果。巩固成果有两种方式：第一种是想象暴露，当我们挑战痛苦程度更高的项目时，我们也可以安排对过去已经完成的想象暴露任务进行再次的想象暴露；第二种是现场暴露，已经完成现场暴露的项目在生活中再次出现时，患者需要按照已经暴露过的方式来处理，忍受焦虑（如果还有焦虑的话）并阻止仪式行为。这样的做法既是巩固暴露成果，又是对过去暴露的复习。

这里需要提示大家，对没有实施过现场暴露的项目，也就是主观痛苦指数更高的、还没有安排现场暴露的项目，不要要求患者进行现场暴露。患者面对这些没有做过现场暴露的情境时，可以继续用原来的方式应对，包括使用仪式行动。只有安排现场暴露后，患者才需要改变仪式行为。

6.5.3　治疗强迫症的认知行为技术

纠正强迫症患者的威胁性认知既是 ERP 的基础，又是 ERP 实施的归宿。在 ERP 实施之前应用认知技术，会减少 ERP 实施的阻力，也能巩固 ERP 实施的咨询效果。心理咨询师通常会在 ERP 实施之前安排尝试接纳、允许回想、扰动仪式行为等技术，在 ERP 实施过程中应用认知重构来巩固其效果。

尝试接纳

患者对于一些"不好"的想法、冲动和画面（即强迫思维）等，通常会采取回避、注意转移或采取"好"的想法、冲动和画面等来应对。但患者这样做的结果是焦虑并未降低，这样的一些想法、冲动和画面因而变得更加活跃，更容易出现在患者的头脑中。

患者如果采取接纳的方式，会有意想不到的效果。心理咨询师建议患者"容许自己的强迫观念而不要试图压抑它"的试验，观察如果采取接纳的方式会有什么效果。患者可以从众多强迫观念中挑选其中一个强迫观念进行试验。

在试验过程中，患者需要对发生的情形做必要的检测和记录。患者需要记录这个强迫思维的出现次数，以及每次出现时患者感到的焦虑程度和持续时间。患者可以像焦虑日志一样来记录。每发作一次，患者就要记录一下发作的日期和时间，而后观察自己的焦虑程度变化，记录焦虑程度的峰值，和焦虑下降到不太明显的程度（也就是自己感觉不怎么焦虑时）的持续时间。

通过统计每次发作的次数，每次发作的焦虑峰值和每次焦虑的持续时间，患者就会发现，当自己尝试接纳的时候，焦虑变得更轻了，这个强迫思维出现的次数也下降了。

允许回想

为什么接纳焦虑反而能够降低焦虑和强迫思维出现的频率呢？这是因为拒绝或否定就是一种关注，是一种强化方式，它反而巩固了强迫思维，使得它更加频繁地出现，也维持了患者对强迫思维的痛苦情绪。有的认知行为咨询师采取试验的方式向患者证明允许回想比回避更能降低焦虑。

试验一：咨询师要求患者在候诊时阅读一本杂志，上面有关于某个人遭遇汽车事故的故事，在他阅读完后，咨询师要求他尽最大努力，不要去想这个故事，抑制任何关于这个故事的想法。患者发现，无论他多么努力，都无法停止去想这个故事，而且开始感到焦虑。这时，咨询师要求他在头脑中从头到尾去想这个故事，起初他的焦虑程度有所增加，但是咨询师要求他继续想这个故事，令他惊奇的是，不仅他的焦虑减轻了，他还不再将注意力集中在这个故事上，无论如何努力都无济于事。

试验二：咨询师可以要求患者在某些天刻意去回避和抵抗他们的想法，而在另外几天让他们刻意去想这些强迫想法（如自己即将死去），同时记录这些不同时间段内强迫性想法出现的频率和痛苦的程度。通常这些做法会让患者认识到回避和抵抗实际上让他们的强迫意念更加强烈了。

试验三：咨询师要求患者想象一名政客将要死去，咨询师让患者检验他的预测，看看他是否能够仅通过想象就导致该政客的死亡。

相关研究者认为，通过这些试验可以让患者认识到：

- 经历强迫意念，不会导致对他们自己和他人受到伤害，抵抗强迫意念也不会阻止可能的伤害发生；
- 想法并不会被混淆为行动；
- 控制强迫意念是不必要的；
- 强迫意念并非是不道德的标志；
- 伤害没有那么容易发生（他们只是在担心它的发生）；
- 他们并不需要在生活的所有方面都要干得出色；
- 他们能够应对与强迫意念关联的焦虑。

扰动仪式行为

扰动仪式行为通常会作为仪式行为阻止的预备动作。如果患者能够对自己的仪式反应行为做出一些小小的改变，发现这并没导致其担心的结果，就能动摇患者对于仪式行为有效性的想法，这为患者放弃仪式行为奠定了基础。

扰动仪式动作的行为练习，有这样几个方法供选择。

★ **改变仪式行为速度**，患者可以非常缓慢地或者非常快速地进行仪式行为。例如，患者摸了门把手之后，总是要用肥皂洗 8 遍手，大约需要 30 分钟。现在他可以慢速洗 8 遍手，结果用时可能超过 50 分钟，也可以快速洗手，结果用时不到 20 分钟。有个强迫症患者头脑中出现了"会早死，会意外死亡"想法的时候，他就会幻想"我是神仙，不会死"来加以对抗。这种想法也可以用快速或慢速的方式来幻想。患者可以像放电影一样以快进或慢进的方式幻想。

★ **改变重复次数或时间长度**，患者可以增加或减少重复的次数或时间长度。上面这位洗手的患者可以洗 10 遍手或更多，也或者 6 遍或更少，可以洗 35 分钟以上，也可以少于 25 分钟。

★ **延迟开始仪式**，患者起初可以延迟 1 分钟再实施仪式行为，然后逐渐增加延迟时间到几个小时。延迟时间过去后，可以询问患者决定实施仪式行为还是再次延迟时间。许多患者会惊奇地发现，如果他们抵制住了最初的仪式化冲动，进行仪式的冲动就不会再出现。咨询师应该鼓励患者去尝试，体验和发现那些最适合他们的技术方法。

认知重构

强迫症状患者的担忧想法（威胁性认知）实际上是自动思维，是患者在特定情境中产生的想法，这个想法会引起焦虑或痛苦情绪的体验，从而产生仪式行为（或安全行为）。如果我们能应用处理自动思维阶段的技术来修正威胁性认知，那么患者就可以用新的认知替代原有的威胁性认知。我们通常把这个做法称为认知重构。当患者的认知被替换，就不用感到焦虑或痛苦了，也不用执行仪式行为了。

处理自动思维的技术主要有可能区域技术、发散性思维技术、控辩方技术、代价收益技术和行为实验技术等。使用这些技术需要客观证据作为支撑，还需要更多的想法作为备选。心理咨询师在具体的咨询过程中，根据患者的威胁性认知的内容选择相应的认知技术进行处理。

当患者担心头脑中出现"不好"的想法、冲动或意向时，就会有不好的事情发生或者自己会做出不好的事情来。这个时候咨询师可以应用**可能区域技术**，讨论若患者有这些想法，可能就会出现哪些结果，从最糟糕的可能（发生担心的事情）到最好的可能，并最终讨论最优可能的结果是什么。在这个过程中，可以利用过去的证据作为最有可能结果的支撑。把这些想法作为预言，然后通过实际结果检验患者的预测。

咨询师可以在上述讨论的基础上，根据可能区域技术的行为策略"面对糟糕，争取最好"的方式讨论事情发生有哪些可以采取的应对措施。一旦患者能够找到应对之道，焦虑程度就会减轻。

咨询师可以应用**发散性思维技术**讨论引发情绪的原因有哪些？引导患者从更多的角度来解释自己的焦虑情绪，对患者而言，焦虑和痛苦就意味着危险，但实际上可能仅仅是过去的习惯（即条件反射），还有可能是其他因素引起的。引导患者质疑情绪的意涵，就能在一定程度上拔除"虚假火警"的电源，使其不再发出虚假火警了。例如，有患者见到树就要数，一旦没有数清楚就感到难受和不舒服，这时咨询师就可以应用发散性思维讨论患者难受的原因有哪些了。

当患者认为自己有责任防止不好的事情发生的时候，咨询师可以应用**控辩方技术**讨论。寻找"自己有责任"这个自动思维的证据，然后寻找相反想法"自己没有责任"或者"他人有责任"的证据。通过讨论可以降低患者的过度责任感，降低患者对于情境的焦虑程度和仪式行为的程度。例如，有患者每晚睡觉前都要反复检查煤气阀，他认为要是因为漏气而让家人伤亡的话，自己有责任，自己应该尽力避免，关于患者的责任问题咨询师就可以应用控辩方来讨论了。

应用代价收益技术通常都是在患者得出新的认知以后，咨询师让患者比较新的认知和原来的自动思维（即威胁性认知）的利弊，促使患者选择相信新的认知。例如，患者遇到数没有数清楚的情况就感到难受，一难受就一定要数清楚，他原来的解释是不数清楚的话，就会有不好的事情发生。

咨询师通过发散思维探究，患者认识到难受只是一个过去的情绪模式，不意味不好的事情会发生。得出新认知后，咨询师让他比较原来的想法和新认知的好处和坏处，结果他发现相信新认知的好处更多，至少自己不用焦虑与难受了。

总体来说，应用认知技术处理强迫症状的认知，帮助患者驳斥他们的威胁性认知，对认知进行重构时，我们的目的在于：

- 对强迫意念的发生给出不太具有威胁性的解释；
- 检验这些想法的客观证据；
- 准确估计最坏的结果，以及患者应对最坏结果的能力；
- 发展出更多有用的思考方式；
- 以一个客观观察者的视角审视当时的情境。这些策略都有一个共同的目标，就是帮助患者拓宽他们对危险、责任、自责和其他类似问题的狭隘的看法与极端的评价。

ERP 与认知矫正

我们在 ERP 技术的现场暴露中说到，现场暴露的一个目的就是验证威胁性认知为假，从自动思维阶段的认知技术角度来说，ERP 的现场暴露实际上就是行为实验。它是在患者不采取仪式行为的情况下，检验其威胁性认知（即自动思维）是否为真。

当我们从现场暴露中证明其威胁性认知为假的时候，患者对威胁性认知的相信程度下降，这个时候，咨询师可以在现场暴露的基础上，进行认知矫正（即认知重构），用新的认知替代原来的自动思维。在这种认知矫正完成后，继续进行现场暴露。

在新的暴露情境中，患者按照新的认知看待当前的情境，如果他能够这样想问题，患者也就不会体验到焦虑情绪了。如果患者对于新的认知还不熟练，咨询师可以应用应付卡技术，让患者把相关内容记录在卡片上，现场暴露时默念卡片上的内容，一遍又一遍直到焦虑情绪下降。在现场暴露中，当患者真正做到按照新的认知去想的时候，患者的焦虑和仪式行为也就没有了。

ERP技术在先，能够使得患者的焦虑情绪显著下降，仪式行为的使用和冲动降低，也能证明威胁性认知为假。认知矫正在后，就能够发展出更为有效有用的新认知，在新认知的影响下，患者的焦虑情绪才能归零，强迫症才能治愈。这样，ERP与认知矫正才能完美结合。

第**7**章
人格障碍

7.1 人格障碍的表现与诊断

7.1.1 CBT 定义中的人格

从认知行为疗法的观点来看，人格就是核心信念和补偿策略所构成的统一体，人格的内核就是核心信念。

核心信念就是个体有关自我、他人和世界的一般性、根本性、概括性的看法。这个核心信念不仅决定了个体如何看待自己、他人和世界，也决定了自己如何与他人及世界互动。核心信念还是动力性的，它是个体行为动力的来源。当个体具有负性的核心信念，例如，认为自己是无能的、不可爱的，或者是没有价值的，个体就要想办法来掩盖自己的这些负面特征，于是就发展出一些补偿策略，多数人会选择努力、回避、顺从、警惕等策略来应对自己的负性核心信念。相反，如果个体具有正性的核心信念，例如，认为自己是有能力的、有爱的、有价值的，这时个体会选择追求完美，让自己变得更有能力，更受人欢迎，更有价值。由此可见，不论个体如何看待自己，这都是个体支配行为的力量来源。

补偿策略是个体应对核心信念过程中发展出来的不同风格，也就是个体的不同性格特点，我们可以根据补偿策略的差异把人区分为不同的人格类型。例如，一个对自己有完美主义要求的人，他们通常的核心信念是

"我是无能的"，会采取"努力策略"，在做人做事的过程中总是尽一切努力去追求完美结果，这样的人格在精神病学里面被称为强迫型人格。

生活中，有人会表现得很顺从，一切按照别人的安排行事，不太愿意做主或做决策，例如，一起吃饭的时候，如果你问这类人想吃什么，对方经常会回答"随便""都可以"等不表达自己意愿的话。这样的人他们的补偿策略（即行为方式）是顺从的，其核心信念可能是"我是无能的／不可爱的"。他们为了避免暴露自己的无能或不可爱，采取较多的措施是听话、顺从、不表态，避免被人看出自己的无能，避免被人反对及不满意。这样的人在精神病学里被称为依赖型人格。

7.1.2 什么是人格障碍

人格是个体经常表现出来的、跨时间维度、跨情境稳定的为人处事的习惯化行为方式。这种习惯化行为方式被称为人格特征。如果我们把个体的这种为人处事的方式放在文化／社会生活中去考虑，看它是否与其生活的文化／社会背景相适应。我们可以把这种适应性程度看成是一个连续体，而不是一个适应或不适应的分类。

如果对个体人格的文化／社会适应性进行二分，把人简单地分类为适应良好或适应不良。我们就会把前者的人格诊断为人格健康，而把后者的人格诊断为人格障碍。实际上具体到某个人，你会发现他的为人处事方式并不完美，既有与文化／社会和谐的一面，也有不和谐的另一面，也就是说，个体的人格既有适应的部分，也有不适应的部分。从总体上评估，个体人格适应性可以放在一个适应性维度上去看待。维度的一端是完全适应良好，另一端是完全适应不良。个体人格适应性程度主要是人格中适应的部分和不适应的部分的共同结果，适应的部分越多，人格的适应性越大，个体人格也就越健康，如果不适应的部分越多，个体的人格障碍就越严重。

在心理咨询和治疗实践中，我们通常是以自己的为人处事方式与他人相处的结果来评价人格适应性的。如果个体与他人相处给自己或他人带来了痛苦，并且造成了个体的婚姻家庭、学业职业、健康等生活领域的困难，我们就认为个体的人格适应性有问题。

人格适应性困难包含两个层次的内容。

★ **个体与人相处的方式使自己或他人感到痛苦**，例如，有人用牺牲自己成全他人的方式交往，他人往往会感觉良好，但自己却感到不舒服，甚至是痛苦；有人做事时居高自傲，以盛气凌人的方式与他人相处，他人往往会感到痛苦，但自己可能不觉得有问题；有人用偏执猜疑的方式与他人相处，不仅自己感到无法相信他人而痛苦，他人也可能不被信任而感到痛苦。

★ **这种相处方式会造成一些具体后果**。个体的所有活动都是在一定人际关系背景下展开的，读书学习时有老师、同学，工作上班就有上司、同事、客户或下属，组建家庭后有配偶、子女，参加社会活动时有朋友，等等。个体为人处事的方式会给一方或双方带来痛苦，就有可能影响其所从事的活动。一个人把盛气凌人的方式用在工作场所，就会造成自己与同事和下属的关系紧张、难以与客户开展业务，这就给个体的职业发展带来了困难。如果会用在其他人际关系中，这就带来更大范围的消极后果。

总之，人格适应性的程度主要看其为人处事的方式给自己或他人带来的痛苦程度，以及这种方式给自己的职业、婚姻、发展等方面带来的影响程度。痛苦程度越大、影响程度越大，其人格适应性困难就越大。

人格障碍通常指给个体带来文化/社会适应不良的为人处事方式，这种方式造成了个体人格适应性困难，个体以这种方式与他人相处时会使自己或他人痛苦并且影响其社会功能。安·M.科瑞（Ann M. Kring）等[1]认为，人格障碍是一组以在形成稳定、积极的自我意识和维持亲密及建设性关系方面存在问题为特征的异质性障碍。他们建议临床医生在诊断某种人格障碍类型之前，需要考虑三个方面问题：其一，要考虑文化背景——那些相对于个体文化背景而不同的症状；其二，要考虑稳定的人格特征；其三，要考虑普遍性问题——那些只有在各种情境中都发生的问题，例如，家庭关系、工作领域以及亲密友情等。

在心理咨询实践中，我们经常把人格障碍限定在人际关系范围内讨论，

---

① 科瑞.变态心理学［M］.王建平，等，译.北京：中国轻工业出版社，2016：450~454.

把那些造成广泛人际关系困难的行为方式称为人格障碍。这样的行为方式在多种人际关系中都存在，如亲密关系、职场关系、同学关系，等等。如果只在某个人际关系中存在问题，就称为某某人际关系问题，不能将之称为人格障碍。科瑞提到人格障碍患者为人处事方式的普遍性问题就是这个意思，人格障碍带来的关系问题是方方面面的，几乎影响所有的人际关系。

某人与一个同事不能处好人际关系，就不能称为人格障碍，如果与多数同事都不能处好人际关系，也不能称为人格障碍，只有在多种人际关系中存在处不好人际关系的问题，就可以称为人格障碍。例如，某个人不仅与多数同事都不能处好关系，他还与配偶相处不好，甚至与孩子常发生的冲突，这样的话，我们将其诊断为人格障碍才是合适的。当然人格障碍的诊断还有其他标准，这里只就人格障碍与人际关系问题的区别作一个说明。

7.1.3　人格与人格障碍类型

我们每个人不会以相同的方式与人相处和做事，人和人之间存在为人处事方式上的差异。这种为人处事方式的差异是由个体的核心信念和补偿策略所决定的。个体以某种为人处事的方式与他人互动，这样的方式是否会给自己和他人带来痛苦，是否会影响个体的社会功能，要看个体在相处过程中对"度"的把握，以及能否视情况不同而灵活应用。

人格类型和人格障碍类型的划分，主要是以个体的为人处事方式和造成的后果来区分的。在心理咨询和治疗实践中，如果个体的为人处事方式并没有带来明显的文化/社会的适应性问题，也就是说，没有给自己或他人造成痛苦，没有明显影响个体的社会功能，我们往往将之称为人格类型；如果个体的为人处事方式带来了人格适应性问题，给自己或他人造成了痛苦并显著影响了社会功能，我们往往称之为人格障碍类型。

例如，一个人以"戒心重、不信任他人"的方式与他人相处，却还能与他人维持比较稳定的人际关系，也能较好地解决工作和职场、婚姻和家庭等方面的问题，我们就称之为偏执型人格，在这里偏执型指的就是不信任他人、猜疑他人的心理行为模式（即为人处事方式）。如果个体采取这种猜疑和不信任他人的方式与人相处，造成自己或他人的痛苦，并影响社会功能，例如，总是猜疑配偶有外遇，给双方造成痛苦，最后离婚；猜疑领导、同事故意找茬整人，无法长期待在一个单位，不得不频繁跳槽。在这种情况下，我们将这类人称之为偏执型人格障碍。

关于人格障碍类型的分类，DSM-5 把人格障碍按照症状表现分为三类：

- A类人格障碍表现为古怪或怪异的模式，包括偏执型人格障碍、分裂样人格障碍、分裂型人格障碍；
- B类人格障碍表现为戏剧化、情绪化或不稳定的模式，包括反社会型人格障碍、边缘型人格障碍、表演型人格障碍、自恋型人格障碍；
- C类人格障碍表现为焦虑或恐惧的模式，包括回避型人格障碍、依赖型人格障碍、强迫型人格障碍。

事实上，人格障碍的核心是人际关系问题的模式，本书按照人际关系模式的特点将人格障碍区分为关系寻求、关系冲突和关系疏离三类类型：

- **关系寻求的人格障碍类型**：包括表演型人格障碍（以追求他人注意为特征）、自恋型人格障碍（以需要他人赞扬与认可为特征）、强迫型人格障碍（以需要他人顺从为特征）和依赖型人格障碍（以需要他人照顾为特征）；
- **关系冲突的人格障碍类型**：包括偏执型人格障碍（以猜疑和不信任为特征）、边缘型人格障碍（以依赖他人和警惕他人为特征）和反社会型人格障碍（以侵犯和利用他人为特征）；
- **关系疏离的人格障碍类型**：包括回避型人格障碍（以担心他人负面评价、回避社交为特征）、分裂样人格障碍（以脱离社交关系、情感冷淡为特征）和分裂型人格障碍（以脱离社交关系、观念行为古怪为特征）。

上述按照人际关系模式把人格障碍分为关系寻求、关系冲突和关系疏离三种人格障碍类型的方式，与卡伦·霍妮（Karen Horney）把人按照人际交往风格分为接近人群、反对人群和脱离人群三种类型有相似性。在这里关系寻求的人格与霍妮的接近人群对应，而关系冲突的人格与反对人群类别对应，关系疏离人格与脱离人群对应。

我们对人格障碍从关系模式角度进行划分，主要是为了帮助大家更好地理解人格障碍的本质，以及便于对患者的人格障碍类型进行诊断。一旦我们知道患者的人际关系模式是为了与他人建立关系，我们就可以为关系寻求的人格障碍类型做鉴别；如果我们发现患者的人际关系模式是不与人交往，我们就可以为关系疏离的人格障碍类型做鉴别，从而具体确定患者的人格障碍类型。

表 7-1　十种人格障碍类型的核心信念和补偿策略

人格障碍	关于自我核心信念	关于他人核心信念	补偿策略
强迫型人格障碍	无能的	无能的	使用努力策略，让自己变得有能力，应对他人的无能；往往追求高标准和细节、秩序和伦理规则，过度囤积以应对灾变
依赖型人格障碍	无能的或不可爱的	全能的	使用顺从策略，服从于他人的能力，解决自己的无能；依靠他人建议保证和承担责任，顺从他人以维持关系
表演型人格障碍	无能的或不可爱的	全能的	使用努力策略，喜欢表现自己，渴望得到他人的肯定；吸引他人对自己的关注并感兴趣，寻求得到他人的恭维和肯定
偏执型人格障碍	无能的	坏的	使用警惕策略，担心无法保护自己，保持警惕可预防伤害；警惕他人对自己可能的伤害，怀疑他人
分裂型人格障碍	无能的	坏的	使用回避策略，保持安全距离并保持警惕免受伤害；发展特殊兴趣让自己变得有能力
自恋型人格障碍	无能的或不可爱的	全能的和坏的	使用自恋策略，幻想自己是全能的、可爱的；通过肯定自己，希望得到他人的认可，指责他人的过失以彰显自己的能力
边缘型人格障碍	无能的和不可爱的	全能的和坏的	使用顺从和警惕策略，既依靠他人的全能，但又保持着警惕以免受他人的伤害，循环交替使用两种策略
回避型人格障碍	无能的和不可爱的	全能的和坏的	使用回避策略和警惕策略，避免表现自己的无能，避免受到他人的否定，担心他人的负面评价
分裂样人格障碍	不可爱的	坏的	使用回避策略，回避与他人建立紧密关系
反社会型人格障碍	坏的	坏的	使用努力策略，以坏对坏，对他人表现力量，逃避社会规范和社会责任

理解人格障碍类型，我们可以从核心信念和补偿策略的角度来认识，人格障碍类型可以用两个核心信念（关于自我和他人的核心信念）加上补偿策略（处理人际关系的行为方式）来描述（见表7-1）。当个体认为自己和他人都是无能的时候，例如，自己和团体同事（或者配偶）都是无能的，他们就会选择承担起责任来，努力把事情做好，他们往往会追求标准，表现为完美主义般的要求，对他人不信任，不相信他人能够把事情做好，为了减少自己的付出，往往要求秩序和伦理规则等，这些表现就是强迫型人格的特点，强迫型人格（或人格障碍）就可以用"我是无能的"和"他人是无能的"这两个核心信念及"我必须努力追求完美"的补偿策略来描述。

如果个体认为自己是"无能的"，而他人是"全能的"，面对一个强大的对手，他又会怎么办呢？他有两种选择，第一种选择是使用努力策略，战胜强大的对手，希望采用各种各样的方式来表现自己，希望得到他人的关注或赞许，使用这种策略的人，可以诊断为表演型人格；第二种选择就是化敌为友，他可以选择依附对方，顺从对方，希望对方来保护自己，让对方为自己做主，替自己做决定，一旦对方抛弃自己，就立刻寻求下一段关系。使用这种策略的人一般会被诊断为依赖型人格。

对更多的人格或人格障碍的核心信念和补偿策略的分析，大家可以阅读表7-1。当然人格障碍类型并不只有表格中的10种类型，因为个体可以使用的补偿策略不止表格中提到的这些，对于其他类型的人格障碍，大家可以尝试从核心信念和补偿策略角度去分析。

7.1.4 人格障碍诊断

我们以个体的为人处事方式来确定个体的人格类型，如果这种为人处事方式造成了严重的后果，令人（自己或他人）感到痛苦，并影响个体的社会功能，我们就可以确定个体具有人格障碍。除了上述的人格适应性问题外，还有哪些标准来诊断患者具有人格障碍呢？

我们先看 DSM-5[①] 对于人格障碍的诊断标准。

第1条 明显偏离了个体文化背景预期的内心体验和行为的持久模式表现为下列两项（或更多）症状：

① 认知（即对自我、他人及事件的感知和解释方式）；

② 情感（即情感反应的范围、强度、不稳定性和恰当性）；

③ 人际关系功能；

④ 冲动控制。

第2条 这种持久的心理行为模式是缺乏弹性的且广泛的，涉及个人和社交场合的诸多方面。

第3条 这种持久的心理行为模式引起临床意义上的痛苦，或导致社交、职业或其他重要功能方面的损害。

第4条 这种心理行为模式在长时间内是稳定不变的，发生可以追溯到青少年时期或成年早期。

第5条 这种持久的心理行为模式不能用其他精神障碍的表现或结果来更好解释。

第6条 这种持久的心理行为模式不能归因于某种物质（如滥用的药物等）的生理效应或其他躯体疾病（如头部外伤）。

从 DSM-5 的人格障碍诊断标准看，我们在前面给大家介绍的人格适应性，实际上讨论的就是这个诊断标准中的第3条，这条是人格障碍诊断的严重程度标准。除此之外，人格障碍的诊断还包括：症状标准（第1条）、广泛性标准（第2条）、持续性标准（即病程标准，第4条）和鉴别标准（第5条与第6条）。

人格障碍讨论的对象是个体的心理行为方式（即为人处事的方式），它通常是指在众多场合或情境中表现出来的一种模式或特点，在人格概念中，

---

① 美国精神病学会. 精神障碍诊断与统计手册. 张道龙，等，译. 北京：北京大学出版社，2014：277.

这样的心理行为方式往往被称为人格特征或性格特点，例如，猜疑、追求完美、善良、随遇而安、控制他人、逆来顺受等。

被诊断为人格障碍的患者的心理行为方式是有问题的。心理行为方式的问题表现在认知、情感、人际关系功能和冲动控制等四个方面。用认知行为疗法的观点分析这四个方面就是这样的，一个存在问题的心理行为方式一定是基于歪曲的认知，由此产生偏离的情绪体验、异常的行为反应，最终造成人际关系的功能问题。

从认知行为疗法的角度，心理行为方式是建立在认知上的，如果个体存在人格障碍，就一定存在对自我、他人的歪曲认知（负性核心信念），存在对生活中发生的各种事情的歪曲解释方式。在歪曲认知的基础上，个体对生活中事件的情绪反应就与正常人的反应不同，他们情感反应的范围、强度、性质就不正常，情绪可能变得更加不稳定。在情绪驱使下，个体就可能做出不理智或者他人不能理解的行为，他们可能变得非常冲动、非常回避退缩，等等，最终造成个体人际关系功能上的问题。人格障碍认知、情绪、行为和人际关系功能就是这样统一的。

虽然个体的心理行为方式都是由认知、情绪、行为及其人际关系功能四个方面组成的，但对于不同人格障碍的心理行为方式其突出的特征是不相同的。例如，偏执型人格障碍以歪曲认知为突出的特征，这类患者总是以恶意或怀疑他人的方式解释周围的任何事，这样就会造成情绪体验不正常，他们往往开不起玩笑，会对玩笑怀恨在心，这自然会影响其人际关系功能。边缘型人格障碍则是以情绪不稳定和行为冲动为突出特征的，这类患者经常发脾气，心情时好时坏，动不动就要自杀、鲁莽驾驶等。

广泛性和持续性是人格障碍诊断中非常重要的标准。我们在前面已经讨论过，如果患者的问题仅存在于某个方面，如与上司搞不好关系，而与其他同事能很好相处，家庭关系也不错，就不能认为他有人格障碍，如果一个人几乎与所有同事都处不好，而且与父母、配偶、子女也有冲突，也没有多少朋友，这样就符合人格障碍的广泛性标准。具备广泛性之后，还需要同时具备持久性标准。也就是说，患者与人相处不好的情况不是今天才有的，也不是最近才有的，而是很早就有的，如果要追溯的话，我们可以发现其在青少年时期或成年早期就有了。也就是说，如果一个人要有人格障碍的话，初高中阶段就会显现出迹象了。

我们用四个特性来总结人格障碍的表现：模式性、广泛性、持久性和非适应性。模式性就是指人格障碍诊断是个体的心理行为方式（或为人处事方式）；广泛性是指这种为人处事的方式表现在生活的方方面面，与各种各样的人相处之中；持久性是指这种为人处事的方式从初高中阶段就存在了，持续多年；非适应性是指这样的心理行为方式严重影响个体的文化 / 社会适应性，给自己或他人造成痛苦，影响个体的社会功能。把握好这四个特性，我们也就能够判断个体是否属于人格障碍了。

我们在确认患者罹患了人格障碍后，就需要对其人格障碍类型做进一步诊断。人格障碍类型可以从人格障碍的关系类型（关系寻求、关系冲突或关系疏离）和患者的核心信念（关于自我、他人）、补偿策略的角度来判断，最后根据各种人格障碍类型的症状标准做出具体诊断。我们应用一个案例来说明人格障碍的诊断过程，这个案例取自王伟的《人格障碍的基础与临床》一书。

李某，男，28 岁，初中学历，已婚，某酒店厨师。

李某近来常感到头痛心慌，有时还有濒死感，对外界事物的兴趣减少，感到自卑空虚，同时食欲下降，有厌食症状，常感到恶心，进食后容易呕吐，睡眠质量差，迟睡早醒。

李某在家里的三个孩子中排行最小，与父母和妻子的关系较差。李某有婚外恋，他想通过与婚外恋对象恋爱而发财，也曾有过赌博、嫖娼的经历。

李某对朋友的依赖感强烈，处理问题时倾向于听从或依赖朋友的意见，而不是自己做决定，缺乏主见，多数决定都取决于他人的想法，为了得到他人的肯定，会选择伪装自己，为了不失去他人的支持，不敢否定他人。

同时他有强烈的自卑感，认为自己比别人低下且无社会能力，善于逃避参加活动，在社交场合常感到极度不舒服。李某爱幻想，情绪强烈而且变化剧烈，对待他人或事物时常采取极端的态度，说的话也很荒诞。李某有时很诡诈，长期心怀记恨，容易嫉妒他人，情感冷酷，多疑，警惕。擅长撒谎与推脱责任，容易被激怒且过度自卫，有时为了不做事，而倾向于阻挠他人的努力。

李某称自己小时候经常被父亲家暴，觉得父亲在情感上对自己非常冷漠，不怎么与自己说话，即使说话，他的语气也不好，从不表扬自己，爱侵犯自己的隐私。

我们用人格障碍诊断的四个特性来看李某是否可以诊断为人格障碍。

① **非适应性**，从李某与父母和妻子关系都很差，赌博嫖娼、逃避社交、撒谎等这些表现看，李某在与他人相处的过程中，给自己和他人（如妻子、母亲、朋友）造成了痛苦，并且影响其社交和职业发展；

② **广泛性**，李某各方面的人际关系都存在问题，与父母、妻子和朋友的关系都存在问题；

③ **持久性**，上面的案例描述并未涉及具体时间方面的信息，有待确认；

④ **模式性**，李某与他人相处时主要表现出依赖他人、警惕他人、回避他人等心理行为方式。

由此可见，李某符合人格障碍的诊断标准，我们可以将他诊断为人格障碍。

接下来，我们需要来讨论李某属于什么类型的人格障碍。其实李某的人格障碍并不典型，它具有多种人格障碍类型的某些特征。例如，李某对朋友的依赖强烈，倾向于听从朋友的意见，这是依赖型人格障碍的重要特征；李某逃避参加活动，在社交场合感到极度不舒服，有着回避型人格障碍的特征；李某诡诈、嫉妒他人、多疑、警惕，有着偏执型人格障碍的特征；李某撒谎、推脱责任、情感冷酷，不想做事，有着反社会人格障碍的特征。但上述人格障碍的特征表现并没有达到某个特定人格特征的症状数量要求标准。因此，我们不能将他诊断为某种人格障碍，只能暂定为"未特定的人格障碍"。

关于人格障碍的具体分型大家可以参阅 DSM-5 的诊断标准，和"变态心理学""精神病学"中有关人格障碍的讨论内容。

7.2 人格障碍的 CBT 解释

人格障碍诊断有个非常重要的标准，就是需要考察个体的心理行为方式是否吻合其所在的文化/社会背景，只有个体心理行为方式明显偏离个体所在的文化和社会背景的才可能被诊断为人格障碍。

个体的心理行为方式在成长过程中逐渐形成，如果个体心理行为方式要偏离其所在的文化和社会环境，在其形成过程中必然遭遇了常人所不曾经历的事情，或者在这个过程中有着不同于常人的认知解读、情绪体验和行为反应。这种在不同于常人的成长环境中所形成的心理行为方式，置于正常的文化/社会背景中，就会使人出现与周围人互动不和谐，进而造成各种人际关系的问题，情况严重的就可能被视为人格障碍。从这个角度讲，所谓人格障碍，实际上是个体在成长环境中形成的心理行为方式与目前所处的生活环境并不吻合，不能脱离环境来判断心理行为方式是否有问题。

这样看来，探究人格障碍的成因，就是要了解患者生活在什么样的环境，他们经历了哪些事情，他们又会怎样看待这些事情，做出怎样的反应，他们的反应带来了什么样的结果。也就是要探讨个体与环境的互动如何形成了独特的心理行为方式，而这种心理行为方式与所在的生活环境不相容。

关于人格（或人格障碍）的形成，可以从个体与环境相互作用的观点来分析。个体方面的因素可以被分为生理和心理两个方面，环境因素可以被分为生活中的重要他人和所遭遇的事情。在这个相互作用的过程中，面对重要他人或遭遇的事件，个体会基于生理（遗传素质）和心理因素（认知经验、认知解读等）做出行为反应，环境（包括重要他人）会对这种行为反应做出回应，个体的某些行为方式被接纳，有些行为方式被拒绝，在持续的相互作用的过程中，个体会发展出一套心理行为方式。

从这里，我们就可以发现，人格（或人格障碍）形成的因素主要是以下四个方面：

- 生物学基础：个体与生俱来的特质影响其与周围环境的互动；
- 内部心理过程：以认知为中介，个体对外部环境的解读，影响情绪体验和行为反应；
- 重要他人：个体最重要的外部环境，与个体密切互动，直接影响个体行为反应；
- 创伤事件：超过个体应对能力的重要负性事件，严重影响个体的自我认知。

7.2.1 生物学基础

人和人之间是生而不同的，即使是双胞胎，也存在差异。养育几个孩子的家长会发现孩子和孩子之间秉性不一样，有的孩子活泼，有的孩子安静，有的孩子需要很安静的环境才能入睡，有的孩子则在吵闹的环境中也能入睡，也能睡好。这些先天因素决定的、呈现在婴幼儿身上的情绪和行为反应特点，在心理学中通常被称之为气质。

具有不同生理基础（基因、遗传素质）的孩子对待外部环境的先天反应倾向是不一样的。在面对危险时，有些个体倾向于逃避，有些个体倾向于攻击，有些个体可能倾向于静止不动。这些外显行为或策略上的差异，从生物进化的角度看，每种方式在特定情境下可能都具有生存价值。如果这种倾向性固化下来，并广泛应用在不同场合中，就可能导致人格障碍。例如，回避型人格障碍也许就会有如此表现：对任何可能出现的批评情境，个体都秉持一种退缩或者回避的倾向。

面对相同压力或危险，有些个体得病，有些个体就没有得病；有些个体某种情形下生病，在另一些情形下就没有生病。对于这种想象，从生物医学的角度看，不同的个体由于生理基础（基因或遗传素质）的差异，形成了对于某些疾病的易感素质。具备这些易感素质的个体，遭遇压力或危险时，要比没有易感素质的个体更容易生病。

按照这个观点，我们可以发现人格障碍患者有着认知方面的易感性：依赖型人格障碍体现为对外界爱与安全的丧失很敏感；自恋型人格障碍体现为对自尊、对外界的伤害很敏感；表演型人格障碍对未能获得外界他人的关注及情感保护很敏感。

虽然我们讨论了个体生物学方面的差异，以及这些差异决定了个体反应的先天差异和对各类问题的认知易感性，但这并不意味着个体的生物学基础就决定了某人会成为人格障碍患者。个体的生物学基础不是人格障碍的决定因素，它只是个体人格障碍形成过程中的背景因素。它只说明某些人比另一些人更容易罹患某种人格障碍而已，至于个体是否罹患人格障碍，最重要的还是重要他人和创伤事件。

7.2.2 重要他人与创伤事件

人格本质上是个体的为人处事方式，也就是个体与他人打交道的方式。个体人格（或是人格障碍诊断中所称呼的心理行为方式，或者是俗称的为人处事的方式）是在与他人互动过程中形成的。幼年个体的为人处事方式的形成是在与重要他人的互动中形成的。

重要他人是个体人格形成的重要因素，个体与重要他人的关系是人格形成的基础。当然，如果个体与重要他人的关系偏离正常，就可能使得个体的心理行为方式（或称为人处事方式）偏离正常，并最终形成人格障碍。

重要他人在认知行为疗法中说明个体人格形成是一个重要概念。重要他人是指那些对个体具有重要影响的生活中的其他人。父母和监护人当然是重要他人，此外，家中的长辈、学校的老师、同学对个体来讲都是重要他人。和精神分析不同，认知行为疗法强调所有重要他人对个体人格形成的影响。

（1）亲子关系与教养方式

重要他人与个体的关系中最重要的关系是亲子关系，也就是父母（特别是负责主要养育责任的母亲）与孩子的关系，亲子关系对于孩子人格或人格障碍的形成有着至关重要的影响。其他的关系，如师生关系、同胞关系、同学关系等在某些人格障碍的形成中可能也起着重要作用。

亲子关系对孩子人格的影响体现在，父母对孩子的期望／要求和对孩子需求的回应。教育学把它描述为家长教育孩子的两项任务，一是让孩子学会独立，培养社会所需要的技能，能立足于社会和取得成功，二是给予孩子爱和支持，能够关心和爱他人。家长在处理这两个任务方面有着不同的方式。家长对孩子的期望存在两个极端，一个极端是期望非常高，对孩子要求多，要求孩子达到非常高的标准，而另一个极端是没有期望，对孩子没有要求，随便怎样都行。在对孩子需求的响应方面，一个极端是家长积极并及时地响应孩子的一切要求，另一个极端则是忽视孩子的需求。

　　一般的家长都对孩子有期望，也能一定程度地回应孩子的需求。多数孩子都是在这样的家庭教养方式中成长起来的，在这种教养方式中，他们形成的心理行为方式通常是社会适应性的。如果孩子是在极端的教养方式下成长，他们的心理行为方式就很可能与众不同，不能与他人正常交往，就可能存在人格障碍了。有研究发现，患有严重人格障碍的人，早年在感情上是被忽视的，这就是说如果父母严重忽视孩子的需求，就容易导致孩子出现人格障碍。也有研究者发现，过度保护孩子的父母会妨碍孩子的自主性发展，增加孩子患边缘型人格障碍的风险。从对依赖型人格障碍患者的临床访谈中发现，这类患者的家长常干扰他们的自由，父母的过度保护可能干扰了他们的去焦虑过程，引起了心理上的不健全，使其成为回避型人格障碍的高发群体。

　　在亲子关系方面，父母（主要是父亲）对待孩子的方式简单粗暴，不关心孩子的内心感受和需求，这容易引起孩子患上人格障碍。前面提到的人格障碍患者李某的父亲就是这样，对孩子使用暴力，不关心孩子，对孩子冷漠，不和孩子说话，他的父亲就是一个沉默、暴力的父亲。强势的母亲也是人格障碍的危险因素，有位依赖型人格障碍患者说，她母亲一贯强势，掌控欲强，从小就对她的要求极高，尤其是学习成绩，她的高考志愿都是母亲替自己安排的，自己并不喜欢。一个喜欢掌控的家长自然会培养出顺从依赖的孩子，显然家长控制孩子的教养方式影响了孩子的人格健康。有位表演型人格障碍患者说，虽然父母十分关心自己，却从不给自己足够的理解和支持，同时对自己干涉过多，没有足够的自由，自己与父母的关系也比较差。

（2）父母罹患精神疾病

一个孩子形成人格障碍，非常大的可能是其父母没有给其提供正常的家庭环境、正常的教养方式、正常的温暖和爱护。家长之所以无法给孩子提供正常的成长环境，一个重要的原因是作为养育者的家长罹患精神疾病。

如果家长自身就患有人格障碍、焦虑障碍、抑郁障碍、酒精滥用等方面的精神疾病，父母就不能用正常人的方式对待孩子的需求，在家长扭曲的教养方式和阴晴不定的心情的笼罩下，孩子就只能扭曲着生存，形成与众不同的心理行为方式。这样的行为方式自然无法与正常人相处，这就被我们称之为人格障碍了。有许多研究发现，人格障碍患者的父母或直系亲属有着明显的精神疾病，有反社会行为的父母，有可能把孩子培养成反社会型人格障碍。在有关边缘型人格障碍患者的研究中发现，患者的一级亲属常常也有人格障碍或情感障碍。

（3）创伤事件

亲子关系、教养方式和父母罹患精神疾病是静态的、概括性的描述。实际上，就个体在与父母（或其他重要他人）互动的过程中所发生的一些事情来说，个体对这些事情的认知解读、情绪体验和行为反应，以及重要他人的反馈促成了个体的心理行为方式的形成。

促成个体发展成为人格障碍的重要事件，往往就是一些严重的、负性的创伤事件，它超出了年幼个体的承受能力，虽然他们能从创伤事件中得以幸存，但负性的认知、情绪和行为方式往往也会逐渐成形。遭受过严重创伤的个体与大多数未曾遭遇创伤事件的多数人的心理行为方式是相异的，他们之间无法和谐就很正常了。因此，那些从遭遇创伤事件中所习得的心理行为方式往往会在正常社会中被诊断为人格障碍。

给个体造成最严重影响的创伤事件来自于重要他人。本来是希望从重要他人那里获得温暖、关爱和保护，结果却是伤害、侮辱，这样的伤害对个体的身心摧残可想而知。那些来自于重要他人的性虐待、身体虐待、父母离异、被亲人抛弃等影响就非常大。

有许多研究都把性虐待作为人格障碍的危险因素，有报告指出边缘型人格障碍患者中有 50%~70% 童年时曾遭受过性虐待，还有报告说，1/3 的边缘型人格障碍患者报告自己曾遭受过严重的性虐待，发生频繁而且持续时间长。也有研究说明身体虐待会增加各种人格障碍的患病风险，还有研究发现边缘型人格障碍患者报告曾遭受严重的辱骂。关于父母离异，一些学者发现各种人格障碍患者中有 50% 经历过父母离异，也有研究报告边缘型人格和失去父母存在关联，但另一些研究却否认了二者之间的关系。尽管研究结果并不一致，我们也会同意来自重要他人的伤害与个体患有人格障碍有着重要的联系。

来自其他方面的创伤事件，同样影响着个体的人格形成，甚至发展成为人格障碍。例如，罹患慢性疾病或身体残疾，遭受性虐待或强奸，频繁搬迁，适应困难，贫困中长大，遭受歧视，等等。

父母罹患精神疾病也是人格障碍的危险因子，有着精神疾病的父母往往容易给孩子带来创伤。有位边缘型人格障碍患者报告说，其父亲是销售员，母亲没有工作，父母都酗酒，他们都抑郁，经常会争吵、打架，父亲对其进行身体虐待，12~16 岁期间还对其进行性虐待。另一位人格障碍患者是这样讲述自己家人的：父亲对她的成功施加了很大的压力；母亲是一个酒鬼，自己和母亲的关系特别糟糕，她对母亲感到非常无助，自己遇到任何问题都没想过对母亲倾诉；哥哥姐姐在身体上虐待她，13~18 岁期间哥哥还对她进行性虐待等。

7.2.3 内部心理过程

人格是个体在与重要他人互动中，在经历一系列事情中形成的，人格是个体与他人互动的结果。人格障碍的形成，一方面是扭曲的亲子关系、教养方式和个体所经历的创伤事件，另一方面是个体对所经历事件（包括与重要他人互动中的事件、创伤事件等）的内部心理过程。正是个体对外部事件的内部心理过程，才最终使得所经历的事件成为人格障碍的重要因素。

（1）认知过程

认知是个体内部心理活动的中介，认知是情绪和行为的基础。个体在与重要他人互动中经历的点点滴滴，重要他人对个体所做的一切，都需要经过个体的认知活动来诠释和理解，在这些认知活动的基础上产生情绪和行为反应。

来自重要他人的过度控制、被忽视、躯体虐待、心理虐待、过高要求、父母离异、亲人亡故等经过个体的认知解读，逐渐形成对自我和他人的认知信念。当被控制、忽视、虐待时，个体认为是因为重要他人有心理问题，罪责不在自己，不是自己的错，这样的个体就能维持心理健康，并形成健康的人格。但实际上，年幼的个体往往认为是自己的错，是自己犯错才遭遇这样的经历，这样的认知就是人格障碍的根源。

★ **内归因**是个体与重要他人互动时的重要认知方式。个体在与重要他人的互动中，他人对自己表现愤怒，惩罚或虐待自己，不搭理自己等情形，个体往往认为是自己的原因造成的，是自己的错导致重要他人惩罚自己、对自己生气和不理睬自己。其他的事情如父母离异、亲人亡故、过高的要求等，也常常通过内归因的方式被个体看成自己的过错。

★ **社会比较**是个体形成核心信念的重要认知方式。个体是好是坏，在别人心中是什么印象，自己是什么样的人，他人又是什么样的人，这些都需要把自己和其他人进行比较来实现。当个体的表现不如他人（同胞、同伴、同学）的时候，个体就可能认为自己是无能的，而他人是全能的。一方面自己常常因达不到父母的要求而被批评指责，另一方面自己的弟弟妹妹还需要自己操心管理，这样一来，个体就很可能形成"自己是无能的"（因为被重要他人否定）、"他人也是无能的"（他人还不如自己）的核心信念。除了个体的表现，个体愿望的满足也是社会比较的重要方面，如果重要他人满足了他人（如同胞）的愿望却没有满足自己的心愿，个体就会认为自己是不重要的，别人是重要的，等等。

社会比较不仅存在于家庭内部（与同胞之间进行比较），社会比较也存在于个体生活的各个领域，如学校、社区。在学校里，如果考试成绩总是

落在后面，老师喜欢其他同学而又很少关注你，你就会形成"自己是无能 /
不可爱的、他人是全能 / 可爱的"的信念。前面我们提到，在贫困中长大和
遭受歧视属于创伤事件，其就是经由社会比较而对个体产生影响。在贫困
中长大，经由社会比较会让孩子产生"自己（及其家庭）是无能的，而他
人（及其家庭）是全能的"的信念。遭受歧视，经过社会比较和内归因等
方式让个体认为"自己是无能的"。

对他人评价内化是个体形成核心信念的第三种认知方式。个体幼年时
思维能力局限，缺乏评价自我和他人的能力。他们如何看待自己和他人常
常受到重要他人评价的影响，重要他人如何评价他和评价别人，这会影响
个体对自我和他人的认知信念。特别是重要他人对个体否定性批评中往往
就暗含着对个体的评价，如：

"你怎么不去死，看到你就心烦。"

"你怎么这么笨，你不要来烦我，离我远点！"

"你这个坏蛋，成事不足败事有余，总给我惹祸。"

"你一天就知道吃、吃、吃，也不帮家里干活，我就像养了一头牲口。"

在重要他人的认知评价的话语中，个体接受了这些认知评价，并内化
为自己的认知，最后就变成自己也是这么看自己的了。

（2）情绪与行为过程

个体与重要他人互动，以及遭遇的各种事件，经过其内部的认知过程
的评价后，个体就把这个评价或解释的结果与自己的愿望（或欲望）进行
比较，当发生的事情符合自己的愿望时，个体就会体验到积极情绪，当发
生的事情背离了自己的愿望，就会体验到消极情绪。那些来自重要他人的
创伤事件，很显然与个体愿望背道而驰，很自然地会引起个体消极的情绪
体验，如悲伤、难过、抑郁、焦虑、内疚感、自罪感等。

在情绪动力驱使下，个体便会采取一定的行为来应对。对于引发痛苦
体验的外部刺激，个体可以通过逃避、战斗和忍受等方式应对，对于令其
感到愉快体验的外部刺激，个体就会继续重复这样的行为方式。重要他人
（或外部环境）对个体的情绪和行为回应继续做出反馈，这样的反馈又构成

了新的刺激，个体则继续对各种新的刺激进行认知活动。

重要他人对个体行为的反馈可以有三种结果：肯定、否定、无肯定 / 否定。个体是通过重要他人对个体行为的反馈调整自己的行为的。有些重要他人倾向于用肯定或无肯定来做出反馈，有些人则喜欢用否定或无否定来做出反馈，还有些人喜欢用肯定或否定的方式做出反馈。当做某事能够得到肯定或者无否定，不做某事就会遭到否定 / 无肯定（与肯定对应）或者否定（与无否定对应）时，个体就会去做某事。

个体与重要他人的关系塑造了个体的人格。重要他人对待个体的方式往往是稳定的和持续的，无论是我们前面讨论的亲子关系、教养方式、罹患精神疾病，此外，个体遭受的创伤事件（如父母离异、家庭暴力、性虐待、受人歧视、家庭贫困等）常常也是持续的。面对存在严重问题的亲子关系、教养方式，面对有精神疾病的父母，面对外部的创伤事件，个体在与这些人和事的互动中，逐渐形成一个有关自我和他人的认知信念，并在对方反馈的基础上形成稳定的行为方式，人格障碍也就这样形成了。

7.3 人格障碍的治疗原理

7.3.1 咨询关系是人格改变的基础

从人格障碍的形成过程来看，个体与重要他人的关系是人格障碍形成的重要基础。当重要他人以有异于常人的方式对待个体时，个体就被迫形成了一些与正常人不同的心理行为方式。当个体以这样的心理行为方式与普通人打交道时，往往就显得格格不入，影响其婚姻关系、职场关系和社会关系等，进而造成其社会功能受损，被诊断为人格障碍。

重要他人（尤其是父母）以异于常人的方式对待孩子，根本原因是重要他人的心理就是不健康的。比较典型的是他们自身也罹患精神疾病，如人格障碍、焦虑症、抑郁症、物质依赖等。即使他们没有被诊断为精神疾病，如果存在教养方式和亲子关系问题，也能造成孩子的人格障碍，例如，对孩子控制过多，忽视孩子，溺爱孩子，教养孩子简单粗暴等，都有可能把孩子养成人格障碍患者。如果探究实施这样扭曲教养方式和亲子关系的原因，我们会发现他们自身也是存在心理问题的。关于这部分原因的分析在这里就不讨论了。总体来说，个体在与有心理问题的重要他人互动时无法形成健康的人格，重要他人存在心理问题是个体形成人格障碍的基础。

对于存在人格障碍的患者，我们如果希望其人格变得健康，就需要让患者重建与重要他人的关系。患者的重要他人是指成长过程中对其影响重要的人物，父母、老师、同学、同胞等。在心理咨询和治疗中，我们帮助患者重新建构与这些人的关系显得没必要，也不切实际。这是因为，患者已经长大成人，是一个独立的个体，那些曾经对他/她是重要他人的人，对现在的他/她而言可能已经不那么重要了。即使患者可以重建与这些人的关系，对于人格障碍治疗来讲只能起到辅助作用。此外，如果那些重要他人是有着心理问题的人，而我们要让患者重建与他们的健康关系，这就从对一个人的咨询变成了对一群人的咨询，这就不切实际了。

唯一的解决之道就是让心理咨询师成为人格障碍患者的重要他人，把患者与心理咨询师的咨询关系变成一种"类亲子关系"。这样做的原因是患者要从人格障碍患者变成具有健康人格的个体，就需要与具有健康人格的重要他人的关系作为基础，合格的心理咨询师正好可以成为这样的人。患者可以通过与心理咨询师的关系来重建正常的、健康的人际关系模式，然后患者可以把这样的人际关系模式应用到自己生活中的各类人际关系中，例如，与配偶的关系、与同事的关系、与朋友的关系等。

患者在与心理咨询师互动的过程中，发现咨询师对其反应的回应与早年重要他人对其的回应不同，他们会调整自己的认知和行为方式，修正自己的认知和行为方式。修正后的心理行为方式更具有适应性，能应用到生活的方方面面，并处理好各种关系，确保自己履行各种社会功能。这样，患者的人格就变得健康了。

总之，让具有健康人格的心理咨询师成为患者生活中的重要他人，与患者经历"类亲子关系"，让患者从这种咨询关系中获得支持、信赖、温暖、肯定和尊重。患者在与健康人格的心理咨询师互动的过程中，会修正早年形成的人际关系模式，塑造适应性的人际关系模式，最终具备健康人格。

7.3.2 认知改变和行为改变是人格改变

所有声称能够治疗人格障碍的疗法，无论它使用的概念术语和技术方法是什么，本质上都是通过咨询关系来帮助患者实现人格改变的，认知行为疗法也不例外。认知行为疗法和其他疗法不同的地方在于处理咨询关系的方式方法和技术手段不同。认知行为疗法主要关注咨询关系（和患者生活中各类人际关系）中患者的认知解读、情绪体验和行为反应。患者对他人言行的认知解读不同，自然就会有不同的情绪体验和行为反应，他人对患者行为反应的回应使得人际互动朝向不同的方向。

在咨询关系和生活中的各类关系中，有着人格障碍的患者，对人际关系中他人的言行认知解读不同，例如，偏执型人格障碍患者往往会把他人的善意看成假意、笑里藏刀，背后有阴谋；反社会型人格障碍患者则可能把他人的言行看成对自己的挑衅和攻击；依赖型人格障碍患者则可能认为他人在展示自己的才能。由于解读不同，患者体验到的情绪就不一样，偏执型人格障碍患者可能会感到愤怒或怀恨在心，而反社会型人格障碍患者可能被激怒，依赖型人格障碍则可能感到自卑。在不同的情绪体验下，患者会有不同的行为反应方式。在处理人际关系这个问题上，依赖型人格障碍患者往往会采取顺从他人、依靠他人的方式应对；强迫型人格障碍患者则是过高要求他人、控制他人，回避型人格障碍患者往往会担心被人否定，谨慎小心地处理人际关系。

认知行为疗法聚焦在改变患者对于人际关系中的认知和行为，在具体的人际关系情境中，咨询师通过自动思维技术（如发散性思维、控辩方）的应用，让患者对对方言行的真实意涵有一个更为客观的认知，而不是先入为主的、带着人格障碍偏见的歪曲认知，一旦患者能够改变其认知，情绪体验也就会发生改变，行为方式也会做出相应的改变。

患有某种人格障碍的患者，他们与人互动的方式往往是僵化的、不适应的，他们的行为方式往往会带来人际关系中的问题，例如，强迫型人格障碍患者要求他人、控制他人；依赖型人格障碍患者顺从或依附他人；分裂样人格障碍患者独来独往等。在认知行为疗法会谈中，患者在认知改变后就需要尝试一些新的行为反应，这些行为可能是其之前从未尝试过的。当患者愿意改变与人互动的方式，而行为改变的后果证明这样的行为方式是好的时候，患者也就愿意做出这样的改变了。

在一个个具体的人际关系情境中，患者都能应用认知行为技术去矫正自己带着人格障碍偏见的认知，并尝试改变原来人格障碍的行为方式，应用新的行为方式取得良好的人际关系结果。随着时间的推移，患者看待人际关系的认知方式改变，处理人际关系的行为方式改变，患者的为人处事的方式也就改变了，患者的人格障碍就被修正了，逐渐成长为一个有着健康人格的人。

7.4 人格障碍的咨询方案

7.4.1 人格障碍的咨询目标

人格障碍是认知行为疗法中少有的既需要治标也需要治本的心理疾病。人格障碍的表面原因是患者对人际互动或社会生活中的具体情境做出了歪曲的认知解读，进而产生了异于常人的情绪体验，并做出了造成人际关系和社会功能损害的行为反应。要治愈人格障碍就需要修正患者歪曲的认知、异常的情绪体验和损害性的行为反应。实际上做到这些还不够，因为人格障碍的基础是患者早年形成的、负性的关于自我和他人的核心信念，以及围绕核心信念而形成的过度的、僵化的补偿策略。要从根本上解决人格障碍的问题，我们就需要修正患者存在的负性核心信念和相应的补偿策略。

人格障碍的咨询目标就包括上述治标和治本两个方面的内容，鉴于不同人格障碍患者的症状不同，其存在的人际关系问题和社会功能损害的方面和程度也不相同，下面咨询目标的描述仅仅概括地说明了咨询目标的相关方面，咨询师给某个患者制定咨询目标的时候，应当结合患者的具体情况，把下面这些目标进行具体化，给出更为具体的描述。

人格障碍的咨询目标应当围绕如下这些方面表述：

- 修复受损的社会功能，例如，能够正常地工作或学习，履行自己的各种社会角色，完成角色所要求的任务或行为；
- 维持和谐的人际关系，特别是和自己家庭中、工作中、学习中、社会中的多数人相处融洽；
- 修正损害人际关系的行为方式，如冲动、回避、敌对等；
- 改善人际关系中的情绪体验，如愤怒、绝望、害怕、紧张、悲观等；
- 修正人际互动中的歪曲认知，如猜疑、警惕、贬低、夸大等；
- 重建应对策略，修正僵化、过度使用的补偿策略，发展适应性的应对策略；
- 重建核心信念，修正早年形成的负性核心信念，发展有关自我和他人的正性核心信念。

7.4.2 人格障碍的咨询计划

人格障碍的咨询计划最为完整地体现了认知行为疗法"先治标再治本，先关注当下再回顾过去"的治疗路径。这就是说人格障碍的咨询首先要关注患者当下存在的各种人际关系问题、社会功能损害问题，解决这些问题中存在的自动思维、情绪和行为问题。在这些问题得到较好的处理之后，把心理咨询引向深入，心理咨询从自动思维阶段稳步推进到中间信念，直至核心信念阶段。

由于人格障碍咨询会谈持续的时间长，加之各种人格障碍的表现差异非常大，我们无法制订一个比较明晰的咨询会谈计划。在这里，我们简单地说明人格障碍咨询的各阶段安排，每个阶段的会谈时间需要视情况而定。

第一阶段：个案评估与适应治疗

心理咨询开展之前的第一项工作就是经由评估性会谈对患者的心理问题进行评

估诊断。咨询师通过咨询会谈、心理问卷测评以及自我监控报告等方式搜集各方面资料，结合 DSM-5 诊断标准对患者是否存在人格障碍进行诊断。需要注意，患者存在人格障碍的同时，还可能罹患其他心理疾病，如焦虑症、抑郁障碍、物质滥用等。

在搜集资料方面，对于人格障碍来说，咨询师需要重点搜集患者的个人成长史。搜集资料的时候，我们不仅需要了解患者与重要他人的关系、与重要他人互动中发生的一些重要事件，患者所经历的创伤事件等，更重要的是了解患者对这些事情的认知解读、情绪体验和行为反应。心理咨询师需要了解患者在与重要他人相处过程中的心理行为方式（即补偿策略）的形成过程。简单来说，作为咨询师仅仅聆听患者的成长故事是不够的，我们还要了解患者对这些故事的解释和行为反应。

对患者的问题有充分了解之后，进入正式心理咨询之前，咨询师需要对患者进行心理教育，让患者了解心理咨询的进程，理解自己的人格障碍和其他心理问题的形成原因，以及心理咨询师将通过什么样的方法来帮助他，与患者协商具体的咨询目标，讨论咨询关系，与患者签订有个咨询设置和咨询关系的咨询协议。

这里就咨询关系协议的签署做一个说明，由于患者存在人格障碍，患者与咨询师的关系会存在这样或那样的问题，这些问题就是患者人格障碍的具体表现，但患者往往不会这么看待它。这就容易带来咨询纠纷、投诉，甚至成为法律问题。另外，混乱的咨询关系也容易把咨询师拖入其中，扰乱咨询师的正常生活，让咨询师不堪其苦。因此，用协议把咨询设置和咨询关系明确下来，对于保障心理咨询能够稳定并持续下去是非常必要的。

第二阶段：自动思维阶段

咨询关系问题和患者生活中的人际关系问题都是患者人格障碍的具体体现，患者在生活中怎么对待重要他人，患者在咨询中就会怎样对待咨询师，咨询师与患者建立正常的咨询关系就面临非常大的挑战。

心理咨询师需要接纳患者，接纳患者人格障碍症状的各种表现，如怀疑敌对、沉默寡言、情绪反复等，还需要提供抚慰，安慰患者因为其童年事件而受伤的心灵，满足其童年未能获得的温暖、关怀、尊重和肯定。心理咨询师需要在共情的基础上面质，让患者看到自己的认知、情绪和行为反应可能是有问题的，为患者的改变提供动力和创造空间。心理咨询师需要在对患者进行抚慰的基础上做出限制，咨询师不能无限制地满足患者的所有愿望和需求，跨越了咨询关系的界限。患者在咨询师身上获得的满足太多，就不利于其与生活中的他人建立良好的人际关系，也不利于咨询师对其私人的生活空间和边界的维护。

尽管自动思维阶段的会谈可能会涉及患者学习、工作、生活中的具体问题，但更为重要的是患者的亲密关系、亲子关系、职场关系等方面的问题，以及患者与咨询师关系的问题。对于患者学习、工作、生活中的具体问题，咨询师除了改变认知和情绪体验以外，有可能会涉及问题解决技能方面的训练。

在咨询师及时处理患者的实际问题后，应当把人际关系问题会谈作为咨询会谈的重点。人格障碍患者的人际关系包括两个方面：一是咨询关系，二是生活中的各种人际关系。咨询师有时会与患者讨论其生活中的人际关系，有时讨论咨询关系。如果咨询会谈中两种关系问题都存在，咨询师应当优先讨论咨询关系，并把咨询关系问题与生活中的关系问题联系起来，帮助患者认知到咨询关系问题与生活中的关系问题是相同的，它们都是人格障碍的具体表现。

与患者讨论咨询设置或咨询关系问题时，要注意：

（1）把咨询关系问题与患者生活中的关系问题联系起来，让患者认识到这两种关系问题存在共性，不是由咨询师引起的，而是患者的为人处事方式造成的；

（2）把患者在咨询关系问题中的认知、情绪和行为反应与患者的核心信念和补偿策略联系起来，咨询师可以通过心理教育或解释策略让患者认识到这些想法和做法不是对当下情境的真实反映，而是被旧的信念和行为方式所左右；

（3）心理咨询师应用自动思维技术（如发散思维、控辩方、行为实验），帮助患者对咨询设置和咨询关系做出新的认知、情绪和行为反应，并与患者讨论调整与咨询师之间的互动方式；

（4）咨询关系问题与生活中的人际关系问题之间存在一个最重要的区别是心理咨询师是关系中的当事人，患者对咨询师的言行有误解的时候，咨询师作为当事人可以提供反馈，告知患者自己的真实想法，这有助于修正患者的认知。一个有着健全人格的心理咨询师对患者的一些不具建设性的沟通方式（如攻击、回避、反复）能够接纳和恰当处理，使得咨询关系能够得以维系下去。而且咨询师的这种做法也是示范，启发患者应用这些做法处理生活中类似的人际互动情形。

通过咨询关系的讨论，咨询师和患者之间相互调整相处的方式，使得咨询关系逐渐变得更和谐，虽然这比较耗时，需要长时间的会谈次数才能达成。在与咨询师相处的过程中，患者学到了新的认知和行为方式，咨询师可以建议患者把这样的经验应用到日常的人际关系中，改善生活中的人际关系。改善生活中人际关系需要逐步做，先改善与某个人的关系，取得经验后再逐步改善与更多人的关系。

经过咨询关系或生活中人际关系问题就事论事的讨论，讨论具体人际互动过程中的认知与行为，修正患者的自动思维和行为反应，通过自动思维技术的应用，患者会改变认知和行为。这样，患者在咨询关系和日常人际关系中的情绪体验会变得更加积极或正面，消极或负面情绪体验减少，患者与他人的人际关系得到显著改善，自动思维阶段的咨询就可以结束了。

第三阶段：中间信念阶段

中间信念阶段的咨询会谈，依然聚焦于各类人际关系问题的讨论。与自动思维阶段不同的是，在中间信念阶段，咨询师与患者重点讨论的是患者的为人处事方式（或者是 DSM-5 人格障碍中所称的心理行为方式）。患者旧有的为人处事方式实际上是在负性核心信念的基础上发展出来的，经过自动思维阶段的实践证明这样的行为方式是没有适应性的。在自动思维阶段积累的经验基础上，中间信念阶段主要旨在帮助患者建立新的为人处事方式，把患者原来僵化的、不适应的补偿策略改变为灵活的、适应性的应对策略。

虽然中间信念阶段的咨询会谈的主要话题还是人际关系中的各种问题，但它与自动思维阶段不同，自动思维阶段的会谈主要是就事论事，就每个具体的人际关系情境讨论认知内容和具体行为的改变，中间信念阶段讨论的是认知信念和行为方式的改变。在中间信念阶段，认知观念取代了具体的认知内容，行为方式取代了具体的行为反应。

在这个阶段，咨询师和患者先要识别旧有的为人处事方式（补偿策略），并且要认识到这些为人处事的方式是无效的，需要修改；然后在自动思维阶段的经验基础上提出新的为人处事方式（即应对策略），这个新的为人处事方式的具体表述就是中间信念的内容，帮助患者提出关于为人处事的新信念（新的态度、假设和规则）。

一旦提出新信念，咨询师和患者的工作就是检验新旧信念（或为人处事方式）的有效性和适宜性，看什么样的信念更能够带来患者期望的人际关系结果。在患者的为人处事方式的行为试验中，咨询关系试验也是整个试验的组成部分，在这里，咨询师可以反馈其在患者应用新旧处事方式互动时的感受，咨询师的反馈可以让患者认识到新方式是更好的、更合适的。进而他更愿意将这样的方式应用到其他的人际关系中。

患者把新的信念应用于人际关系的行为实验中时，咨询师需要给予其鼓励和肯定，指导患者更好地执行。一旦患者习惯应用新信念和新的处事方式处理各类人际关系，并能获得良好的人际关系和互动结果，中间信念阶段的咨询就结束了。

第四阶段：核心信念阶段

患者有关自我和他人的核心信念是人格障碍的内核，心理咨询只有修正患者的负性核心信念，患者才能从根本上被治愈，当患者的负性核心信念被正性的核心信念替代，并在正性核心信念的支持下形成与文化和社会背景吻合的心理行为方式时，人格障碍患者就变成了人格健康的个体，心理咨询的目标也就实现了。

核心信念阶段的主要任务就是修正患者的负性核心信念。在自动思维和中间信念阶段，心理咨询师通过相应的认知行为技术矫正患者的认知和行为，逐渐消除负性核心信念对其人际互动和生活的影响，并用符合实际的、更有效且有用的认知和行为加以替代。在新的认知和行为的基础上，患者的人际关系和社会功能得到修复。人际关系的好转和社会功能的修复为患者积累了正面的经验，患者通过这些正面经验会发现，自己原有的对于自我和他人的信念是歪曲的，不符合实际。

核心信念阶段的咨询就是要在前面两个阶段的基础上，在两个阶段累积的正面经验的基础上，修正原有的负性核心信念。在这里，心理咨询师需要识别和指出患者的负性核心信念，并应用认知行为技术（核心信念监控、核心信念作业表等）让患者认识到原有的核心信念是歪曲的，然后基于前面咨询累积的正面经验提出新的、正性核心信念。

提出新的正性核心信念后，在这个新信念的指导下进行试验，验证新的信念的有效性。以新信念指导下的行为试验结果说明信念的有效性，患者对正性核心信念的相信程度越来越高，新信念将逐渐替换原有的负性核心信念发挥核心作用。

作为核心信念阶段咨询的组成部分，在这个过程中咨询师还要和患者一起处理导致其形成负性核心信念的童年经历。在这里既有童年时期与重要他人关系中的恩与怨，恨与爱，实现与重要他人的和解，也有对童年创伤事件带来的伤害的清理，消除创伤事件给患者造成的伤痛，在这里患者也需要从成长过程中吸取正性核心信念的营养，发展成长过程中的正性经验。

正性核心信念正常发挥作用后，患者也能妥善处理与重要他人的关系，妥善处理创伤经验，能够与当前生活中的人建立良好的关系，并能完成自己各种社会角色所赋予的使命，这时心理咨询就可以结束了。

7.5　人格障碍的咨询技术

人格障碍症状主要表现在人际关系的建立和维护上面，前面社交焦虑障碍中的咨询技术在必要时也可以应用，认知行为疗法关于自动思维、中间信念和核心信念阶段的技术也常常应用在人格障碍的咨询过程中。考虑到咨询关系在人格障碍咨询中占据非常重要的位置，在这里我们介绍人格障碍咨询中用于处理咨询关系的两个技术，我们把它称为咨询态度也是可以的。

共情式面质和有限再抚育是认知行为治疗流派的图式治疗所提出的处理咨询关系的两个基本态度，这两个概念比较准确地说明了咨询师面对人格障碍患者时应该抱有的态度，下面我们对这两个技术做一个简单的介绍。

7.5.1　共情式面质

人只有被接纳才愿意改变。在心理咨询过程中，心理咨询师需要引导患者做出一些改变，如果咨询师不去理解患者的想法和感受，仅仅直接指出患者认知和行为方式上存在的问题，并试图应用认知行为技术去改变它，调整患者的认知和行为，常常会遭到患者的阻抗，不愿意改变，甚至有可能影响咨询关系的维系，特别是人格障碍的患者尤其如此。

共情式面质既是一种咨询态度，也是一种咨询方法。它是指心理咨询师要共情患者，在共情基础上再指出患者存在的问题，引导患者做出改变。所谓共情，实际上就是要求咨询师有一种接纳的态度，愿意聆听患者的故事，愿意了解患者的想法和感受，能够从患者的成长经历、早期经验、核心信念和补偿策略等角度来理解患者为什么会有这样的想法和感受，咨询师要做到比患者更理解他。咨询师既要理解患者的想法和感受，也要理解患者为什么会有这样的想法和感受。当然，仅有理解是不够的，咨询师还需要表达出自己的共情。咨询师要向患者表达自己愿意倾听，听懂了对方的讲述，感到了对方的感受，或用语言、表情来传递自己的共情。

当患者感受到自己被理解、被接纳时，他们就愿意面对自己的问题，愿意解决自己目前的困境，这个时候咨询师可以指出患者当前的认知、情绪和行为方面存在的问题，应用认知行为技术引导患者修正认知，患者和咨询师一起挑战自己原有的认知、情绪和行为，实现认知和行为的改变。

琳达，女，28岁，因为与男友分手前来咨询。她在一次会谈中抱怨咨询师没有明白她的意思，愤怒地对咨询师说："你根本没有理解我。"面对患者激烈的情绪表达，咨询师表达了自己的接纳，然后说："你能毫无保留地说出你的感受，这非常好。你要不要多说一些，以便我能够理解你？"听到咨询师这么说，琳达的愤怒消退了许多，于是表示自己担心与男友分手后会孤独下去。聆听琳达的担忧后，再联系到琳达小时候父母为了旅游而把她托付给外人照顾的经历，咨询师对她说，自己能够理解其童年被父母抛弃的经历，现在又有与男友分手的事情发生，使得其对咨询师能否理解自己，接纳自己产生了忧虑。得到咨询师的深度理解，琳达的心情显然好了许多。

接下来，咨询师回到患者最初的认知"你根本不理解我"上，应用认知技术（如控辩方技术、发散性思维技术）来检验这个想法的有效性，通过控辩方技术的应用，琳达她认识到多数时间咨询师还是表达了对她的理解的，并非不理解她，通过发散性思维技术的应用，琳达明白了咨询师不是没有理解自己，只是有点走神而已。完成认知改变后，咨询师为刚才会谈走神的事情向琳达道歉，然后讨论如果琳达觉得咨询师没有理解她，她可以做什么让咨询师更理解她，而非用愤怒的方式。

在上面琳达的个案中，琳达表达愤怒情绪的时候，咨询师没有指责对方或为自己辩解，而是接纳并且鼓励对方。咨询师通过提问的方式来倾听患者的故事，结合患者的童年经历，对琳达的想法和感受有了更多的理解，并把共情的信息传递给了琳达，显然这样做取得了效果，她的心情好多了。这时候再应用认知技术来讨论患者的认知和行为，患者就容易接受了。这个部分就是面质，它是在前面共情的基础上发生的。如果没有前面的共情，直接去质疑患者的认知、情绪和行为，这样做往往会损害咨询关系。

7.5.2　有限再抚育

人格障碍患者通常都存在创伤经验，这些创伤经验的背后是与重要他人的关系扭曲，比较常见的情形是患者的心理需要未被满足，有时候还遭遇了自己不期望的伤害。人格障碍患者可能会遭到重要他人的忽视，甚至遭遇来自重要他人的暴力、身体虐待、性虐待、心理虐待等，他们还可能面对重要他人的苛刻要求或期望，遭遇外部威胁或创伤事件的时候没有得到足够的支持和保护等。

这种与重要他人关系（往往是亲子关系）的扭曲是人格障碍的重要原因，因此咨询师就需要修复患者与重要他人的关系，需要去满足过去患者在重要他人关系中未曾获得的满足的欲望，安抚受伤的心。咨询关系是一种"类亲子关系"，咨询师的身份类似于患者幼年时的重要他人（或许是父母），咨询师给予患者未曾被给予过的愿望满足，让患者与咨询师建立类似亲子关系的联结，咨询师需要变成患者生活中的重要他人。以这种类亲子关系为基础，实现患者人格的重建，培养患者的健康人格。

咨询师处理与患者的咨询关系时，一方面，需要做的是给患者提供"抚育"，也就是说满足患者在童年时未曾获得的愿望，给予患者关心、呵护和温暖，在这个过程中建立"类亲子关系"的咨询关系。但另一方面，这种抚育是"有限的"，这是因为即使是健康的亲子关系，家长也不能无限制地满足孩子的要求，如果是那样的话，这样的教养方式就是溺爱，对孩子的成长和人格发展显然是有问题的，再者，咨询师与患者的关系是一种工作关系，并不是真正的亲子关系，咨询师与患者之间的关系是有限制的，如果咨询师卷入患者的生活太多，就必然会影响咨询师的私人生活。

有限再抚育这个概念表达的真正含义是，对于人格障碍患者，我们需要给他们更多的抚育，相对于普通的心理咨询患者而言，我们需要给他们更多的关心、温暖和爱，只有这样，咨询关系才能更加稳固，患者的人格改变才有基础。在这个抚育基础上，咨询师需要逐渐减少或者限制这个抚育，以促进患者的人格发展和心理成长，就像母亲在养育孩子的过程中，会根据孩子的能力发展，而要求孩子自己做的事情越来越多，家长给予的帮助逐渐减少一样。

东林，34岁，男，是一位依赖型人格障碍患者，当他在生活中遇到许多需要做决定的事情时，这些事情让他很苦恼，常常犹豫不决，不知道该如何决定，担心自己的错误决定带来不好的结果，自己也常常为错误决定而懊恼不已。他来咨询室与咨询师会谈，经常希望咨询师帮他拿主意。如果咨询师不替他承担决策的风险，东林就会失望而去，咨询关系就不容易维持了。初期，东林与咨询师讨论问题决策时，会要求东林自己提出两个及以上的解决方案，然后咨询师再分享自己的方案，最终两个人讨论这些方案，根据讨论结果由咨询师来决定采用哪个方案。东林对这种方式很满意，因为咨询师承担了决策风险，万一失败了就是咨询师导致的，东林避免被否定的需求就被抚育了。

咨询师的最终决定有成功也有失败，取得成功时咨询师会肯定东林在决策中的贡献，遭遇失败时咨询师会坦然承认自己的考虑不周，并与东林讨论失败之后的解决办法，给患者示范了接受错误不自责的态度和行为方式。随着咨询的进展，咨询师会要求东林做最后的决策。到最后，东林只需要在决定前听取咨询师的看法，然后自己做决策。

简单来说，有限再抚育就是既要关爱，又要有边界或限制。

第8章
精神分裂症与双相障碍

8.1 精神分裂症与双相障碍的表现与诊断

8.1.1 精神分裂症的表现

精神分裂症是重性精神疾病之一，在美国 DSM-5 的精神疾病诊断系统中，临床症状与精神分裂症相似，但病程、病因有差异的精神疾病有若干，DSM-5 把它们归入"精神分裂症谱系及其他精神病性障碍"。为了帮助大家了解这些精神病性障碍，我们以精神分裂症为例介绍其具体表现。

我们先来看 DSM-5[①] 的精神分裂症诊断标准：

> **第1条** 存在2项（或更多）下列症状，每一项症状均在一段时间里（1个月）相当显著地存在，至少其中1项必须是①②或③：①妄想、②幻觉、③言语紊乱（如频繁地离题或不连贯）、④明显紊乱的或紧张症的行为、⑤阴性症状（情绪表达减少或动力缺乏）。
>
> **第2条** 自障碍发生以来的明显时间段内，1个或更多的重要方面的功能水平，如工作、人际关系或自我照顾，明显低于障碍发生前具有

---

① 美国精神病学会.精神障碍诊断与统计手册［M］.张道龙，等，译.北京：北京大学出版社，2014：42-43.

的水平。

第3条 这种障碍的体征至少持续6个月。此6个月应包括至少1个月符合诊断标准A的症状（即活动期症状），可包括前驱期或残留期症状。

第4条 分裂情感性障碍及抑郁或双相障碍伴精神病性特征已经被排除，因为：①没有与活跃期症状同时出现的重性抑郁或躁狂发作；②如果心境发作出现在症状活动期，则只是存在此疾病的活动期或残留期整个病程的小部分时间内。

第5条 这种障碍不能归因于某种物质（如药品等）的生理效应或其他躯体疾病。

第6条 如果有孤独症（自闭症）谱系障碍或儿童期发生的交流障碍的病史，除了具有精神分裂症症状外，还需要有显著的妄想或幻觉，且存在至少1个月，才能做出精神分裂症的额外诊断。

在精神分裂症这6条诊断标准中，第1条是临床症状标准，在5种症状中至少具有2项以上症状，而且其中1项必须在①至③项症状之内；第2条是严重程度标准，是指症状必须给患者带来社会功能损害；第3条是病程标准，要求持续6个月以上，在这6个月病程中至少要有1个月的活动期；第4条至第6条是鉴别标准，这些标准就是要把精神分裂症与其他精神疾病诊断区分开来。

DSM-5的"精神分裂症谱系及其他精神病性障碍"与精神分裂症临床症状相似，但在病程、病因和其他症状上有不同的若干疾病名称，它们是妄想障碍、短暂性精神病性障碍、精神分裂症样障碍、分裂情感性障碍、物质/药物所致的精神病性障碍、由于其他躯体疾病所致的精神病性障碍、紧张症等。鉴于心理咨询师没有诊断精神疾病的权限，心理咨询师也不需要对这些疾病进行鉴别诊断，只需要能从正常人中识别出精神病性障碍的患者就可以了，不需要诊断具体的疾病名称。

对心理咨询师和普通人而言，只需要掌握精神病性症状的具体表现，以及确认这些症状造成社会功能受损，我们就可以建议患者去精神科就医。

在药物治疗的前提条件下，考虑为患者提供心理治疗协助。

阳性症状

精神病性症状有阳性症状和阴性症状的区分。精神分裂症的阳性症状按照 DSM-5 诊断的临床标准主要指妄想和幻觉。

（1）妄想

我们所有人都会担心别人说自己的坏话，一个人不会被所有人喜欢。如果你觉得不仅有人说你的坏话，还在你身边安装了精密复杂的仪器来监听你的私人谈话，即使你和周围的人都无法把这个仪器找出来，甚至你认为你的亲人也加入了迫害你的团伙中，想要迫害你。因此，你在进入某个房间的时候，你就会到处检查哪里有对方安装的窃听仪器，当你结识一个人时你会用很多话来确认他是不是对方派来的，家人给你食物的时候，你会怀疑里面是否有毒，等等。

上面描述的情景就是患者的妄想以及在妄想支配下的行为反应。我们担心别人说自己的坏话，这只是怀疑，如果被否认，我们的怀疑就降低或者消除了。但妄想则不同，患者的怀疑是离谱的，脱离现实的，即使怀疑被否认，还依然坚信自己的想法。在上述情景中，患者认为有人要害他，但患者却说不出他人害他的理由，认为他人会用各种方法来害他，但这些方法都没必要证实，尽管如此，患者依然相信有人会害他，这就是妄想。一旦患者相信这个妄想，妄想便会支配他的行为，进入房间要检查窃听器，与人结识要盘问他人，用餐时要检查食物里是否下毒等。

另外，患者妄想内容总是和自己的利益有关，并具有个人的独特性。妄想有如下一些典型的内容。

- 钟情妄想：认为自己被某个异性喜欢，对方对此表示否定。
- 嫉妒妄想：坚信配偶有外遇，尽管对方反复否定。
- 被害妄想：被他人阴谋算计、被监视、被跟踪、被投毒、被骚扰等。
- 关系妄想：认为别人的一举一动都是针对他，如吐痰咳嗽。
- 夸大妄想：坚信自己有伟大的天赋、洞察力，或取得了重大发现。

（2）幻觉

幻觉是指人在没有现实刺激的情况下产生的知觉经验，就是患者能够感到我们看不到的东西，能听到我们听不见的声音，闻到我们闻不到的气味，皮肤上能感受到实际并不存在的虫爬等。幻觉按照感觉通道分为幻听、幻视、幻嗅等。

幻听最为常见，患者常常听见有人命令他、辱骂他、议论他等。例如，有个患者说自己常会听到空气中传播的流言蜚语："我（患者本人）这个女人不正经，作风不正派，我在家里炒菜加盐时放的是白粉，警察要来抓我，有人叫我直接离开上海。"

幻视也是常见的幻觉形式，一名患者说："我看到自己家房顶上有一个闪光的十字架以及一具可怕的骷髅头，十字架发出的光在我家中扫来扫去，它们代表死亡和希望。"

阴性症状

阴性症状有意志减退、社交减退、情感淡漠、言语贫乏、快感丧失等五个方面。

（1）意志减退

患者缺乏动力，什么事情都不想做，以至于不能维持日常生活，不愿意活动，严重时日常生活都懒得料理。即使开始做事也不能坚持到底，整天待坐或卧床不起。

（2）社交缺乏

患者几乎没有朋友，对他人没有兴趣，不太想和家人、朋友、配偶维持亲密关系，他们希望独处。

（3）快感丧失

患者主要在预期快感上面丧失。所谓预期快感是指人想象到未来自己的愿望得以实现时的快乐感觉。例如，想象自己升职加薪、买车买房时感到快乐。精神分裂症患者想到这些时就不会感到快乐。

（4）情感淡漠

缺乏明显的外部的情绪表达，在他人看来他们是目光呆滞，面部肌肉僵硬，双眼无神。说话时缺少语气语调变化。实际上，精神分裂症患者内心还是有情绪体验，只是没能表现出来而已。如果你询问患者，他们会报告自己有情绪感受和体验，但你看不出来。

（5）言语贫乏

患者说话数量急剧减少，说话不多。患者回答问题时，往往会用极短的词语回答，难以描述具体情境或细节等。

瓦解性症状

瓦解性症状包括瓦解性语言和瓦解性行为，瓦解性语言指精神分裂症临床症状第3项言语紊乱，瓦解性行为指精神分裂症临床症状的第4项明显紊乱的行为。

瓦解性语言指思维形式障碍，意思是患者所说的话缺乏逻辑和主题，东一句西一句，其交流时常常是答非所问，很难被人理解。例如，咨询师问："你在哪里工作？"患者答："这是个多余的问题，卫星照在太阳上，阳光反射到玻璃上，跟着我不能解决任何问题。"咨询师问："你近来好吗？"患者回答："我不是坏人，家中没有房产，计算机病毒是谁捣的鬼？我想回家。"

瓦解性行为指行为缺乏目的性和组织性，患者并不清楚自己行为的目的。例如，莫名的躁动发作，身着奇装异服，行为像孩子一样，或者做一些糊里糊涂的行为，储藏食物，收集垃圾，等等。

紧张症症状

紧张症症状是一组精神运动和抑制的紊乱，主要表现为一些重复、刻板或僵化的行为。典型表现如下。

- 木僵：像木头一样僵住，患者可以长期维持一个姿势不变，即使这个姿势难受。
- 缄默症：没有或几乎没有言语反应，患者不会说话，如果你问他问题，他并不会回答，有时可能会用手示意。
- 违拗：对指令或外部刺激有所抗拒或没有反应，故意做出与他人要求相反的行为，要么就不做反应。例如，你让他开口，他就故意闭嘴，或者不搭理你。

除了上述行为，紧张性行为还表现在摆姿势、扮鬼脸、刻板动作、模仿他人言语、模仿他人行为等。

8.1.2 双相障碍的表现

抑郁障碍和双相障碍都是以情绪为主导症状的心理障碍，它们是以患者持续一段时间的心境低落或者心境高涨为主要症状的心理疾病，在精神诊断中我们常常把它称为"心境障碍"；但在 DSM-5 中则把它们区分开，把抑郁障碍和双相障碍分成两个独立的疾病。抑郁障碍类别中包含了重性抑郁障碍、持续性抑郁障碍（心境恶劣）和破坏性心境失调障碍等疾病，而在双相及相关障碍类别中包含了双相 I 型障碍、双相 II 型障碍和环形心境障碍等疾病。

双相障碍的诊断以躁狂发作和抑郁发作为临床症状标准，并结合病程、严重程度和病史等方面资料做出具体的疾病诊断，在这里我们就不讨论诊断标准细节了，大家只需要了解躁狂发作和抑郁发作的临床表现，在心理咨询实践中判断患者是否有躁狂发作或抑郁发作就可以了。

躁狂发作

躁狂发作给人的感觉就是患者被加满油、被充满电、被按下了快进键，他们的思维、情绪和行为都会显著地加快、增多和高涨，临床症状主要表现为"三高"：思维奔逸、情感高涨和活动增多。

- **思维奔逸**：患者表现为头脑转得快，脑子就像加了润滑油，思考问题很快，想法很多，有很多想法接踵而至，这些想法或观点之间可能欠缺逻辑，患者感到语言跟不上思维的速度。给人的印象是，说话滔滔不绝，眉飞色舞，讲话内容浮浅，信口开河。
- **情感高涨**：患者感到心情愉快，自我感觉特别良好，感到很开心。给他人的感觉是患者处于欢乐或幸福中，患者的情绪很有感染力，常常能带动周围的氛围和他人的情绪。

- **活动增多**：患者感到精力旺盛，兴趣广泛，闲不住，整天忙忙碌碌。

★ **注意力分散是躁狂发作的突出特点**。躁狂发作是一种不正常的状态，患者思维奔逸、活动增多并不是效能提高的结果，而是神经递质的紊乱造成的。患者的思维、情绪和行为往往容易随情境而改变，在思考问题时常转移或切换话题，做事有始无终，做事缺乏计划，情绪也变化莫测，表现为时而欢愉，时而愤怒。

★ **缺乏理性也是躁狂发作的另一个特点**。患者鲁莽冲动，做事没有计划，不考虑后果，乱花钱购物或请客吃饭，鲁莽驾驶、有轻率的性行为等。患者自我膨胀，自我评价过高，总是把自己看作充满吸引力的、重要的，有些高傲，目空一切、自命不凡、盛气凌人。

精力充沛是躁狂发作的第三个特点。患者需要休息的时间少，需要睡眠的时间少，在这种情况下也能保持旺盛的精力，思维活动快速、行动迅速、活动量大。

抑郁发作

抑郁发作是和躁狂发作相反的一种状态，给人的感觉就是缺乏动力，就像电压不够导致电灯泡亮度不够的感觉，临床症状主要表现为"三低"：思维迟缓、情感低落、活动减退。

- **思维迟缓**：思考问题的速度非常慢，反应迟钝，思考困难。对于他人提出的问题，感到很难思考或回答，难以思考和组织语言，患者感觉"脑子好像是生锈的机器难以转动""脑子像涂了一层糨糊一样开不动了"。
- **情感低落**：患者终日郁郁寡欢、愁眉苦脸、长吁短叹，凡事都缺乏兴趣，感到心中有压抑感，高兴不起来。典型的抑郁发作有着"晨重夜轻"的节律特点，即情绪低落在早晨最为严重，到傍晚时有所减轻。
- **活动减退**：行为缓慢、生活被动、不想做事，不愿意与人交往，不愿意参加平常喜欢的活动，也减少了对原有的业余爱好的兴趣。

抑郁发作的"三低"与躁狂发作的"三高"是对立的两极。躁狂发作时思维奔逸，头脑中有太多想法争相挤出来，言语跟不上思维；而抑郁发作时则相反，思维迟缓，头脑中没有什么想法，半天也无法产生一个想法，脑子转得太慢。躁狂发作时情绪高涨，整天都开开心心；抑郁发作时情绪低落，整天都郁郁寡欢。躁狂发作时活动增多，有太多事情要做，整日忙不停；抑郁发作时活动减退，啥事情都不想做，不想动。

抑郁发作除了上述"三低"之外，患者还有自我评价低（自感一切不如人，常将过错归咎于自己，常产生无用感、无助感、无价值感），以及出现相应的躯体症状（睡眠障碍、食欲减退、体重下降、性欲减退）等问题。

8.2 精神分裂症与双相障碍的 CBT 解释

和其他精神疾病相比，精神分裂症和双相障碍都属于精神病性障碍，常常被称为重性精神疾病，是非常严重的精神疾病，曾基本上以药物治疗为主，治疗效果并不理想。在"生物—心理—社会"的医学模式的影响下，精神医学工作者逐渐认识到心理和社会因素在精神疾病发作与复发以及治疗和康复中的重要作用。

按照"生物—心理—社会"的医学模式，我们一般认为某些患者具有比其他人更容易罹患某种疾病的生理素质基础，我们把这种素质基础称为易感素质，在生活中，我们会发现有些人容易罹患心血管疾病、有些人容易罹患消化系统疾病、有些人容易罹患皮肤病，等等。具有易感素质不意味着一定会发病，发病还需要其他条件，就像我们有些人身体不好，容易得感冒一样。

生物学的易感素质是精神分裂症或双相障碍疾病的发病基础，按照"生物—心理—社会"的医学模式的观点，还需要有生活事件（社会因素）和患者心理因素的共同作用才能发病。这个观点得到了精神科医生临床经验的支持，也有许多研究结论支持这个观点。精神分裂症患者发病前 6 个月内往往都遭遇了一些较为严重的生活事件，如移民、饥饿、社会隔离等，国内调查发现，精神分裂症发病者中有精神因素者占 40%~80%。有研究总结了与精神分裂症有关的环境因素 [1] 如下。

① **胎儿时期的环境因素**：孕期并发症；孕期感染，孕期应激；胎儿父亲年龄过大（大于 45 岁）；孕期接触某些化学物质（如铅）。

② **生长早期可能的环境因素**：早期培养环境的质量（学校、父母）；孩童时期的创伤（虐待或忽视）。

③ **青少年时期的环境因素**：发育时期的成长环境（包括人口密度，城市大小，成长环境），移民，生活应激事件，创伤性大脑损伤。

④ **社会环境**：社会分化、社会阶层以及社会剥夺。

这些环境因素中既有影响患者生理基础的因素，如胎儿缺氧、孕期感染，也有心理社会因素，如虐待、忽视、移民等。

双相障碍与精神分裂症相似，在疾病发作和复发的过程中同样存在心理社会因素。例如，双相障碍的抑郁发作和抑郁症诱因相似，生活中常常存在消极生活事件诱因，缺乏社会支持等。躁狂发作往往有特定的生活事件（如得到研究生入学资格或者结婚），扰乱的睡眠等。

心理因素方面，有研究发现精神分裂症患者性格多为内向、孤僻、敏感、多疑。双相障碍的患者存在消极的认知风格、外露的情绪特征。这些心理因素就使得患者难以面对社会生活事件，引发情绪反应和生理反应，冲击患者的精神分裂症或双相障碍的易感素质，最终导致疾病发作。

有研究佐证了这个观点，研究发现精神分裂症患者并不比普通人承受更多的生活压力，只是精神分裂症患者承受压力的情绪反应与常人有明显差异。该研究比较了三种人——患者、患者家属和普通人，结果发现：① 如果生活压力增加，患者和患者家属与正常人相比，积极情绪会更少，也就是他们在压力下，很容易丧失愉快心情；② 和正常人与亲属相比，患者的负性情绪增多。

---

[1] 马辛，施慎逊，许毅.精神病学［M］.北京：人民卫生出版社，2014：205.

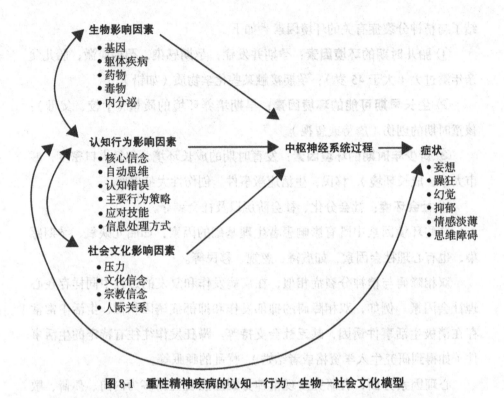

图 8-1 重性精神疾病的认知—行为—生物—社会文化模型

根据"生物 - 心理 - 社会"的医学模型，杰西·怀特（JesseWright）①提出了一个重性精神疾病的认知—行为—生物—社会文化模型（见图 8-1）。在这个模型中，① 生物、心理（即认知行为）和社会因素共同影响患者的中枢神经系统过程，并最终导致症状产生；② 认知行为因素与生物因素、社会文化因素和症状相互作用，也就是在生物、心理和社会三个因素中，心理因素（认知行为）起着非常重要的作用，它如何解读生物因素和社会文化因素（以及症状），在相当程度上决定了患者的中枢神经过程以及症状表现。

8.3　精神分裂症与双相障碍的治疗原理

"生物—心理—社会"的医学模式承认心理社会因素在躯体疾病（包括

① 怀特.重性精神疾病的认知行为治疗图解指南［M］.李占江,译.北京:人民卫生出版社,2010：4.

精神疾病）中的重要作用。既然心理和社会因素对躯体疾病和精神疾病的发病起作用，我们也应该承认心理和社会因素在精神疾病的康复上也能发挥相应的作用。

心理和社会因素如何在疾病发生和康复中发挥作用？在这里，我们需要介绍医学心理学中的应激理论。应激（stress）又被称为压力，是指个体遭遇的某个刺激（或面临的情境，或某个事件），当个体面临应激时，会激起某种情绪体验，导致个体出现生理变化和行为反应来应对这个情境或事件。应激包括应激源和应激反应两个部分，应激源就是引发应激的刺激、情境或事件，应激反应就是个体对面应激时的身心反应，包括情绪反应、生理反应和行为反应。在应激源和应激反应之间是认知（即认知评价）。按照应激理论，应激就是这样的一个过程：**应激源——认知评价——应激反应（情绪反应、生理反应、行为反应）**。这个过程和认知疗法的模型是一致的：认知（这里是认知评价）是情境（这里是应激源）和反应的中介，认知是应激反应的直接原因。

许多事情都可能成为应激源，大到全球性或地区性事件，如战争、大流行性疾病，小到生活中的各种各样事情，如失业、离婚、与父母争吵、孩子无法入学、搬家、亲人亡故、升学晋级考试，等等。

关于应激（或生活事件）经由个体的认知（自动思维）引发个体的情绪和行为的过程在认知行为疗法中我们已经讨论了很多。但关于压力引发个体的生理反应，以及导致个体身心症状方面的讨论比较少，这里我们简单地介绍应激与症状（躯体或精神症状）之间的关系。

加拿大生理学家塞里（Selye）认为，应激是一个动态过程，个体面对压力的反应分为3个阶段。**第一个阶段为警告反应**，个体调动身心能量应对当前压力，出现体重减轻、肾上腺皮质增大、淋巴结增大和激素增加。如果压力持续就进入**第二个阶段抵抗期（适应期）**，个体适应压力，表现为体重恢复正常，肾上腺皮质变小，淋巴结恢复正常和激素水平保持恒定。但如果个体的抵抗还不能消除危险，个体的身心能量就有可能被耗尽，从而进入**第三个阶段衰竭期**，表现为肾上腺衰竭、体重减轻、淋巴结增大、淋巴系统紊乱、激素耗竭。塞里认为，个体面对应激的反应过程是全身动员，是一般性的，也就是不管什么样的事情发生，例如，面临升学考试或新冠病毒流行，个体身体的应激反应都是相似的，因此，他把这个应激反应过程称为一般适应综合征（General Adaptation Syndrome，GAS）。

一般适应综合征说明了应激引起躯体反应以及产生疾病的过程，应激又是如何引起生理反应以至于导致生理疾病的呢？大量实验与观察证实，有机体处于应激状态的时候，可以引发神经系统、神经内分泌系统、中枢神经递质、免疫系统的改变，这些系统变化引起相应生理组织或器官的改变，如果组织或器官长期处于这个改变中，或者某些组织或器官由于遗传或先天原因而变得比较脆弱易感某些疾病时，在外部应激源的持续压力下，有机体就会出现躯体疾病。

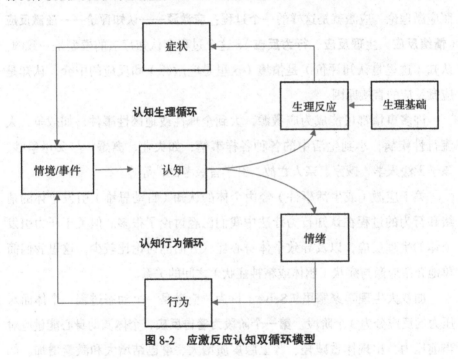

图 8-2　应激反应认知双循环模型

我们把认知行为疗法模型和"生理—心理—社会"的医学模型整合起来，用以说明心理如何影响生理，而生理又如何影响心理，以及认知在心身疾病和精神疾病中的重要作用。我们把这个模型称为应激反应认知双循环模型（见图 8-2）。

在这个模型中，有上下两个循环，上面的是认知生理循环。下面的是认知行为循环。首先说下面的认知行为循环，这是认知行为疗法的基本模型，它表达的观点是：情境／事件引发认知，而个体的认知引发情绪（如焦虑、抑郁、恐惧、愤怒、愉快等），个体在情绪的驱动下产生某种行为反应，而行为反应的后果又构成了新的情境或事件，继续着这个认知行为循环。

上面的认知生理循环在认知行为疗法中比较少讨论，主要原因是一般的心理咨询问题，如恋爱婚姻、亲子关系、职业生涯发展这些问题引发的躯体疾病不受心理咨询师重视，甚至有意无意地忽视生理症状和躯体疾病。尽管如此，亚伦·贝克的认知模型中也包含认知引起生理反应的内容，在此基础上，我们结合"生理—心理—社会"的医学模式对亚伦·贝克的观点进行补充和完善，形成了认知生理循环。在认知生理循环中，认知引发个体的生理反应，个体的生理反应在个体的生理基础（就是我们前面讨论到的易感素质）作用上，有机体有可能出现疾病。有机体的生理反应（和疾病）后果又构成新的情境／事件，继续引发新的认知循环。

在认知行为循环和认知生理循环中，情境／事件以及认知是相同的，不同的是情绪和生理反应（以及由此而产生的后果不同）。实际上在心身医学中，情绪就是身心疾病的界面或交汇点，情绪和生理反应是一个硬币两面的关系，生理反应的主观感受就是情绪，而情绪引发的生理改变就是生理反应，有不同生理变化的时候，你体验到的情绪就不同，如心率加快、呼吸急促，你可以感到紧张情绪，当然感到愤怒的时候，你可以表现为咬牙切齿、握紧拳头等生理反应。

认知双循环模式主要想告诉读者的是，认知可以引发两种结果，一个结果是认知引发情绪、情绪推动行为，个体的行为用来应对面临的情境或事件，另一个结果就是认知引发生理反应（这是情绪的生理表现），在脆弱器官或易感素质的作用下，导致疾病或症状，这样的生理反应及其症状成了新的情境／事件。

前面我们讨论了心身医学的一般原理，现在让我们回到精神分裂症和双相障碍的咨询和治疗上。根据应激反应认知双循环模型。重性精神疾病（包括精神分裂症和双相障碍）的咨询治疗有四个方面的切入点。

★ **生理基础导致的生理反应异常，通常应用药物治疗的方式来解决。**通过用药的方式来恢复神经内分泌系统的生理、生化的平衡，目标是消除症状。药物治疗方式消除症状的做法往往是扬汤止沸，没有釜底抽薪，其结果往往是容易复发，也容易残留一些症状。尽管有此局限，但在消除疾病的急性症状方面是非常必要的。

★ **认知及其认知基础，导致患者生理反应的是个体对情境 / 事件的认知解读。**如果我们希望化解外部情境 / 事件对个体的威胁，不要引起个体强烈的生理反应，这样就不至于击垮其脆弱器官（生理基础），认知就是值得我们干预的因素。认知可以分为自动思维、中间信念和核心信念，认知也有认知观念和认知方式的区别。在认知干预的过程中，我们不仅要改变患者对具体情境或事件的看法，还需要随着咨询的进展改变患者过往形成的认知信念（中间信念和核心信念）与认知方式。我们以失恋为例，失恋对所有人来说，是一段关系的结束，也是一个生活事件，个体如何看待失恋就非常重要，如果有人认为失恋就是对自己的否定，将来不会有人再爱我了，其情绪体验往往就是悲伤，生理反应往往是心率减慢，呼吸低沉，等等。如果患者长期处于这样的状态之中，就可能导致抑郁发作。但如果我们能改变患者的认知，让她看到失恋是两个人相处不好或者性格不合，她可能就会认识到将来会有适合自己的人，这样一来，情绪和生理反应就会不同，自然导致的生理反应结果就不一样了。有些个体会往好处想，有些个体会往坏处想，这与他们的认知方式和认知信念相关，也就是和性格有关，为了从根本上消除认知方面的问题，我们需要对更为深层次的认知方式和认知信念进行修正。

★ **残留症状与药物副作用的认知。**鉴于药物治疗的局限，患者在用药后经常会有残留的症状，例如，精神分裂症患者常见的残留症状有呆愣、反应迟钝、脑子不灵活、记忆力差、注意力不集中、工作能力差、情绪不稳定、容易激动、失眠、头痛、头晕等。另外，为了维持药物治疗的效果，减少疾病复发的可能性，患者在维持期和巩固期也需要用药，只要用药就会有副作用。患者对于残留症状和药物副作用的认知存在问题，就会影响坚持用药的可能性以及社会功能。因此，在重性精神疾病的干预中，引导患者对于自身症状和药物副作用的认知是非常重要的组成部分。

★ **社会支持和问题解决技能**。情境／事件是引发整个认知双循环的起点，患者生活中遭遇的事情超出其应对的能力往往是引发心理行为的重要原因。因此，在重性精神疾病的干预过程中，我们需要考虑患者面临的情境／事件。对于患者而言，存在两个方面的问题，一是与罹患精神疾病直接相关的问题，例如，污名化和病耻感，精神疾病引发的亲密关系、与家人的关系、职场关系、职业发展等方面的问题；二是与精神疾病无关的，我们普通人也会面临的问题。

患者面临的这些问题一方面需要社会支持，如果家人和朋友能够理解并支持患者，就可以减少来自于他们的负性生活事件，也能让患者在遭遇生活事件时因为有社会支持而顺利搞定和成功应对。另一方面，患者需要学习一些应对社会生活事件的技能，如问题解决技能和社会关系维持技能。在认知行为循环中，患者面对情境／事件时，在认知和情绪驱使下采取了不当的行为，导致了问题持续，如果患者能够采取有效有用的行为方式应对，问题就能得到解决。因此，在必要的情况下，心理咨询师需要教授患者一些问题解决技能和社交关系方面的技能，修复或维持良好的社会功能。

8.4 精神分裂症与双相障碍的咨询方案

8.4.1 精神分裂症的咨询方案

精神分裂症的咨询目标

在药物治疗疗效有限的情况下，认知行为疗法被引入精神分裂症的治疗过程中。目前越来越多的研究报告发现，认知行为疗法能够对精神分裂症患者的适应不良信念进行干预，也能减少精神分裂症患者的幻觉和妄想症状。有一项对包括 8 个国家近 2000 名精神分裂症患者的 34 项研究进行的元分析发现 CBT 对阳性症状、阴性症状情绪和基本生活状态都有轻度到中度的影响。在英国，认知行为疗法被用作精神分裂症的辅助治疗方法已有 10 多年了，即使是在社区环境中应用的效果也是正面的。

目前精神分裂症治疗，一般都是采取药物治疗配合认知行为治疗的方式进行的。这样的药物治疗和心理治疗结合的治疗效果要比单纯的药物治疗效果更好，这个结论来自于对精神分裂症治疗的 37 项前瞻性研究综述。

心理治疗作为一种辅助治疗，一般是在急性期之后的恢复阶段进行的，使用抗精神病药物的同时给予心理治疗，可使患者正确认识和对待所患精神疾病，消除顾虑，减少社会生活中的应激 / 生活事件，改善患者和家庭中的人际关系，减少疾病复发的可能性，促进患者心理和社会功能的康复。

精神分裂症的心理咨询目标如下：

- 正确认识精神疾病并能正常化；
- 接纳残留症状和药物副作用；
- 遵照医嘱坚持用药；
- 识别精神症状（如幻觉、妄想症状）并能有效应对；
- 建设家庭成员参与的社会支持系统；
- 恰当处理由于疾病所带来的自我概念、人际关系和职业 / 学业的挑战；
- 掌握问题解决和社交关系技能；
- 降低精神分裂症复发风险。

精神分裂症的咨询计划

精神分裂症心理治疗或咨询的最佳开始时期是急性发作期，药物治疗基本控制了患者的症状，患者开始有了自知，能够认识到自己生病了，幻觉、妄想并非真实存在只是自己得病之后的表现，此后就可以开展咨询治疗了。我们制订了包含 9 小节（每小节 2~3 次）的咨询会谈计划，供大家参考。

第 1 小节与第 2 小节：正常化与心理教育

在心理咨询的起始阶段，心理咨询师要与患者建立咨询关系，并在咨询过程中巩固咨询关系，给患者进行心理教育，介绍有关精神分裂症的疾病知识、药物治疗和心理治疗协同的原理、认知行为治疗的原理和方法，邀请主要家庭成员参加会谈，建立初步的支持系统。

正常化：依据"正常—异常连续体"的观点，正常和异常并不是绝对对立的两个极端，而是正常和异常构成的连续体，不同的个体处在这个连续体的某个点，人和人之间只是程度不同没有本质区别。正常化是用来对抗患者病耻感的良好策略。

心理教育：教授患者精神分裂症方面的知识，帮助患者理解精神分裂症患病原因的"生理—心理—社会"的医学模型，介绍应激反应的认知双循环模型，明白药物治疗和心理治疗协同干预的意义，增强患者对于药物治疗的依从性并配合进行心理治疗。

家庭支持：在咨询初期最好邀请重要家庭成员参与会谈，争取家庭成员支持患者的药物治疗和心理治疗。作为家庭成员除了了解心理教育中的有关内容外，心理咨询师还需要鼓励家庭成员和患者减少责备或回避，改善家庭成员之间的内部沟通和问题解决技能，鼓励患者和家庭成员拓展社交网络，最重要的是，咨询师应该给患者和家人传递症状好转和改善的希望。

第 3 小节与第 4 小节：疾病或症状的认知行为应对

帮助患者正确理解或认识精神分裂症的症状、残留症状、药物副作用，使得患者能够接纳这些症状或药物副作用，能尽量坚持正常的社会生活，减少症状对生活的影响。

症状应对：精神分裂症症状的应对按顺序有三个方面工作：① 在药物治疗的基础上，帮助患者理解和认识自己的精神分裂症具体症状，增强疾病的自知力，能够认识到幻觉和妄想等是疾病症状而非真实存在；② 应用认知行为技术向患者证明幻觉和妄想等症状并非真实存在，把症状表现归因为疾病而非其他现实原因或真实存在，避免患者被症状驱使而做出奇怪的行为；③ 增强患者对症状的觉察能力，当精神疾病症状出现时能够及时识别，患者能够接纳症状并与症状和谐相处，不让症状影响自己的日常生活。

治疗依从性：心理治疗的一项任务就是要鼓励患者坚持药物治疗，但患者往往会因为副作用等原因放弃药物治疗。心理咨询师需要处理患者关于服药的自动思维，并应用认知行为技术对其认知进行修正，讨论一些具体可行的方法让患者能够坚持用药。再者，当用药的副作用影响患者的社会生活时，咨询师应当鼓励患者尽可能坚持正常的社会生活，并对其克服药物副作用的坚持或努力予以称赞。

第 5 小节与第 6 小节：社会生活的认知行为应对

针对患者的社会生活进行认知行为疗法干预，一方面，减少患者因为罹患重性精神疾病给患者带来的人际关系、工作、学习等方面的困扰，尽量恢复患者正常的人际关系和社会生活功能；另一方面，处理患者生活中面临的各种生活事件，矫正患者对于这些事情的认知，降低歪曲认知引发的认知生理循环路径，导致疾病复发。

社会功能恢复：罹患重性精神疾病，患者的社会生活和人际关系会发生改变，患者自己可能会因为自己患者的身份而回避、责备他人，影响自己与他人的关系，也可能因为疾病的原因影响其学习和就业。心理咨询师应用认知行为技术处理患者在重建人际关系，重建社会生活中的认知、情绪和行为反应，调整患者的认知和行为反应，协助患者处理好人际关系和社会生活。

社会生活事件应对：研究结果显示患者面临的生活压力并不比其他人更大，但他们对生活事件的压力更为敏感，生活事件压力也容易引发患者强烈的情绪体验和生理反应，进而导致精神疾病发作。从预防精神病发作的角度来看，我们需要帮助患者调整其对社会生活事件的认知，降低生活事件所造成的强烈的情绪体验和生理反应，这样就可以避免精神疾病。心理咨询师可以与患者讨论日常生活中遇到的具体问题，以及患者对这些问题的认知、情绪和行为反应，咨询师应用认知行为技术帮患者调整认知，教授患者问题解决技能和社交技能，帮助患者有效应对当前的情境。

第 7 小节与第 8 小节：信念修正与复发预防

患者罹患重性精神疾病有两个基础：一个是生理基础，一个是心理基础。所谓生理基础就是我们前面讲述的遗传而来的、基因决定的易感素质或脆弱器官。心理基础则是决定患者如何认识社会生活事件的认知信念和认知方式，这个认知信念和认知方式在心理学中经常用患者的"性格"这个术语来描述，例如，有研究发现精神分裂症患者的性格多为内向、孤僻、敏感、多疑。这就是说，重性精神疾病患者病前具有某些性格方面的病因基础。

如果要从治本的角度来看，我们不仅需要调整患者面临社会生活事件时的具体认知和具体的行为反应，我们还需要对决定这些认知和行为的更深层次的认知信念和认知方式开展工作，修正歪曲的认知信念和认知方式，一旦完成，患者的性格也就改变了。患者将不再内向、孤僻、敏感、多疑。性格发生改变，精神分裂症复发的可能性也将降低。

此外，心理咨询师还需要帮助患者经常监控自动思维和情绪反应，帮助患者识别精神分裂症发作的前兆、处理精神分裂症的残留症状、督促患者坚持用药，所有这些举措就是为了帮助患者接纳生命中的部分残缺（如果有的话），依然能够维持正常的社会生活。

第9小节：巩固性会谈

考虑到面临重大生活事件时，患者的认知行为技能有可能崩溃，难以应对当前问题而导致精神分析症复发。患者需要定期（通常 2~3 月会面一次，持续 2 年）与心理咨询师见面，讨论近期生活及其认知行为应对策略，如果患者对于有些事件无法应对，心理咨询师可以提供一些指导。目的是帮助患者维持更长时间的健康状态，减少疾病发生或不再复发。

8.4.2　双相障碍的咨询方案

双相障碍的咨询目标

像双相障碍这样的重性精神疾病，治疗手段主要依靠药物治疗。但药物治疗有着明显的局限，一方面，许多双相障碍患者即使在心境正常时，也可能存在社交、婚姻、职业等认知功能方面的障碍，另一方面，就单纯使用药物治疗为主的生物学疗效来说，即使治疗方法正确，患者依从性一般也欠佳，不能坚持用药，出现较高的复发率，会给患者、家庭和社会造成较大的经济负担。

有鉴于此，我们需要引入心理治疗以增强治疗效果，认知行为疗法被作为首选的心理治疗方法加入双相障碍的治疗中，结果发现，和单纯的药物治疗相比，药物治疗结合认知行为疗法的疗效更好，具体表现为患者能坚持用药，依从性好，病情稳定性强，社会功能更好。总体来说，心理治疗特别是认知行为疗法能够辅助药物治疗增强治疗效果，在预防复发方面显著优于药物治疗，也能帮助解决药物治疗不能解决的患者社会功能恢复的问题。

双相障碍的咨询目标：

- 正确认识双相障碍并能正常化；
- 接纳残留症状和药物副作用；
- 遵照医嘱坚持用药；
- 识别躁狂或抑郁发作症状并能有效应对；
- 建设家庭成员参与的社会支持系统；
- 恰当处理由于疾病所带来的自我概念、人际关系和职业/学业的挑战；
- 掌握问题解决和社交关系技能；
- 降低双相障碍的复发风险。

双相障碍的咨询计划

双相障碍的心理咨询与精神分裂症的咨询策略大致相当，基本上都是在药物治疗的基础上配合心理治疗，也就是说，心理治疗是药物治疗的补充，目的在于提高双相障碍的总体治疗效果，降低疾病的复发率，因此，双相障碍的心理咨询或治疗可以与药物治疗同时进行。

第1小节与第2小节：正常化与心理教育

在心理咨询的起始阶段，心理咨询师要与患者建立咨询关系，并在咨询过程中巩固咨询关系，对患者进行心理教育，介绍有关双相障碍的知识、药物治疗与心理治疗的分工协作的治疗原理、认知行为疗法的原理和工作方法。

正常化：依据"正常—异常连续体"的观点，正常和异常并不是绝对对立的两个极端，而是正常和异常构成的连续体，不同的个体处在这个连续体的某个点，人和人之间只是程度不同没有本质区别，双相障碍的主要症状是情绪波动偏离正常范围，咨询师可以从情绪波动的程度来解释正常化。

心理教育：对患者进行双相障碍知识的教育，帮助患者理解双相障碍的"生理—心理—社会"的医学模型，介绍应激反应的认知双循环模型，明白药物治疗和心理治疗协同干预的意义，增强患者对于药物治疗的依从性并配合进行心理治疗。

家庭支持：在咨询初期最好邀请重要的家庭成员参与会谈，争取家庭成员支持患者的药物治疗和心理治疗。作为家庭成员除了了解心理教育中的有关内容外，心理咨询师还需要鼓励家庭成员和患者减少责备或回避，改善家庭成员之间的内部沟通和问题解决技能。最重要的是，咨询师应该给患者和家人传递症状好转和改善的希望。

第 3 小节与第 4 小节：躁狂发作（或抑郁发作）症状应对

双相障碍患者症状发作时可能是躁狂发作，也可能是抑郁发作。为了配合药物治疗，心理咨询师先要根据患者当前存在的症状进行心理干预，如果当前是躁狂发作，心理咨询就应当针对躁狂发作症状进行干预；反之，如果当前是抑郁发作，心理咨询就应当先针对抑郁发作进行干预。本方案将按照患者躁狂发作进行规划，如果患者是抑郁发作的话，把本节和下节症状干预部分的内容互换即可。

治疗依从性：心理治疗的一项任务就是要鼓励患者坚持药物治疗，但患者往往会因为副作用等原因放弃药物治疗。心理咨询师需要处理患者关于服药的自动思维，并应用认知行为技术修正其认知，讨论一些具体可行的方法让患者能够坚持用药。

躁狂症状应对：躁狂症状的心理干预主要聚焦如下方面：① 在药物治疗的基础上，帮助患者理解和识别躁狂发作的症状，增强患者对疾病和症状的自知力；② 应用认知行为技术帮助患者认识躁狂发作的症状，帮助患者认识到高涨的情绪、冲动的行为及过高的自我评价并非真实的自己，也不是对现实生活的恰当反映，帮助患者把这些表现归因于疾病的症状；③ 通过认知、情绪和行为策略控制患者躁狂发作的症状；④ 管理生活方式，减少躁狂发作的风险，如保持充足睡眠、压力管理、避免体力或脑力活动过度等。

第 5 小节与第 6 小节：抑郁发作（或躁狂发作）症状干预

如果患者当下处于抑郁发作的急性期，可以把抑郁发作症状干预放在躁狂发作干预之前。在躁狂发作部分处理完成之后，患者一般并不会处于抑郁发作状态，尽管如此，对于抑郁发作症状的干预也有利于对躁狂发作症状的干预，有利于预防未来可能的抑郁发作。

抑郁症状的应对：心理咨询师引导患者讨论其抑郁发作时期的症状，并将抑郁症状与躁狂症状进行比较，应用认知行为技术帮助患者做到：① 理解和识别抑郁症状，增强患者对抑郁症状的自知力；② 应用认知行为技术帮助患者认识到处于抑郁发作时的思维迟缓、情绪低落和意志减退的表现是抑郁症状的表现，并非真实的；③ 引导患者接纳抑郁症状，为所能为地从事相应的学习工作，承担力所能及的家庭活动；④ 传授抑郁发作时期认知改变和情绪调整的技术方法，并在抑郁发作初期就能使用。

第 7 小节与第 8 小节：复发预防与管理

双相障碍的心理治疗有两个任务，一是辅助药物治疗以增强疾病治疗的效果，二是疾病复发预防，降低双相障碍发生的可能性。在处理好躁狂发作和抑郁发作的症状后，接下来就需要考虑防止疾病的复发以及在复发初期进行管理，把情绪改变控制在正常范围内。

识别症状发作：患者需要持续监控自己的情绪状态、精力状态和自我评价的变化，并能根据过去疾病发作的经验找到躁狂发作和抑郁发作的早期信号。我们明白无论是躁狂还是抑郁，一旦症状发展到比较严重的程度，患者就无法靠自己的力量加以控制了。只有及早发现躁狂和抑郁的早期信号，并在发作初期及时干预，才能有效避免症状恶化。

躁狂发作控制：一旦觉察到有躁狂发作的迹象，患者就应当采取一些必要措施来阻止症状继续恶化，并把它控制在正常范围内。常见的做法包括避免恶化刺激（如饮酒、冒险、争吵），抵制诱惑的计划（如花钱太多、开车太快、避免不正常性关系等）、确保睡眠充足、检验用药依从性、鼓励患者求助等方式。鼓励患者应用认知行为技术对自己的认知观念、情绪状态和行为反应进行干预，让患者能够对自己和外部环境持有理性的认知、适度的情绪和恰当的行为反应。

抑郁发作控制：一旦觉察到抑郁发作的迹象，患者就应当采取行为激活等措施来避免症状恶化，把它控制在患者能够掌握的范围之内，鼓励患者应用认知行为技术对自己的认知观念、情绪状态和行为反应进行干预，让患者能够对自己和外部环境有一个理性的认知、适度的情绪和恰当的行为反应。

第 9 小节：巩固性会谈

考虑到面临生活事件时，患者有可能难以应对当前的问题而导致双相障碍复发，患者需要定期（通常 2~3 月与咨询师会面一次，持续 1~2 年）与心理咨询师见面，复习和巩固预防复发的技能，如果有必要对患者的症状发作进行干预。当患者能够多次成功地应对躁狂发作和抑郁发作的风险的时候，咨询就可以结束了。

8.5 精神分裂症与双相障碍的咨询技术

8.5.1 妄想症状的咨询技术

妄想症状的咨询需要建立在一定基础上，首先是良好的咨询关系，咨询师需要理解和共情患者，与患者建立彼此信任的咨询关系；其次是正常化，消除患者对于精神分裂症症状（包括妄想）的病耻感，使得患者能够接受自己的症状，愿意讨论自己的症状；再次是心理教育，帮助患者对精神分裂症和认知行为疗法等方面有基本的了解；最后，咨询过程中需要根据进展情况推进咨询进度，不可急于求成。

干预妄想症状的第一步就是理解患者的妄想，从引发妄想症状的一些具体生活事件（可能并不是真的）和成长过程中形成的负性核心信念的角度去理解患者的妄想症状，去感受患者的感受。只有共情患者的妄想症状，我们才能保持接纳和理解的心情与患者沟通和对话。

对于妄想内容进行 CBT 干预时主要应用：控辩方技术；发散思维技术；思维记录表技术。妄想症状最大的问题就是缺乏证据支持，或者说现有的相反证据不能改变患者的妄想，尽管如此患者还是有思维能力的，咨询师合理应用 CBT 技术，也是可以帮助患者修正妄想的。

在这里引用怀特[①]等人所著《重性精神疾病的认知行为治疗图解指南》的一段对话来说明认知行为技术如何修正患者的妄想。患者 34 岁，已婚，是两个孩子的母亲，患有精神分裂症，存在妄想症状。她确信电视节目会给她传递特殊的信息，节目内容是专门为她而写的，她认为别人都知道她的事情。

患者：我确定是这样的。昨天，美食频道上的一位女士，正在为丈夫做一道意大利菜。她正在意大利度蜜月。这个节目传达出一条明确的信息，即我的婚姻是一场灾难……我的丈夫刚刚告诉我，他再也不跟我去任何地方旅行了……我再也不会快乐了。他们怎么就知道这些事情呢？

咨询师：你认为他们是怎么知道你的生活细节的？

患者：他们好像在隔壁房间拍摄的。

咨询师：你认为他们实际上是在什么地方拍摄的这个节目的？

患者：我猜是在加利福尼亚或纽约（病人生活在肯塔基州）。

咨询师：你认为他们是什么时候拍摄的？

患者：我不知道。

咨询师：有什么办法可以查出这个节目的拍摄时间和地点吗？

患者：我想可以联系美食频道——给他们打电话，或是上网去找。

咨询师：你可以去做吗？

患者：不确定。

咨询师：你信任的人有谁可以帮你去查美食频道？

患者：我可以请我的妹妹。

咨询师：你认为你的妹妹能够取得确切的信息？

患者：是的。

---

① 怀特.重性精神疾病的认知行为治疗图解指南 [M].李占江，主译.北京：人民卫生出版社，2010：94-95.

咨询师：好的。那么你愿意向你的妹妹寻求帮助吗？

患者：好，我可以做。

认知行为疗法干预妄想症状的第一步是检查证据，要求患者提供证明妄想观念的支持证据。在上面的对话中，患者觉得电视节目传递了一条明确的信息"我的婚姻是一场灾难"，她觉得他人知道了她的事情。咨询师就患者的这个妄想（我们可以把它看作自动思维）要求患者提供证据，询问患者电视里的人是怎样知道这件事情的。在这次的咨询会谈中，咨询师并没有提供相反的证据来否定患者的妄想，而是和患者一起制定检验妄想的方案，也就是让患者寻找证据来支持自己。要让患者学会用事实来修正自己的想法，制定切实可行的方案是非常重要的。

患者完成了家庭作业，发现这个节目是在纽约拍摄的，并且在几个月前录制完毕。下面是第二次的会谈内容。

咨询师：你查明节目是在纽约录制的，并且在路易斯维尔播出之前已经拍摄完。

患者：对。

咨询师：上个星期，我们打算检查"电视节目知道你的事情并给你发送特别信息"的证据，你还记得你曾经接收到什么信息吗？

患者：是的，是关于主持人的完美婚姻和她的意大利蜜月。他们知道我的婚姻很糟糕，以及我的丈夫说他再也不和我去任何地方了。

咨询师：如果节目是在播出之前几个月拍摄的，他们怎么可能知道你丈夫说的话？是不是你婚姻中的麻烦让你过于敏感了，把节目中的话理解错了。

患者：你说得有道理。

患者完成了家庭作业，结果显示电视节目的拍摄是在数月之前且是在纽约拍摄的，发生在"我的丈夫刚刚告诉我，他再也不跟我去任何地方旅行了"这个事情之前，患者明白了，自己的想法是错误的，电视上的人是不会未卜先知的。

否定患者的妄想观念后，咨询师需要引导患者找到其他更为合理的解释，这个时候可以应用发散性思维技术，和患者讨论美食频道上的女士为丈夫做意大利菜这个情形的可能解释有哪些，有些什么样的替代性解释，在寻找替代性解释的过程中，可以让她参考或者假想其他人会怎样看待这样的情形。透过引导患者寻找证据和发散性思维技术，患者对当前情境的妄想观念会得到一定程度的修正。

如果有必要，咨询师还可以讨论患者为什么会有妄想观念。这时咨询师也可以应用发散性思维技术去帮助患者，患者的妄想观念（自动思维）有可能是对情境的真实解释，也可能是精神分裂症的症状表现。通过讨论，最终把妄想观念归因到疾病的症状上来。

针对妄想观念，咨询师通过控辩方技术（寻找支持证据以及寻找支持相反想法的证据）质疑患者的妄想内容，然后应用发散性思维技术寻找替代性想法，这样做就避免了患者钻牛角尖，从妄想症状中走出来。

患者的妄想观念经常发生，依靠每次的咨询会谈处理就非常不现实。为了培养患者应用认知技术处理自己的妄想，患者通过完成思维记录表的方式来帮助自己。思维记录表包括情境、自动思维、情绪、适合的反应和结论五个部分，在这里我们主要是针对患者的妄想症状，因此可以简化为三个部分：情境、自动思维和适合的反应（参见表 8-1）。

表 8-1　简式思维记录表（示例）

情境	自动思维	适合的反应
弟弟伸手抓纸巾擦鼻涕	他给我传递信号，让我小心 /100%	我并没有发现周围存在危险 /80% 有弟弟在这里，没有人能够伤害我 /90% 他感冒了在吃感冒药 /100% 我想可能是我的疾病作怪 /60%

当患者产生妄想观念的时候，就把妄想的具体内容填写在"自动思维"

一栏中，然后写下引发妄想内容的具体情境。然后患者可以立刻质疑自己，也可以在空闲的时候再来质疑自己。患者需要把质疑自己的想法填写在"适合的反应"一栏。为了评估患者对妄想的相信程度和培养患者的质疑精神，可以要求患者在填写自动思维和适合的反应时同时评估自己对这些想法的相信程度。

下面有几个帮助患者寻找适合反应的自助问题：支持自动思维的证据是什么？支持这种想法的证据又是什么？如果事情不是我想的那样，又有哪些可能的解释？我这样想会不会是因为其他原因？

8.5.2 幻觉症状的咨询技术

对幻觉症状的干预需要建立在良好的咨询关系的基础上，如果咨询师未取得患者的信任，没有良好的咨询关系，患者是不愿意和咨询师讨论令自己痛苦的幻觉症状的。

（1）具体化

在咨询关系建立的情况下，患者愿意讨论幻觉（主要是幻听）的时候，就可以应用具体化技术，对幻觉进行具体化，把幻觉描述得更具体些。

例如，针对幻听，咨询师可以询问患者：声音是男的还是女的？是熟悉的声音吗？你觉得说话的人长什么样子呢？声音是什么地方传来的？声音有多大？通过这些问题可以对幻听进行具体化。

然后咨询师可以在具体化基础上，让患者做一些工作来验证或确认，例如，寻找声音的方向，走近些声音会不会更大，询问他人有没有听到相同的声音，把声音录下来事后重新播放等。通过这些方式，患者就能意识到自己听到的声音似乎不是真实存在的。

（2）正常化

正常化通常是干预精神疾病症状的第一步。正常化幻觉就是向患者指出幻觉和幻听是很常见的现象，许多正常人都曾经历过。咨询师可以介绍一些正常人通常在什么情况下能够产生幻觉的例子或情形。例如，家里有亲人去世时我们有时就会感觉自己能看到已故亲人和聆听到已故亲人的声音，吸食违禁品时就容易产生幻觉，被拘禁或关禁闭的人容易产生幻觉，睡眠被剥夺、工作太累和精神状态太差都可能产生幻觉。正常化教育的目的是让患者接受自己的幻觉，消除病耻感，愿意面对和处理幻觉。

（3）声音日记

声音日记被用来记录幻听发生的具体情形，类似自动思维监控表。咨询师可以邀请患者在出现幻听的时候，把它记录下来。声音日记的内容包括：情境、幻听内容、声音大小和情绪感受四个栏目。当患者产生幻听的时候，立即把幻听的内容记录下来，填写在表8-2的"幻听内容"一栏中，然后把当时的情形（或者自己在做什么事）填写在"情境"一栏中，把自己的情绪感受填写在"情绪感受"一栏中。最后患者需要评估这个幻听声音的大小，按照0~10分的尺度进行评估，0分表示没有声音，10分表示非常大，分数越高表示声音越大。经过一周的记录，咨询师和患者就大概能够从这个表格中发现一些规律性的东西，例如，在什么情境下容易产生幻听，幻听的内容一般是什么，等等。

表8-2　声音日记（示例）

情境	幻听内容	声音大小	情绪感受
在小区遛狗	去死吧，你现在就去死	6分	愤怒

（4）应对幻听

应用认知技术干预幻听之前，我们可以先教授患者一些应对幻听的技术，以减少幻听对患者情绪和生活的影响。最简单、最常见的技术是忽视技术，也就是采取注意转移的方法来应对。例如，当患者听到某个幻听的时候，可以听音乐、吹口哨，和他人说话、玩电脑、运动、唱歌、念咒语、做自己喜欢的事情等。具体用哪些做法则是因人而异的，患者需要尝试并找到对自己适用的方法。

接纳也是一种处理幻听的方法，按照正念的思想，患者只需要知道有一个幻听存在，不用去搭理它，尝试做到"视而不见听而不闻"。患者明白那就只是一个声音而已，就像你在做事的时候，播放音乐一样；也许你在看书，邻居在吊嗓子一样。

与幻听对话和意象应用也是处理方法。当患者有信心的时候，可以把幻听的内容想象成一个人发出的，这个人也许是魔鬼，也许是某个权威人士，患者可以和对方争辩。这样的对话或争辩可以通过角色扮演的方式来练习。由咨询师与患者先后扮演说出幻听内容的人，展开对话或辩论。当然有的患者想象力丰富，也可以通过意象的方式来处理。例如，一个患者的幻听内容是"让他去毒死父母"，患者用想象减轻声音的强度，想象声音进入了一个小房间，用毛毯把声音盖住，然后关上门，自己离这个房间越来越远。在这个过程中，患者的幻听声音越来越小。

（5）认知干预

应对幻听只是把幻听看作一种行为，并没有考虑幻听内容是否合理有效，当患者对幻听有一定程度的控制后，咨询师可以和患者讨论幻听的内容，对内容进行干预。认知干预的主要方法是检验幻听的证据（也是幻听的真实性），并发展出替代性的解释，让患者对幻听产生新的理解。这里还是引用怀特[①]等人所著的《重性精神疾病的认知行为治疗图解指南》的一段对话来说明如何对幻听进行认知干预。下面这位患者幻听的内容是魔鬼在和她说话，说话的内容非常可怕，例如，魔鬼告诉她，要她伤害她的孙女。

咨询师：你认为这个声音是怎么回事呢？

患者：是魔鬼说的。

咨询师：它一定让你很恐惧。因为你谈到有那么多惩罚性的声音，并对它存在一些想法。那么，当你不带任何偏见去分析时，你会认为是谁在讲话？

患者皱眉不语。

---

① 怀特.重性精神疾病的认知行为治疗图解指南[M].李占江,主译.北京：人民卫生出版社，2010：112-113.

第8章 精神分裂症与双相障碍 293

咨询师：你完全确信那是魔鬼的声音吗？

患者：我确信。

咨询师：呃，有没有其他可能呢？比如小册子中介绍的那些常见的原因？

患者：嗯，我已经有一段时间睡不着了，我认为这是由魔鬼造成的。

咨询师：还是魔鬼。那么，你对此的相信程度是多少呢？

患者：百分之百。

咨询师：好的。那你有没有想过用什么办法对此做一些调查呢？毕竟这的确是个令人恐惧的解释。有没有其他可能？它也可以是其他原因。也许我们能找出这些办法，你愿意尝试吗？

患者：可以。

咨询师：你能想出什么办法检查到底是不是魔鬼吗？

患者：我不知道。

咨询师：好的。我们可以在什么地方找到魔鬼曾经对人们讲过的话的记录呢？

患者：（沉思了一会儿）《圣经》？

咨询师：对，我想你对《圣经》一定很熟悉。

患者：是的。

咨询师：因此，在家庭作业中，请在纸面填写这些内容，其中一栏写着"《圣经》中记载的魔鬼的话"，你可以从《圣经》中找内容。而另一栏写"我听到的声音"，你可以记录你听到的声音。接下来，我们可以将两者加以对比，看看是不是来自于同一个人。你愿意这样做吗？

患者：是的。

在上面的对话中，患者依然坚信自己的幻听是魔鬼的声音，不接受咨询师提供的其他可能的解释。在这种情况下，咨询师建议患者想办法来验证自己的观点，咨询师与患者一起确定了从《圣经》中去寻找答案的方案。患者回家之后完成了家庭作业，咨询师和患者之间继续对话。

患者：《圣经》说撒旦是一个骗子，他从不直接对人们说坏话，他会把坏话说成是甜言蜜语，所以他总能赢得人心。

咨询师：可是你听到的声音是恶毒的，并且还命令你做一些坏事。那么现在我们能得出什么结论呢？这些是来自同一个人吗？

患者：不，也许不是魔鬼。但我确实不知道是什么。

咨询师：如果不是魔鬼，你就会轻松很多，你晚上的睡眠也会改善不少。那么，如果是魔鬼的可能性不大，又该如何解释这些声音的来源呢？

患者：也许我又病了，就像上次一样。

咨询师：所以，这种情况可能是由某种疾病导致的，听到声音是一个症状。但这并不是个坏消息，因为我们知道压力会使某些疾病加重，并且你可以做一些事情来控制疾病，是吗？上次你是怎么控制疾病的？

患者：我试图不理它，可这不起作用，声音反而更大了。

咨询师：这么说不理它并不是一个好方法……今天我们一起来找一些新的应对方法，帮助你处理幻听。那么怎么才能知道这些方法有效呢？我们先来看看你的紧张程度。当声音反复出现的时候，你的紧张程度如何？

患者：应该是 10 分。

咨询师：这就是满分了。那么，如果你的紧张程度是 5 分会是什么情况呢？

患者：我想我不会那么紧张，能睡个好觉了。

咨询师：好的，这就是我们的目标，找到一些新的应对策略，将紧张程度降到 5 分。

患者从《圣经》中发现，魔鬼是骗子，从不直接对人说坏话，这个证据否定了患者原来认为幻听是来自魔鬼的想法。在此基础上，咨询师应用发散性思维技术，提到其他可能的解释——也许患者又病了。当患者接受了自己又患病的认知时，咨询师接下来要协助患者找到应对幻听的办法。

8.5.3 应对躁狂发作的咨询技术

双相障碍是一种以思维、情绪和行为周期性改变为主要特点的精神障碍。患者躁狂时思维奔逸、情绪高涨、活动增多；与此相对，抑郁时思维迟缓、情绪低落、活动减退。一旦患者进入躁狂发作状态，就会消耗过多的精力、体能，造成许多消极后果，随之而来，就容易进入抑郁状态。躁狂发作有多疯狂，抑郁发作就有多低落。为了控制双相障碍，我们首先要做的就是控制躁狂发作的程度，避免进入无法控制的极端状态。

（1）控制症状

如果患者处于躁狂发作的状态，当下需要做的事情就是控制症状，避免症状进一步发展，降低躁狂水平。具体来说，我们可以从情绪、行为和认知三个方面来加以干预。

在情绪管理方面，咨询师可以应用的技术是放松方法，放松技术（特别是肌肉放松）可以处理躁狂时的易激惹和焦虑状态，让患者的情绪缓和下来。另外，让患者安排一些舒缓的体育活动也能降低躁狂水平，如散步、游泳、太极拳、体操等。患者也可以做一些冥想练习、正念练习之类的静坐活动。

在行为管理方面，首先要考虑的是恢复用药，如果患者停止用药的话。另外，如果患者有物质滥用的问题，这也容易引起躁狂发作，因此也需要停止物质滥用。躁狂发作的重要后果就是鲁莽冲动，做事没有计划，不考虑后果，乱花钱购物或请客吃饭、鲁莽驾驶、有轻率的性行为等。针对这种情况，比较好的干预策略是鼓励患者为自己的每个行为承担责任，对自己决定的事情需要有始有终，事先制订计划，并要坚持把计划贯彻到底。为了避免行为紊乱，咨询师要求患者必须做好每日的任务规划，每天优先完成一项重要任务，再做其他任务。在躁狂发作期间，他人协作提供限制也是一种选择，例如，在冲动花钱、鲁莽驾驶和轻率性行为方面，他人可以给患者提供一些辅助的限制。

在认知干预方面，咨询师的任务是要让患者认识到自己处于躁狂发作状态，并采取措施限制自己的行为。一般而言，患者不愿意承认自己处于躁狂状态，他们认为这是正常状态，特别是在之前刚经历过抑郁发作之后更容易这么想。相反，也有患者对积极情绪感到恐惧，一旦自己体验到高兴和兴奋，就会认为自己躁狂发作了，但实际上这是正常状态。因此，咨询师要通过对话，引导患者比较自己目前的表现与躁狂状态的表现，从而得到更为客观的认识并约束或调整自己的行为。

表 8-3　控辩方证据技术表（示例）

项目	控方	辩方
内容（与相信程度）	男同事爱上我 /90%	我躁狂发作了 /30%
支持证据	他们总是夸我 赞赏我的穿着和妆容 给我准备咖啡 他们比平时更文雅 和我开玩笑	我的话太多 社交活动频繁 我容易被煽动 说话声音大 我总是提出各种建议 我很自信 我精力充沛
相信程度再评	30%	70%
结论	看起来，我躁狂发作了	

有一位女性患者在躁狂发作期间认为两名同事爱上了她，于是她发了非常挑逗的照片给这两位同事，她把自己发照片的行为解释为玩笑。对此，咨询师询问患者，她的同事爱上她的具体表现有哪些，是否有支持证据，然后咨询师又让她评估自己给男同事发照片的行为与自己平时的行为相比是否处在正常范围内，还是有些不正常。接下来，咨询师与患者回顾过去躁狂发作时患者的表现，经过回顾患者发现自己过去两次躁狂发作都有表现出冲动的性行为，第一次是和一个男性认识两天就结婚，半年后就离婚，第二次是为了出去找乐子和多个异性发生不正当性关系。经过这样的讨论，咨询师提出了一个替代解释——给男同事发照片是躁狂发作的表现。

咨询师安排患者回去寻找两个解释的证据，一个是支持男同事爱上自己的证据，一个是自己躁狂发作的证据，咨询师把这个任务安排为家庭作业。第二次回来咨询的时候，患者和咨询师分享了自己搜集的证据（见表

8-3）。通过讨论，患者认识到自己的行为更可能是躁狂发作。

然后，咨询师与患者讨论她还要不要与男同事调情，并且最终发生性关系，就像过去躁狂发作时那样？患者回答自己当然不想那样，于是咨询师与患者讨论该怎么处理这件事情。咨询师引入他人限制，建议患者有各种各样的想法或冲动时，不要马上去做，而是应该先征求他人的意见，让他人为自己的冲动行为"踩刹车"，患者回应说自己可以多听听儿子的意见。

（2）症状监控

咨询师要教会患者识别躁狂发作的症状，患者就能在躁狂发作的初期采取措施加以控制，避免发展到严重程度。同样，心理咨询师也需要教会患者识别抑郁发作的症状，当患者处于抑郁发作初期时就采取措施加以控制，同样也能避免抑郁发展到更严重的水平。总之，为了避免或管理双相障碍的症状，患者需要学会识别躁狂发作和抑郁发作时的症状，在躁狂或抑郁早期便及时加以管理，就能让自己保持健康的水平。

不同的患者躁狂发作时的具体表现有差异。患者可以根据躁狂发作的临床表现检视自己，就能找到自己躁狂发作时常见的症状。躁狂发作的常见表现有：比平常更高兴；对前景更乐观，更健谈；更有幽默感，更自信，悲观减少；更有创意，发展出新兴趣，对性更感兴趣，没有耐心，睡眠减少，对别人感到不舒服，注意力分散等。

患者在了解了躁狂发作的症状后，就可以监控自己的日常表现了。根据自己的日常表现来判断自己的是否处于正常水平。患者可以从众多躁狂发作的症状中，选择若干在自己身上表现明显的指标作为躁狂发作评估的依据。每日对这些指标进行评估，根据评估结果来判断自己是否处于躁狂中以及躁狂程度。

假如某个患者选取睡眠更少、性欲强、对未来乐观、健谈、更少耐心等 7 个指标作为躁狂发作的早期症状表现，我们就可以让患者每日监测这些指标，一旦患者的多个指标都表现出躁狂发作的症状，患者就可以采取措施控制症状发展了。我们根据患者的这些指标设计了"每日状态评价表"

（见表 8-4），患者每天对各项表现进行评价。评价时用 0~10 分评估，0 分表示绝对没有这方面现象，10 分表示非常极致的情形，5 分表示平均水平，也就是平常状态的中间水平，分数越高表示越具有这种情况，分数越低表示越不具有这种情况。

每天患者都用 0~10 分对所有项目进行评估，最后对每天的状况进行总评。根据各项评分高低，对自己的状态进行总评，评估结论分为正常、偏高、高、偏低和低五种情形。每个项目的评分代表着 0~1 分为低、2~3 分为偏低，4~6 分为正常、7~8 分为偏高、9~10 分为高。总评的时候可以把评价为"低"的项目记为"-2 分"，"偏低"的项目记为"-1 分"，"正常"的项目记为"0 分"，"偏高"的项目记为"+1 分"，"高"的项目记为"+2 分"，然后把各项的得分汇总，得出一个总分，根据总分的高低做出判断。如果总评结果为"偏高"，就意味着患者出现了躁狂发作的早期迹象；如果总评结果是"偏低"，就意味着患者出现了抑郁发作的早期迹象；如总评结果为"高"，就意味着患者躁狂发作了；如果总评结果为"低"，就意味着患者抑郁发作了。

表 8-4　每日状态评价表

星期	一	二	三	四	五	六	日
1. 睡眠少							
2. 性欲强							
3. 对未来乐观							
4. 健谈							
5. 缺少耐心							
6. 脑子灵活							
7. 花钱购物消费							
总评							

（3）控制复发

一旦有躁狂发作的迹象，患者就需要采取措施制止症状进一步发展，把它控制在正常范围或可控范围之内，具体包括避免恶化的行为或活动、抵制冲动的行为、管理睡眠和鼓励求助等措施。

一旦觉察到有躁狂发作的迹象，患者就应当避免进行那些有可能恶化病情的行动，例如，饮酒过多、与他人争吵、熬夜、音乐声音过大、参加聚会、换工作、试图做太多的事情、试图开始一段新的恋情等。对不同的患者来说，促使躁狂症状更加恶化的情形存在差异，患者需要觉察那些能够使躁狂症状更加恶化的行为或活动。具体判断方法就是，患者在做了某件事情之后，发现自己感到更爽、更兴奋或更有活力，不愿意停下来，这件事情就可能导致躁狂症状恶化。一旦躁狂发作出现，患者就需要停止这样的事情。

躁狂发作与冲动行为是相互促进的关系。当患者躁狂发作后便有冲动行为的倾向，一旦患者采取冲动行为就会使得躁狂发作变得更加严重。为了避免躁狂发作与冲动行为之间的相互促进，患者需要抵制冲动行为。一旦做到这点，躁狂发作就会停下来，不再往更严重的方向发展。抵制冲动的一个重要方法就是增强计划性，做一件事情之前，先确定目标，然后设计时间计划、财务计划，以及考虑做这件事情的利弊得失、当期和长远结果，等等。简单来说，做一件事情就是要三思而后行，只有经过一番思考过程，才能克制患者的冲动行为。如果患者对某些行为缺乏自控性，就可以采取某些刺激控制措施，例如，乱花钱请客就可以通过某种限制每日消费数额的方式来解决。又例如，鲁莽驾驶行为就可以通过一段时间不开车的方式来解决。

睡眠控制是控制躁狂症状发展的重要手段。有多项研究发现，躁狂与睡眠扰乱及日常生活节律被打乱有关。实验研究发现睡眠剥夺先于躁狂发作发生。在一项研究中患有双相障碍的被试被要求待在一家睡眠中心，他们必须整夜不睡觉，第二天早上大约 10% 的被试就出现了轻微的躁狂症。在自然研究中，人们经常报告在躁狂发作之前有生活事件扰乱了他们的睡眠。睡眠剥夺会诱发躁狂状态，而保障睡眠就可以减轻双相障碍的症状。睡眠和生物节律被打乱，似乎是躁狂发作风险中的重要部分。基于上述研究结果，患者需要进行睡眠管理，保障自己有充足的睡眠时间。

如果患者发现无法控制自己的行为或症状的发展，就应当及时寻求他人的帮助，如精神科医生和心理咨询师。

　　最后提示大家，躁狂发作是一个学习的机会，一个学习控制双相障碍症状的机会。患者把这些技能掌握熟练并能自觉应用的时候，才能控制躁狂发作或双相障碍复发。因此，当躁狂发作或抑郁发作时候不要沮丧，你可以认为一个实践和练习的机会来了。

［1］科瑞．变态心理学［M］．王建平，等，译．北京：中国轻工业出版社，2016．

［2］怀特．重性精神疾病的认知行为治疗图解指南［M］．李占江，译．北京：人民卫生出版社，2010．

［3］赫什菲尔德．强迫症的正念治疗手册［M］．聂晶，译．北京：中国轻工业出版社，2015．

［4］佩里斯．失眠的认知行为治疗逐次访谈指南［M］．张斌，译．北京：人民卫生出版社，2012．

［5］雅各布森．夫妻心理治疗与辅导指南［M］．贾树华，等，译．北京：中国轻工业出版社，2001．

［6］莱希．抑郁和焦虑障碍的治疗计划与干预方法（第二版）［M］．赵丞智，等，译．北京：中国轻工业出版社，2014．

［7］高鑫．考试焦虑的认知解读［M］．北京：科学出版社，2017．

［8］郭召良．高考其实很简单［M］．北京：清华大学出版社，2010．

［9］郭召良．认知行为疗法进阶［M］．北京：人民邮电出版社，2020．

［10］郭召良．认知行为疗法入门［M］．北京：人民邮电出版社，2020．

［11］黄维仁．活在爱中的秘诀：亲密关系三堂课［M］．北京：中国轻工业出版社，2017．

［12］杨．图式治疗：实践指南［M］．崔丽霞，等，译．北京：世界图书出版公司，2010．

［13］科尼．孩童厌学：咨询师指南／父母自助手册［M］．彭勃，译．北京：中国人民大学出版社，2010．

［14］马辛，施慎逊，许毅.精神病学［M］.北京：人民卫生出版社，
2014.

［15］科萨.战胜强迫症：咨询师指南/自助手册［M］.孙宏伟，等，
译.北京：中国人民大学出版社，2010.

［16］美国精神病医学会.精神障碍诊断与统计手册（案头参考书）
［M］.张道龙，等，译.北京：北京大学出版社，2014.

［17］王伟.人格障碍的基础与临床（案例版）［M］.北京：人民卫生
出版社，2016.

［18］克鲁斯.终结拖延症［M］.陶婧，等，译.北京：机械工业出版
社，2017.

［19］贝克.人格障碍的认知行为疗法［M］.王建平，等，译.北京：
人民邮电出版社，2018.

［20］佩森提尼.儿童青少年强迫症：咨询师指南/自助手册［M］.王
玉龙，等，译.北京：中国人民大学出版社，2010.